Lehmanns PowerBooks

EKG-Kurs

Dr. Uwe Ganschow

unter Mitarbeit von Erik Weigand

mit 444 Abbildungen und 20 Tabellen

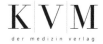

KVM
der medizin verlag

2., korrigierte und erweiterte Auflage

Lehmanns PowerBooks

EKG-Kurs

© KVM Dr. Kolster Produktions- und Verlags-GmbH, Marburg
2., korrigierte und erweiterte Auflage 2010

Anschrift des Autors:

Dr. Uwe Ganschow
Küferstr. 10
73728 Esslingen

Hergestellt für Lehmanns Fachbuchhandlung

Gesamtherstellung: © KVM Dr. Kolster Produktions- und Verlags-GmbH, Marburg
Unter Mitarbeit von: Erik Weigand, Marburg
Lektorat und Redaktion: Dorina Benz, Silke Jäger, Sylvia Malarczuk, Sabine Poppe; Marburg
Layout und Satz: Katja Kubisch, Marburg; Anja Bruun, Marburg
Grafiken und Covergestaltung: Dr. Günter Körtner, Marburg; David Kühn, Marburg
Druck: Mercedes Druck, Berlin

Printed in Germany

ISBN 978-3-86541-376-5

Vorwort

Seit vielen Jahren darf ich den EKG-Kurs im Klinikum Esslingen durchführen. Da stellte sich irgendwann die Frage, ob ich diesen Kurs nicht in Form eines Buches für alle Medizinstudenten zusammenstellen kann. Beim Schreiben wurde mir aber schnell bewusst, dass dies nicht ganz so einfach ist. Im Unterricht kann man versuchen, den Kenntnisstand des Einzelnen herauszufinden und den Stoff entsprechend zu gestalten. Wenn man merkt, dass das Gesagte nicht vollständig verstanden wird, kann man mit Hilfe anderer Worte und zur Not auch mit wilden Gesten versuchen, den Inhalt deutlich zu machen. In einem Buch ist dies nicht ohne Weiteres möglich. Daher habe ich versucht, den Text mit möglichst vielen Grafiken und reellen EKG-Beispielen zu ergänzen.

In den Kursen werden mir immer wieder neue Fragen gestellt, die es zu beantworten gilt. Diese Erklärungen in einem Buch zusammenzufassen, ist eine interessante und spannende Aufgabe. Im Laufe der vielen EKG-Kurse stellte sich aber auch heraus, dass viele Studenten dieselben Probleme bei der Interpretation der EKG-Kurven haben. Diese sich häufig wiederholenden Probleme habe ich daher ausführlicher behandelt.

Mancher wird sich fragen, wozu man heutzutage ein EKG benötigt, stehen doch viele technisch aufwändige Methoden zur Untersuchung des Herzens zur Verfügung. Nun, zum einen kann man mit Hilfe des einfachen EKG rasch und ohne großen Aufwand akute und chronische Erkrankungen erkennen, die einer Therapie bedürfen. Zum anderen erschließen sich mit dem Verständnis der Abläufe beim EKG tiefere Zusammenhänge der Funktionsweise des Herzens, nicht unbedingt über die mechanische Funktion, die nicht so kompliziert ist – es pumpt – aber über die elektrischen Eigenschaften. Versteht man die Erregungsabläufe, lassen sich sowohl die Veränderungen, die Erkrankungen am Herzmuskel hinterlassen als auch solch komplexe Dinge wie Arrhythmien oder strukturelle Veränderungen des Herzens besser nachvollziehen.

Man kann mittels der z. T. sehr aufwändigen und kostenintensiven Untersuchungen wie Ultraschall, Herzkatheter, nuklearmedizinische Verfahren, CT oder Kernspinuntersuchungen eine unglaublich detaillierte bildliche Darstellung des Herzens erreichen. Daher ist das EKG insbesondere in Kombination mit den noch einfacheren Methoden der Anamnese und der körperlichen Untersuchung eine Art Selektionsinstanz. So lässt sich schnell entscheiden, ob weitere, teurere Untersuchungen notwendig sind. Darum ist es so wichtig, diese einfachen Methoden zu kennen und interpretieren zu können. Wie immer in der Medizin ist aber die richtige Interpretation auch von der Erfahrung abhängig.

Jede Untersuchungsmethode hat auf Grund der hohen Varianz der möglichen Befunde ihre Grenzen. Zur Bestimmung der Wertigkeit von Befunden, die mit einer bestimmten Untersuchungsmethode erhoben werden, berücksichtigt man zwei Dinge: die Sensitivität, also die Fähigkeit der Methode, pathologische Befunde zu erkennen und die Spezifität, also die Tatsache, dass der Befund auch tatsächlich pathologisch ist. Da Sensitivität und Spezifität jeweils unterschiedlich gewichtet werden, definieren die vielen Lehrbücher zum EKG Sachverhalte verschieden. Will man möglichst keinen pathologischen Befund übersehen, muss man die Grenzen zum Pathologischen weit fassen. Das bedeutet aber, dass auch viele gesunde Individuen in diese Grenzen fallen. Will man nicht zu viele untersuchte Einzelpersonen kränker machen als sie sind, muss man die Grenzen enger fassen, was wiederum die Gefahr erhöht, einen krankhaften Befund zu übersehen.

Somit kann ein fundiertes Wissen über eine Untersuchungsmethode – das schließt auch das Bewusstwerden ihrer Grenzen ein – im Zeitalter der großen Diagnosemaschinen zu brauchbaren Ergebnissen führen. Dieses Buch möchte einen Beitrag dazu leisten.

Esslingen, im Juni 2007   Uwe Ganschow

Danksagung

Es ist durchaus aufwändig gewesen, dieses Buch zu schreiben. Damit ein solches Projekt gelingt, sind viele Dinge wichtig. Zuallererst braucht man die eigentlichen „Stars", die EKG-Kurven. Deshalb möchte ich ganz herzlich den Pflegekräften aus dem Funktionsbereich und den Kollegen auf Station danken, die unermüdlich EKG-Aufzeichnungen durchgeführt und mir die auffälligen Befunde herausgesucht haben. Hier seien herausgestellt: Frau Alice Jäger, Frau Heike Pietrovski, Herr Dr. Torsten Ade, Herr Willy Fallscheer, Herr Dr. Jean Rieber und Herr Hartmut Sauer.

Weiterhin möchte ich meinen Lehrern danken: Herrn Prof. Dr. Matthias Leschke, der mir die Möglichkeit gab, in seiner Klinik die EKG-Aufzeichnungen zu erheben und Herrn Oberarzt Dr. Udo Behne, von dem ich immer behaupte, er kann die Marke und den Farbton des verwendeten Haarfärbemittels aus dem EKG lesen.

Ein Buch in dieser Form benötigt auch eine intensive Arbeit im Verlag. Hier sei gedankt: Herrn Erik Weigand, Frau Dorina Benz, Frau Silke Jäger, Frau Sabine Poppe, Herrn Dr. Bernard C. Kolster und allen anderen Damen und Herren der Grafik- und Satzabteilung, die dem Inhalt eine so gelungene Gestalt gegeben haben.

Und natürlich danke ich allen Studenten, die im Laufe der Zeit meinen Kurs besucht haben, und auch mich durch Fragen immer weiter gebracht haben. Wie man sieht, Fragen bringen nicht nur dem etwas, der sie stellt.

Inhalt

Praxis

Klinik

Beispiele

Anhang

Abkürzungen

AAI	Schrittmachermodus mit Stimulation und Wahrnehmung im Atrium, Betriebsart: inhibiert
Abb.	Abbildung
AV	atrioventrikulär
AVNRT	AV-Knoten-Reentrytachykardie (engl. AV Nodal Reentrant Tachycardia)
aVR, aVL, aVF	Ableitungen nach Goldberger
AVRT	Atrioventrikuläre Reentrytachykardie
bzw.	beziehungsweise
ca.	circa
cm	Zentimeter (Einheit)
COPD	Chronisch obstruktive Lungenerkrankung
CRT	Cardiac Resynchronisation Therapy
DCM	Dilatative Kardiomyopathie
DDD	Schrittmachermodus mit Stimulation und Wahrnehmung in Atrium und Ventrikel, Betriebsart: dual
DDI	Schrittmachermodus mit Stimulation und Wahrnehmung in Atrium und Ventrikel, Betriebsart: inhibiert
EAT	Ektope Atriale Tachykardie
EKG	Elektrokardiogramm
engl.	Begriff aus dem Englischen
HF	Herzfrequenz
HOCM	Hypertroph obstruktive Kardiomyopathie
Hz	Hertz (Einheit)
I, II, III	Ableitungen nach Einthoven
ICD	Implantierbarer Cardioverter Defibrillator
J-Punkt	Ende vom QRS-Komplex und Beginn der ST-Strecke
KHK	Koronare Herzerkrankung
LAH	Linksanteriorer Hemiblock
LPH	Linksposteriorer Hemiblock
LSB	Linksschenkelblock
min	Minute (Einheit)
mm	Millimeter (Einheit)
mm Hg	mm Quecksilber (Einheit)
ms	Millisekunde (Einheit)
mV	Millivolt (Einheit)
NSTEMI	Non-ST-Elevations-Myokardinfarkt
PP-Intervall	Zeit zwischen zwei P-Wellen
PQ-Dauer	Zeit von Beginn der P-Welle bis zur Q-Zacke

PQ-Strecke	Strecke vom Ende der P-Welle bis zur Q-Zacke
P-Welle	Welle im EKG, entspricht Vorhoferregung
QRS-Komplex	Komplex im EKG, entspricht Erregung der Ventrikel
QS-Komplex	QRS-Komplex ohne R-Zacke
QT-Dauer	Zeit von Beginn des QRS-Komplexes bis Ende der T-Welle
QTU-Dauer	Zeit von Beginn des QRS-Komplexes bis Ende der U-Welle
Q-Zacke	initiale negative Zacke im QRS-Komplex
R/S-Umschlag	Punkt in Brustwandableitungen, an dem die R-Zacke größer wird als die S-Zacke
RCA	rechte Koronararterie
RIVA	Ramus interventricularis anterior
RR-Intervall	Zeit zwischen zwei R-Zacken
R-S Intervall	Zeit zwischen Beginn der R-Zacke und tiefstem Punkt der S-Zacke
RSB	Rechtsschenkelblock
R-Zacke	positive Zacke im QRS-Komplex
s	Sekunde (Einheit)
s. Kap.	siehe Kapitel
s. S.	siehe Seite
SA	sinuatrial
ST-Strecke	Strecke im EKG nach Ende des QRS-Komplexes bis zum Beginn der T-Welle
STEMI	ST-Elevations-Myokardinfarkt
SVES	Supraventrikuläre Extrasystole
S-Zacke	negative Zacke im QRS-Komplex
Tab.	Tabelle
T-Welle	Welle im EKG, entspricht Repolarisation der Ventrikel
U-Welle	Welle im EKG nach der T-Welle
V_1 bis V_6	Ableitungen nach Wilson
VAT	Schrittmachermodus mit Stimulation im Ventrikel und Wahrnehmung im Atrium, Betriebsart: getriggert
VES	Ventrikuläre Extrasystole
VT	Ventrikuläre Tachykardie
VVI	Schrittmachermodus mit Stimulation und Wahrnehmung im Ventrikel, Betriebsart: inhibiert
WPW-Syndrom	Wolff-Parkinson-White-Syndrom
z. B.	zum Beispiel

1 Die Entstehung des Herz-schlags

Lernziel

- Das Myokard
- Das Erregungsleitungssystem
- Die Entstehung einer Depolarisation
- Von der Erregungsausbreitung zum EKG

1.1 Anatomische Grundlagen

Das **Elektrokardiogramm (EKG)** zeichnet die **elektrische Aktivität** des Herzens auf. Um das EKG zu verstehen, muss man die Anatomie des Herzens kennen, da sich die anatomischen Strukturen im EKG in charakteristischer Weise abbilden.

Der Herzmuskel

Der Herzmuskel **(Myokard)** besteht aus dem linken und rechten **Vorhof** und der linken und rechten **Kammer** (s. Abb. 1.1). Es ist wichtig, zwischen Atrien (Vorhöfen) und Ventrikeln (Kammern) zu unterscheiden. Zum einen kontrahieren sich die Vorhöfe vor den Ventrikeln. Zum anderen stellen sie elektrisch gesehen eigenständige Bereiche dar. Vorhöfe und Ventrikel sind auf der Ebene der Herzklappen durch einen **Bindegewebsring** (Anulus fibrosus cardis) voneinander isoliert.

Das Myokard ist bei fast allen Erkrankungen des Herzens in seiner Funktion mitbetroffen. Eigenständige Erkrankungen des Herzmuskels sind Kardiomyopathien und Entzündungen. Funktional wirken sich indirekt aber auch andere Krankheiten aus. Zum Beispiel können Gefäßverengungen zu einer Minderdurchblutung des Myokards führen. Oder durch Bluthochdruck muss das Herz mehr Arbeit als gewöhnlich leisten, was langfristig zu Veränderungen im Muskel führt.

Anhand des EKG ist man häufig in der Lage, krankhafte Veränderungen am Herzmuskel auf bestimmte Regionen der Ventrikel einzugrenzen. Man unterteilt in **Vorder-, Seiten- und Hinterwand** sowie Herzscheidewand **(Septum)**.

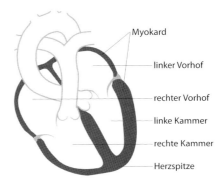

Abb. 1.1 Schnitt durch das Herz in Frontalebene. Elektrisch inaktive Strukturen sind hellgrau, elektrisch erregbare Strukturen dunkelgrau dargestellt.

Labels: Myokard, linker Vorhof, rechter Vorhof, linke Kammer, rechte Kammer, Herzspitze

Eingrenzungen lassen sich durch die Worte anterior, posterior, inferior und lateral (für vorne, hinten, unten, seitlich) vornehmen. Mit basal bezeichnet man die Ventrikelanteile, die der Klappenebene am nächsten liegen. Subendokardial (unterhalb des Endokards) liegen die inneren Myokardanteile, subepikardial die äußeren.

Das Erregungsleitungssystem

Die Kontraktion von Muskelzellen wird durch elektrische Erregung gesteuert. Im Herzen beginnt die elektrische Erregung im Sinusknoten (s. Abb. 1.2). Sie breitet sich von dort über das **Erregungsleitungssystem** in den Herzmuskel aus. Das Leitungssystem steuert und koordiniert den zeitlichen Ablauf der Kontraktion von Vorhöfen und Ventrikeln. Es gewährleistet eine dem Bedarf angepasste Pulsfrequenz des Herzens.

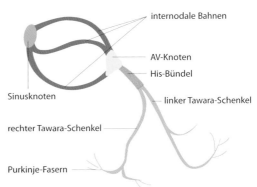

Labels: internodale Bahnen, AV-Knoten, His-Bündel, Sinusknoten, linker Tawara-Schenkel, rechter Tawara-Schenkel, Purkinje-Fasern

Abb. 1.2 Das Erregungsleitungssystem.

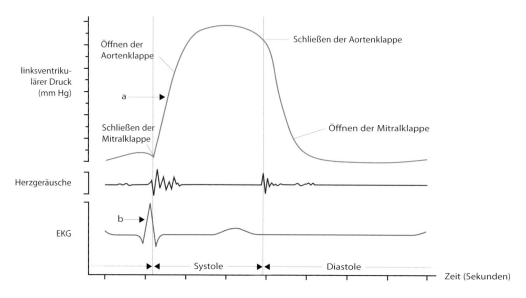

Abb. 1.3 Zusammenhang von Herzaktion und EKG. Der linksventrikuläre Druck (grüne Kurve) zeigt die Arbeit des Herzens während der Systole als Druckanstieg (a). Herzgeräusche (rote Kurve) entstehen durch Öffnen bzw. Schließen der Herzklappen bzw. durch Kontraktion des Muskels. Im EKG (blaue Kurve) ist die elektrische Aktivierung (b) der Ventrikel zu Beginn der Systole zu sehen.

Das Gefäßsystem

Die aktuell in unserer Zivilisation am häufigsten geschädigten Strukturen des Herzens sind die **Herzkranzgefäße** (Koronarien), vgl. Kap. 12. Sie sichern die arterielle Versorgung des Herzmuskels. Ein Verschluss auch nur eines Astes dieser Gefäße kann zum Absterben von größeren Bereichen des Herzmuskels führen. Es liegt dann ein Herzinfarkt vor.

Die Klappen

Eine Fehlfunktion der Herzklappen führt häufig durch übermäßige Belastung des Herzmuskels, meist eines Ventrikels, zu einer krankhaften Veränderung im Myokard (z. B. Hypertrophie). Eine Undichtigkeit (Insuffizienz) führt zu einer **Volumen- und Druckbelastung**, eine Verengung (Stenose) zu einer Druckbelastung. Die zeitliche Beziehung zwischen Klappenfunktion, ventrikulärem Druckaufbau und EKG wird in Abb. 1.3 gezeigt.

Im **EKG** lässt sich die Funktion von Erregungsleitungssystem und Myokard ablesen. Dagegen sind die Herzklappen und die Herzkranzgefäße keine elektrisch leitenden Strukturen. Sie zeigen sich daher nicht direkt im EKG. Indirekt können sich Veränderungen an diesen Strukturen allerdings dennoch im EKG bemerkbar machen. Beispielsweise führt eine Minderdurchblutung aufgrund einer Gefäßverengung zu einer im EKG sichtbaren Schädigung des Myokards. Im EKG sieht man auch äußere Einflüsse auf das Myokard und die Reizleitung, wie zum Beispiel eine Störung im Elektrolythaushalt des Körpers.

1.2   Elektrophysiologische Grundlagen

Die Depolarisation

In jeder Zelle besteht eine elektrische Spannung (Potenzialdifferenz) zwischen dem Zellinneren und der Umgebung. Außerhalb der Zelle befindet sich ein Überschuss der positiv geladenen Natriumionen (Na^+). Im Zellinneren besteht ein Überschuss von negativ geladenen Ionen (organische Säurereste). Dadurch herrscht zwischen innen und außen immer eine Spannung: das **Ruhepotenzial**. Das Ruhepotenzial ist immer negativ.

Die Umkehr der Spannung (**Depolarisation**) ist für eine elektrisch erregbare Zelle das Signal, aktiv zu werden. Die Spannungsumkehr wird durch einen schnellen Einstrom von Natriumionen erreicht. Das Zellinnere ist dann positiv geladen. Bei Muskelzellen wird die Depolarisation durch einen raschen Ausstrom von Kaliumionen beendet. Die Spannung kehrt zum Ruhepotenzial zurück (**Repolarisation**). Die Phase, in der eine Zelle nicht erneut depolarisiert werden kann, weil die Spannung noch nicht vollständig zum Ruhepotenzial zurückgekehrt ist, nennt man **Refraktärzeit**.

Besonderheiten der Herzmuskelzelle

Die Plateauphase
Bei der normalen Erregungsleitung würde sich nach einer Depolarisation rasch wieder das Ruhepotenzial einstellen. Dabei wird die natriumbedingte Spannungsumkehr sehr schnell durch einen Ausstrom von Kaliumionen (K$^+$) neutralisiert (wie oben beschrieben). In den Herzmuskelzellen kommen zusätzlich Kalziumionen (Ca^{2+}) ins Spiel. Besondere Kalziumkanäle lassen Ca^{2+}-Ionen langsam in das Zellinnere eindringen. Durch diesen langsamen Einstrom der positiven Ionen nach einer Depolarisation wird die positive Spannung eine Zeit lang aufrechterhalten (ca. 200–300 ms). Diese Phase bezeichnet man als **Plateauphase** (s. Abb. 1.4).

Gleichzeitig wird der Kaliumionenausstrom vermindert. Damit die Herzmuskelzelle wieder erregbar wird, muss der ursprüngliche negative Ladungsüberschuss im Zellinneren wieder erreicht werden. Dazu nimmt der langsame Einstrom der Kalziumionen allmählich ab und der Ausstrom der Kaliumionen nimmt zu. Das Ruhepotenzial stellt sich wieder ein.

> **Memo**
>
> Die Zelle kann erst erneut erregt werden, wenn das Ruhepotenzial nahezu wieder hergestellt ist. Durch die Plateauphase, welche die Zeit der Depolarisation verlängert, wird auf zellulärer Ebene verhindert, dass der nächste Herzschlag zu früh eintritt.

Die Autorhythmie
Herzmuskelzellen, wie sie in den Ventrikeln und Vorhöfen vorkommen, sind unter normalen Umständen nicht selbstständig elektrisch aktiv. Ihre Erregung wird von außen angestoßen. Spezialisierte Zellen sind im Herzen für die rhythmische Erzeugung des Herzschlags zuständig. Sie liegen in den Knoten und Bahnen des Erregungsleitungssystems und sind spontan aktiv (**Autorhythmie**). Durch eine langsame Depolarisation während der Ruhephase (**langsame diastolische Depolarisation**) wird selbstständig die Schwelle erreicht, die zur raschen Depolarisation führt (s. Abb. 1.5).

> **Memo**
>
> Die langsame diastolische Depolarisation leitet den Herzschlag ein. Je rascher die langsame diastolische Depolarisation abläuft, desto höher ist die Herzfrequenz.

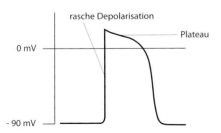

Abb. 1.4 Plateauphase. Das Membranpotenzial der Zelle kehrt verzögert zum Ruhepotenzial zurück.

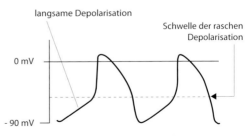

Abb. 1.5 Spontane, diastolische Depolarisation. Bei Erreichen der Schwelle erfolgt eine rasche Depolarisation.

1.3 Ablauf des Herzschlags

Erregungsleitungssystem (Reizleitungssystem)

Die anatomische Struktur, welche die Frequenz im EKG bestimmt, ist der **Sinusknoten** (s. Abb. 1.6). Er liegt im oberen rechten Vorhof. Der Sinuskoten erzeugt im Normalfall den Impuls, der den Herzschlag auslöst. Er ist somit der physiologische Herzschrittmacher.

Vom Sinusknoten breitet sich der Impuls direkt in das Myokard des rechten Vorhofs aus. Über spezialisierte Bahnen wird die Erregung auch in den linken Vorhof weitergeleitet.

Außerdem erreicht der Impuls über **internodale Bahnen** (anteriore, mediale und posteriore Bahn) den **AV-Knoten**. Es handelt sich bei diesem nicht, wie der Name vermuten lässt, um eine punktförmige Struktur, sondern um ein Geflecht von Fasern. Die Fasern dieses Geflechts enden im **His-Bündel**.

Die besondere Bedeutung des AV-Knotens liegt darin, dass er wie ein Tor funktioniert: Hier wird die Erregung vom Bereich der Vorhöfe in den Bereich der Ventrikel weitergereicht. Das umgebende, nicht leitfähige Bindegewebe in der Klappenebene lässt die Erregung nicht durch. Der AV-Knoten hat außerdem die sehr wichtige Funktion, die Erregungsleitung zu verzögern. Die Erregung wird hier wesentlich langsamer weitergeleitet, als in anderen Strukturen des Erregungsleitungssystems.

Unterhalb der Klappenebene folgen die **Tawara-Schenkel** mit ihren drei Faszikeln: rechter Faszikel, linker anteriorer Faszikel und linker

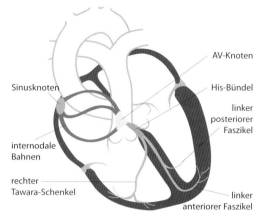

Abb. 1.6 Über das Erregungsleitungssystem werden das Vorhof- und das Ventrikelmyokard elektrisch erregt.

posteriorer Faszikel. Sie leiten den Impuls in das so genannte **Purkinje-System** (ein Netzwerk von Purkinje-Fasern). Diese letzte Station des Reizleitungssystems erregt das Ventrikelmyokard. Im **Myokard** setzt sich die Erregung direkt von Zelle zu Zelle fort.

Auf eine **Erregungsausbreitung** folgt im Myokard immer eine Phase der **Erregungsrückbildung**. Die Erregungsausbreitung entspricht der zeitlichen Abfolge von Depolarisationen in den Herzmuskelzellen. Die Erregungsrückbildung entspricht der Repolarisation dieser Zellen. Die Repolarisation geschieht in jeder einzelnen Herzmuskelzelle unabhängig von anderen Zellen. Damit ist die Erregungsrückbildung unabhängig vom Erregungsleitungssystem. Im EKG sieht man beides: Erregungsausbreitung und Erregungsrückbildung.

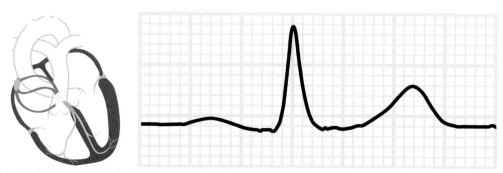

Abb. 1.7 Ein Herzzyklus (rechts) im Elektrokardiogramm entspricht einem Herzschlag.

1.4 Abbildung der elektrischen Erregung im EKG

In diesem Kapitel stellen wir Schritt für Schritt die Entstehung der EKG-Kurve anhand eines Beispiels vor. Der in Abb. 1.7 gezeigte Herzzyklus entsteht durch einen normalen Herzschlag. Zur Verdeutlichung der gerade aktiven Bereiche des Myokards und des Erregungsleitungssystems, wird jeweils ein Schnitt des Herzens gezeigt. Im ersten Herzschnitt (s. Abb. 1.7) sind noch alle Bereiche farbig. Im Folgenden sind dann nur noch die elektrisch aktiven Bereiche eingefärbt (s. Abb. 1.8–1.14).

Sinusknoten

Die Erregung des Sinusknotens zeigt keinerlei Veränderung im EKG (s. Abb. 1.8). Die Anzahl der beteiligten Zellen ist dafür zu gering.

Vorhofmyokard und internodale Bahnen

Die Erregung des Vorhofmyokards erzeugt die P-Welle im EKG. Die **P-Welle** ist eine der typischen Ausschläge im EKG. Der rechte Vorhof wird vor dem linken Vorhof erregt, so dass der erste Anteil der P-Welle dem rechten Vorhof entspricht. Die Erregung des Vorhofs sehen wir in diesem Beispiel (s. Abb. 1.9) als eine Abweichung der Kurve nach oben, die in dem Moment verschwindet, wenn beide Vorhöfe vollständig erregt sind. Dann ändert sich elektrisch gesehen im Vorhofmyokard solange nichts mehr, bis die Erregungsrückbildung einsetzt. Die Erregungsrückbildung der Vorhöfe sieht man im EKG aber nicht, weil sie von der Erregung einer wesentlich größeren Struktur überlagert wird: der des Ventrikelmyokards. Bevor das passieren kann, wird der Impuls zunächst an den AV-Knoten weitergeleitet.

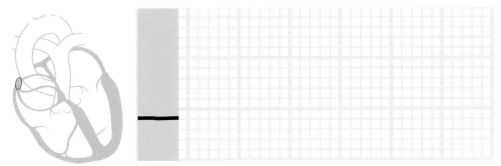

Abb. 1.8 Die Sinusknotenaktivität erzeugt im EKG keinen Ausschlag, weil der Knoten nur aus relativ wenigen Zellen besteht.

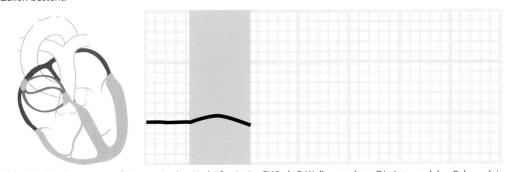

Abb. 1.9 Die Erregungsausbreitung in den Vorhöfen ist im EKG als P-Welle zu sehen. Die internodalen Bahnen leiten den Impuls aus dem Sinusknoten zum AV-Knoten.

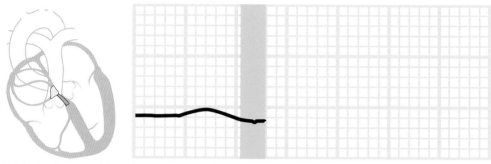

Abb. 1.10 Die Erregungsleitung im AV-Knoten und im His-Bündel ist im EKG nicht zu sehen.

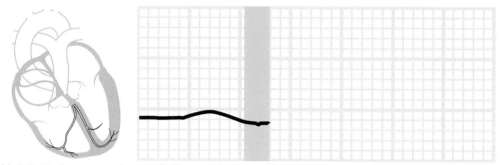

Abb. 1.11 Die Erregungsausbreitung im Tawara-Schenkel und im Purkinje-System ist für das EKG unsichtbar.

AV-Knoten und His-Bündel

Sowohl der AV-Knoten als auch das anschließende His-Bündel haben zu wenige Zellen, als dass sich ihre Erregung im EKG zeigen würde (s. Abb. 1.10). Wir können im EKG also nicht zwischen diesen beiden Strukturen differenzieren.

Tawara-Schenkel und Purkinje-System

Die Erregungsausbreitung über die Tawara-Schenkel und die Purkinje-Fasern ist im EKG ebenfalls nicht zu sehen (s. Abb. 1.11). Insgesamt sind deshalb AV-Knoten, His-Bündel, Tawara-Schenkel und Purkinje-Fasern im EKG nicht zu unterscheiden (vgl. Abb. 1.10).

Ventrikelmyokard – Erregungsausbildung

Die Erregung des Ventrikelmyokards erzeugt den QRS-Komplex im EKG (s. Abb. 1.12). Nach dem QRS-Komplex ist im EKG nur eine flache Linie zu sehen. In dieser Zeit ist das gesamte Ventrikelmyokard erregt.

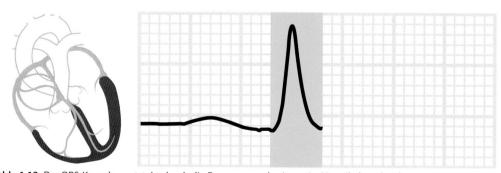

Abb. 1.12 Der QRS-Komplex entsteht durch die Erregungsausbreitung im Ventrikelmyokard.

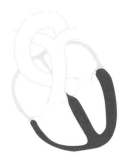
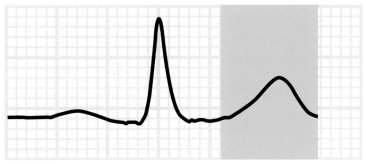

Abb. 1.13 Die T-Welle zeigt die Erregungsrückbildung im Ventrikelmyokard.

Ventrikelmyokard – Erregungsrückbildung

Die Erregungsrückbildung des Ventrikelmyokards erzeugt die **T-Welle**. Man sieht im Beispiel (s. Abb. 1.13), dass die T-Welle wie der QRS-Komplex nach oben gerichtet ist (Erklärung dazu s. Kap. 4.6).

Diastole und nächster Herzzyklus

Nach der Erregungsrückbildung im Myokard ist das Herz für eine kurze Zeit elektrisch stumm. Im EKG sieht man zwischen der T-Welle und der nächsten P-Welle nur eine flache Linie (s. Abb. 1.14). Das Herz befindet sich jetzt in der Diastole.

Der nächste Herzschlag wird durch einen neuen Impuls aus dem Sinusknoten eingeleitet. Erst wenn dieser Impuls die Vorhöfe depolarisiert, sieht man im EKG wieder einen Ausschlag: die P-Welle. Der nächste Herzzyklus hat begonnen.

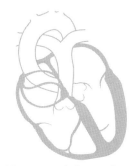
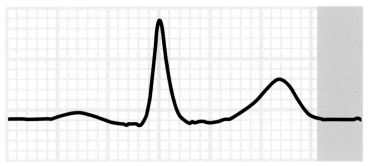

Abb. 1.14 Nach der T-Welle ist das Herz elektrisch stumm, bis wieder eine P-Welle im EKG auftaucht.

Zusammenfassung

Im EKG wird die Erregungsausbreitung und -rückbildung des Myokards abgebildet. Das eigentliche Reizleitungssystem (Sinusknoten, AV-Knoten, His-Bündel, Tawara-Schenkel und Purkinje-System) wird im EKG nicht dargestellt. Indirekt erkennt man aber Veränderungen und Störungen in diesen Strukturen, weil sich dadurch auch die Erregungsausbreitung im Myokard ändert.

Beispiel-EKG

- 1 Normalbefund → S. 194

Fragen

1.1   Was unterscheidet eine Herzmuskelzelle von anderen elektrisch erregbaren Zellen wie Nervenzellen oder Zellen der Skelettmuskulatur?

1.2   Was ist für das Herz der Vorteil der Plateauphase?

1.3   Was ist die langsame diastolische Depolarisation?

1.4   Richtig oder falsch:
Die diastolische Depolarisation ist nur den Zellen des Sinusknotens vorbehalten.

1.5   Bitte schreiben Sie die sieben Stationen der elektrischen Erregung in ihrer physiologischen Reihenfolge auf!

1.6   Welche der folgenden anatomischen Strukturen zeigt keinen Ausschlag im EKG: Sinusknoten, Vorhofmyokard oder Ventrikelmyokard?

1.7   Richtig oder falsch:
Die Erregung im AV-Knoten, dem His-Bündel und den Tawara-Schenkeln erfolgt gleichzeitig. Daher kann keine Unterscheidung im Oberflächen-EKG gemacht werden.

1.8   Welche Struktur erzeugt die P-Welle? Welche die T-Welle?
a. Sinusknoten
b. Vorhofmyokard
c. AV-Knoten
d. His-Bündel
e. Ventrikelmyokard

1.9   Richtig oder falsch:
Im EKG ist eine genaue Unterscheidung zwischen Erkrankungen des AV-Knotens und des His-Bündels möglich.

1.10   Fällt die Erregung des Sinusknotens in die Strecke vor oder nach der P-Welle?

2 Die Aufzeichnung des EKG

Lernziel

- Entstehung von Ableitungen
- Extremitäten- und Brustwandableitungen
- Lokalisation von Herzregionen mit dem EKG
- Ventrikuläre Erregungsausbreitung im EKG

2.1 Was ist eine Ableitung?

Ein Elektrokardiogramm besteht aus mehreren **Ableitungen**. Bei einem Standard-EKG erhält man insgesamt zwölf Ableitungen (s. Kap. 2.2), die als einzelne Kurven auf Papier aufgezeichnet werden.

Der Begriff „**Ableitung"** wird in zwei verschiedenen Zusammenhängen gebraucht.

Zum einen ist eine Ableitung die auf Papier geschriebene EKG-Kurve, anhand derer man Veränderungen der Herzaktivität erkennen kann (s. Kap. 1.4).

Zum anderen wird auch die physikalische Bedeutung verwendet. Eine Ableitung ist die Aufzeichnung der elektrischen Herzaktivität mit Hilfe von Elektroden. Die Messung der elektrischen Veränderungen geschieht dabei physikalisch nur entlang einer Richtung im Körper. Die Richtung kann man sich als eine Linie zwischen zwei Elektroden vorstellen. Einer solchen Messung ist im EKG-Streifen jeweils eine EKG-Kurve zugeordnet. Jede Kurve erhält eine eigene Bezeichnung. Aus der Betrachtung aller Kurven kann man sich ein Bild von der Erregungsausbreitung im Dreidimensionalen machen.

Um ein EKG aufzunehmen, werden **Elektroden** an der Körperoberfläche des Patienten angebracht (s. Abb. 2.1a, S. 10). Die Herzaktivität erzeugt Spannungen, die sich ständig verändern.

Diese **Spannungsänderungen** werden mit den Elektroden gemessen und per Kabel an ein EKG-Gerät weitergeleitet. Die Verschaltung von einer oder zwei Elektroden gegen eine Referenzelektrode ergibt dann eine Ableitung. So entsteht z. B. die **Ableitung I** durch den **Spannungsunterschied** zwischen den Elektroden am linken und rechten Arm (s. Abb. 2.1a, S. 10).

Nomenklatur

Solange sich im Herz die Spannungsverhältnisse nicht ändern, also keine Erregungsausbreitung oder -rückbildung stattfindet, sieht man im EKG nur eine gerade Linie. Man nennt diese Grundlinie die **isoelektrische Linie**. Abweichungen von der isoelektrischen Linie nach oben werden als positive Ausschläge gewertet, nach unten als negative. Anhand der Form der Abweichungen werden Namen für die Ausschläge gewählt: Zu runden Bögen sagt man **Welle**, kurze, spitze Ausschläge nennt man **Zacken**. Mehrere Zacken oder Wellen bilden zusammen einen **Komplex**. Wenn Distanzen zwischen Punkten gemessen werden, sagt man dazu **Strecke**. Misst man die Zeit im EKG, spricht man von **Zeit**, **Intervall** oder **Dauer**.

Eine Ableitung gibt uns ein Bild der elektrischen Erregungsausbreitung im Herz entlang einer bestimmten **Achse**. Mit Achse ist hier nicht nur eine geometrische Linie in der Horizontalebene oder der Frontalebene des Körpers gemeint, sondern auch eine Richtung. Damit entspricht eine Achse in der Vorstellung einem Pfeil, der im Raum in eine bestimmte Richtung zeigt. Er zeigt immer in Richtung „Plus". Eine Erregungsausbreitung oder -rückbildung hat im Herz auch stets eine **Richtung**. Wenn die Ausbreitungsrichtung im Herz genau in Richtung der Achse der Ableitung stattfindet, haben die Spannungsveränderungen in dieser Ableitung die größten Ausschläge.

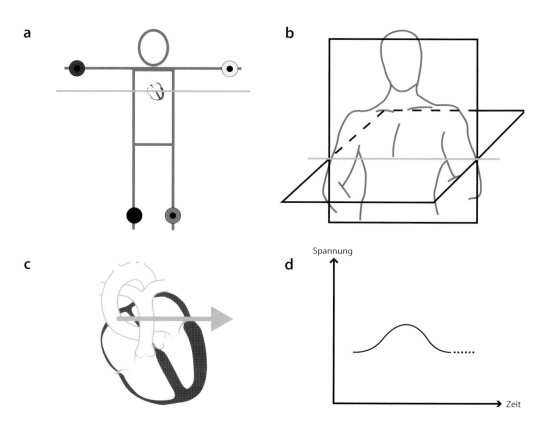

Abb. 2.1 a: Elektroden für die Ableitung „I". Erde am rechten Fuß; **b**: Vertikalebene und Horizontalebene des Körpers. Die Achse von „I" liegt in der Vertikalebene; **c**: Schematische Erregungsausbreitung im Vorhof in der Frontalebene des Herzens; **d**: Die Erregungsausbreitung erzeugt in der Ableitung „I" eine positive Welle, in diesem Fall die P-Welle.

Ein Beispiel

Für die Ableitung I liegt die Achse, gesehen an einem vor uns stehenden Patienten, waagerecht und in der Frontalebene (s. Abb. 2.1a+b). Der gedachte Pfeil zeigt in Richtung auf die positive Elektrode (gelb). Im EKG sieht man Spannungsänderungen, die sich in diese Richtung bewegen, als positive Ausschläge.

Ist die Erregungsausbreitung rasch, entsteht in der Kurve ein Ausschlag in Form einer Zacke. Bei einer langsamen Ausbreitung sieht man eine Welle (s. Abb. 2.1d). Eine solche Welle wird z. B. während der **Erregung der Vorhöfe** erzeugt.
Die Erregung beginnt im Sinusknoten (s. Abb. 2.1c) und breitet sich langsam über beide Vorhöfe aus. Also läuft hier die Richtung der Erregungsausbreitung in den Vorhöfen von rechts nach links, und damit auf die gelbe Elektrode zu. Zu Beginn werden im rechten Vorhof nur wenige Herzmuskelzellen erregt. Entsprechend ist die Höhe der Welle (s. Abb. 2.1d) anfangs noch gering. Mit der Zeit werden immer mehr neue Muskelzellen erreicht. Da deren gleichzeitige Depolarisation eine größere Spannungsänderung verursacht, wird der Ausschlag in der abgeleiteten Kurve größer. Mit dem Erreichen des linken Vorhofs geht die Erregungsausbreitung allmählich zu Ende. Weniger Zellen werden depolarisiert, und die Welle nähert sich wieder der Grundlinie.

Die Interpretation des EKG wird zu einer leichten Aufgabe, wenn man immer vor Augen hat, welche Ableitung welche elektrische Achse zeigt. Das ist in der Praxis wichtiger, als zu wissen, welche Elektroden verschaltet werden, um eine

Ableitung zu erhalten. Für Fortgeschrittene können die Details der Entstehung einer Ableitung dennoch wichtig sein. Selten kommt es vor, dass zwei Elektroden bei der Aufzeichnung des EKG verwechselt werden (falsche Polung, **Verpolung**), was zu einem gegenläufigen Ausschlag im EKG führt. Dies zu erkennen ist schwierig, die korrekte Anlage der Elektroden ist daher sehr wichtig.

2.2 Die zwölf Standardableitungen

Die zwölf Standardableitungen setzen sich aus den sechs Extremitätenableitungen und den sechs Brustwandableitungen zusammen. Ein EKG mit diesen Ableitungen nennt man daher **12-Kanal-EKG**. Es ist das Standard-EKG.

Extremitätenableitungen

Extremitätenableitungen entstehen aus den Signalen der Elektroden an den Armen und Beinen (s. Abb. 2.2). Diese Ableitungen werden entsprechend ihrer unterschiedlichen Verschaltung in zwei Gruppen eingeteilt.

Ableitungen nach Einthoven

Die drei Einthoven-Ableitungen bezeichnet man mit den römischen Ziffern **I**, **II** und **III**.

Die Ableitung I entsteht durch Ableitung der Spannungen zwischen der roten und der gelben Elektrode (s. Abb. 2.3). Ableitung II wird durch Messung zwischen Rot und Grün, Ableitung III zwischen Gelb und Grün gebildet.

Ableitungen nach Goldberger

Die Ableitungen nach Goldberger (**aVR, aVL und aVF**) entstehen durch die Verschaltung von zwei Elektroden als Referenz zu einer dritten, positiven Elektrode. Dadurch erhält man Ableitungsrichtungen, die „zwischen" denen der Einthoven-Ableitungen liegen (s. Abb. 2.3).

Die Verschaltung der Signale von den Elektroden wird innerhalb des EKG-Geräts gemacht. Sie hat zur Folge, dass die Ausschläge in den Kurven größer ausfallen als bei den Einthoven-Ableitungen. Dies ist jedoch nicht als Ausdruck einer größeren elektrischen Aktivität im Herzen zu verstehen.

> **Memo**
>
> Beim Anlegen der Elektroden orientiert man sich an den Farben. Man beginnt häufig am rechten Arm mit der roten Elektrode. Dann folgen die Farben der Ampel: Gelb und Grün (linker Arm und linkes Bein). Als letztes kommt die schwarze Erdungselektrode an das rechte Bein.

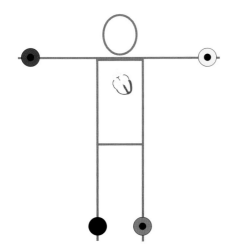

Abb. 2.2 Platzierung der Elektroden für die Extremitätenableitungen.

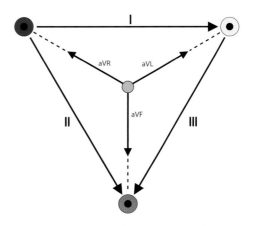

Abb. 2.3 Die Entstehung der Einthoven- und Goldberger-Ableitungen.

Die Namen aVR, aVL und aVF sind Abkürzungen: „aV" stammt vom englischen „augmented Voltage" (verstärkte Spannung). Der letzte Buchstabe bezeichnet den Ort der positiven Elektrode: aVR – rechter Arm, aVL – linker Arm, aVF – linker Fuß.

Cabrera-Kreis

Die Extremitätenableitungen geben die elektrische Erregungsausbreitung in der **Frontalebene** des Herzens wieder. Die Richtungen der Extremitätenableitungen, also die Achse, in der man die Erregungsausbreitung am besten sieht, kann man im **Cabrera-Kreis** ablesen (s. Abb. 2.4).

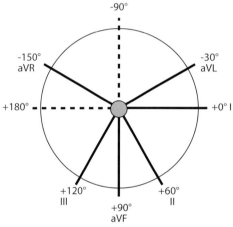

Abb. 2.4 Der **Cabrera-Kreis** zeigt die Achsen der Einthoven- und Goldberger-Ableitungen. Der Kreis liegt in der Frontalebene.

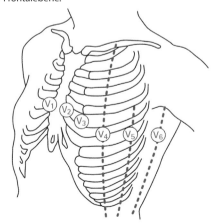

Abb. 2.5 Platzierung der Elektroden für die Brustwandableitungen.

Im Cabrera-Kreis wird die Achse in Grad angegeben. Man beginnt mit der Gradzählung am rechten äußeren Kreispunkt und zählt im Uhrzeigersinn hoch. Aus Sicht des Patienten liegt 0° im Bereich des linken Arms.

Um nicht mit allzu hohen Zahlen im Bereich von 180° bis 360° zu hantieren, werden manchmal auch negative Gradzahlen verwendet. Zum Beispiel steht dann im Cabrera-Kreis bei der Ableitung aVL nicht 330°, sondern -30°.

> **Cave**
>
> Je nach Klinik und EKG-Gerät wird manchmal nicht die Ableitung aVR auf den EKG-Streifen geschrieben, sondern die Ableitung -aVR. In der Konsequenz muss man das EKG anders interpretieren: Ist z. B. in aVR eine Welle normalerweise negativ, so ist sie in -aVR normalerweise positiv. -aVR liegt im Cabrera-Kreis zwischen den Ableitungen I und II.

Brustwandableitungen

Die Brustwandableitungen nach **Wilson (V_1–V_6)** heißen nach ihren zugehörigen Elektroden. Die Elektroden werden an der Oberfläche des Brustkorbs angebracht (s. Abb. 2.5).

In den Brustwandableitungen sieht man die Erregungsausbreitung in der **Horizontalebene** des Körpers (s. Abb. 2.6). Bei den Brustwandableitungen kann man sich die Achsen als Strahlen vorstellen, die von einer gedachten Mitte des Körpers in der Horizontalebene von innen nach außen gehen und die Körperoberfläche genau an den Elektroden V_1 bis V_6 durchdringen.

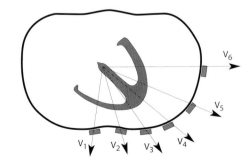

Abb. 2.6 Brustwandableitungen nach Wilson. Horizontalschnitt durch den Körper (Sicht von oben).

> **Memo**
>
> - Die Extremitätenableitungen betrachten die elektrische Aktivität in der Frontalebene.
> - Die Brustwandableitungen betrachten die elektrische Aktivität in der Horizontalebene.

Lokalisation von Herzregionen im EKG

Bei der Interpretation des EKG sucht man häufig gezielt in bestimmten **Ableitungen** nach Veränderungen. So können z. B. typische Zeichen eines Herzinfarkts auf wenige Ableitungen beschränkt sein. Aus dem Vorkommen und der stärkeren Ausprägung von Veränderungen in bestimmten Ableitungen kann auf den Ort der zu Grunde liegenden Störung geschlossen werden.

Einen Überblick über die **Lokalisation** von EKG-Zeichen anhand der Ableitungen gibt Tab. 2.1. Wenn man sich die Tabelle selbst herleiten möchte, kann man eine grob vereinfachende Anschauung verwenden. Unter Vernachlässigung der Richtung der Erregungsausbreitung im Herzen gilt: Eine Ableitung gibt am besten über diejenigen anatomischen Strukturen Auskunft, bei denen die Achse dieser Ableitung die anatomische Struktur senkrecht durchdringt (ausgehend von einer gedachten Herzmitte). Oder einfacher: Die anatomische Struktur, die von der

Achse der Ableitung zuletzt von innen nach außen durchstoßen wird, ist in dieser Ableitung am besten zu sehen.

Für die folgenden Kapitel zu den Grundlagen des EKG ist vor allem die hier eingeführte Nomenklatur der links- und rechtspräkordialen Ableitungen wichtig. Die eigentliche Lokalisationsdiagnostik wird vorwiegend in Kap. 12 im Zusammenhang mit dem Herzinfarkt von Bedeutung sein.

2.3 Die ventrikuläre Erregungsausbreitung im EKG

Anhand eines Beispiels wollen wir den zeitlichen Ablauf der **Erregungsausbreitung in den Ventrikeln** veranschaulichen. Die Ableitungen V_1 und V_6 zeigen die elektrischen Spannungsänderungen im Herzen jeweils aus einer anderen Perspektive (s. Abb. 2.6, S. 12). Die Erregungsausbreitung im Herzen ist ein **dreidimensionaler Vorgang**, den wir hier nicht in allen Details wiedergeben können. Wir beschränken uns daher auf eine Darstellung der Ausbreitung in der Horizontalebene, so wie sie von den Ableitungen V_1 und V_6 aufgezeichnet wird. Später (s. Kap. 5.2) werden wir den umgekehrten Weg beschreiten und anhand des EKG auf die Richtung der Erregungsausbreitung in den Ventrikeln schließen.

Tab. 2.1 EKG-Veränderungen in bestimmten Herzregionen werden in manchen Ableitungen deutlicher dargestellt als in anderen. Vereinfachende Zuordnung von Herzregionen zu Ableitungen.

Ableitung(en)	Herzregion(en)	Gemeinsame Namen der Ableitungen
I, aVL	linker Ventrikel (Seitenwand, anteriore Region)	
II, III, aVF	linker Ventrikel (Hinterwand)	inferiore
aVR	rechter Vorhof	
V_1, V_2	rechter Ventrikel, linker Ventrikel (Vorderwand)	vordere (anteriore), rechtspräkordiale
V_3, V_4	Septum, linker Ventrikel (Vorderwand)	mittlere (anteroseptale) *
V_5, V_6	linker Ventrikel (Seitenwand)	seitliche (laterale) *

* linkspräkordiale Ableitungen sind V_4–V_6

Im EKG sieht man die ventrikuläre Erregungsausbreitung als QRS-Komplex. Der zeitliche Ablauf der Ausbreitung wird in den Abb. 2.7 bis
2.10 wiedergegeben.

Memo

Die Form des QRS-Komplexes wird vor allem
von zwei Faktoren beeinflusst.
1. Das Septum wird zuerst erregt, und zwar
   von links nach rechts.
2. Normalerweise besitzt der linke Ventrikel
   die größte Muskelmasse und dominiert
   daher in der Summe die aufgezeichnete
   elektrische Aktivität.

Die bereits erregten Anteile des Myokards sind
rot dargestellt. Der Pfeil ist die Summe aus allen
gleichzeitig ablaufenden Depolarisationen. Er
wird **Summenvektor** genannt, weil die Erregungen unter Berücksichtigung ihrer Richtung

summiert werden. Bei der Besprechung der
Erregungsausbreitung in den Vorhöfen (s. Kap.
4.2) kommen wir noch einmal auf diesen Begriff
zurück.

Das Ventrikelmyokard wird nicht gleichzeitig vollständig erregt. Vielmehr breitet sich die
Erregung, ausgehend vom **Purkinje-System**, in
bestimmten Regionen zuerst aus.

Als erstes depolarisieren die Herzzellen im
Septum (s. Abb. 2.7). Danach wird das **Ventrikelmyokard subendokardial** (s. Abb. 2.8)
erregt (Innenwand des Ventrikels). Die Herzspitze wird dabei früh erreicht. Schließlich
erfolgt die Ausbreitung der Erregung **subepikardial** (s. Abb. 2.9, Außenwand des Ventrikels).
Zuletzt wird subepikardial die **Herzbasis** erfasst.
Die EKG-Kurve kehrt zur Grundlinie zurück,
sobald das gesamte Ventrikelmyokard depolarisiert ist.

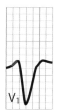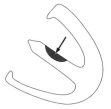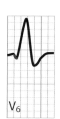

Abb. 2.7 Erregungsausbreitung nach 10 ms. Septum
wird zuerst erreicht. Positiver Ausschlag in V₁. Der rote
Bereich zeigt die Erregungsausbreitungsfront. Der
Pfeil entspricht dem Summenvektor (s. Text).

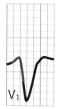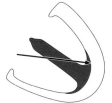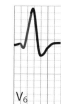

Abb. 2.8 30 ms. Die Erregungsausbreitung im linken
Ventrikel erzeugt den positiven Ausschlag in V₆.

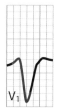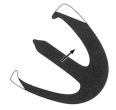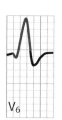

Abb. 2.9 50 ms. Die subepikardialen Bereiche und die
Herzbasis werden zuletzt erreicht. Die Erregung in
Richtung V₆ wird geringer, daher geht die EKG-Kurve
in Richtung Grundlinie zurück.

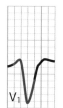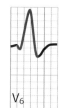

Abb. 2.10 Nach 70 ms. Die Erregungsausbreitung hat
alle Bereiche des Kammermyokards erreicht. Die Kurve
kehrt zur Grundlinie zurück.

Zusammenfassung

Das EKG entsteht durch die Ableitung von Spannungsänderungen mit Oberflächen-Elektroden. Es gibt zwölf Standardableitungen: I, II, III, aVR, aVL, aVF und V_1–V_6.
Die Extremitätenableitungen zeigen die elektrische Herzaktivität in der Frontalebene; die Brustwandableitungen zeigen sie in der Horizontalebene.
Eine Erregung, die in Richtung der elektrischen Achse einer Ableitung läuft, verursacht im EKG einen positiven Ausschlag.

Fragen

2.1 Die Extremitätenableitungen unterteilt man in Ableitungen nach Goldberger und Ableitungen nach _____ ?

2.2 Wie lauten die Ableitungen nach Goldberger?

2.3 Wo platziert man die Elektroden für die Extremitätenableitungen? Geben Sie auch die Farben der Elektroden an!

2.4 In welcher Ebene zeichnen die Brustwandableitungen die Spannungsveränderungen im Herzen auf?

2.5 Wo platziert man die Elektrode V_3 für die Brustwandableitungen?

2.6 Zeichnen Sie den Cabrera-Kreis mit den Achsen der Ableitungen. Die Gradangaben können bis auf 0 und +90 Grad weggelassen werden.

2.7 Sie möchten die Anteile der Erregungsausbreitung sehen, die in Richtung „rechts unten" laufen (rechts aus Sicht des Patienten). Welche Ableitungen können Sie dafür verwenden?

2.8 Welche Ableitung hat eine Achse, die senkrecht zur Achse von Ableitung aVL steht?

3 Ein EKG ausmessen

3.1 Die Aufzeichnung des EKG

Um die Ableitungen des EKG auf Papier oder auf einem Bildschirm sehen zu können, müssen sie von einem EKG-Gerät geschrieben werden. Im Folgenden sprechen wir nur noch von einer Aufzeichnung auf Papier, auch wenn das EKG auf einem Bildschirm bzw. Monitor betrachtet wird.

Papiergeschwindigkeit

Das EKG wird mit einer konstanten Geschwindigkeit auf Papier geschrieben. Meistens beträgt die Geschwindigkeit 50 Millimeter pro Sekunde (50 mm/s). Manchmal erfolgt die Aufzeichnung aber auch in 25 mm/s. Die Papiergeschwindigkeit ist bei der Befundung des EKG wichtig und sollte daher immer mit auf dem EKG stehen. Viele Geräte drucken die Schreibgeschwindigkeit auf den unteren Rand des Papiers (s. Abb. 3.1). Fehlt dieser Wert, sollte er nachträglich noch vermerkt werden. Die Leserichtung des EKG ist von links nach rechts.

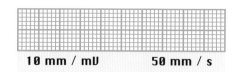

Abb. 3.1 Die Papiergeschwindigkeit von 50 mm/s wird mit auf das EKG-Papier gedruckt.

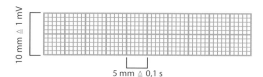

Abb. 3.2 Millimeterpapier. Bei 50 mm/s entspricht 1 mm einem Zeitabschnitt von 0,02 Sekunden.

EKG-Papier

Das EKG wird auf **Millimeterpapier** geschrieben. Ein kleines Kästchen ist einen Millimeter groß (1 mm), das nächst größere Kästchen fünf Millimeter (s. Abb. 3.2 u. Tab. 3.1). Zwei von diesen 5 mm großen Kästchen ergeben zusammen einen Zentimeter (10 mm). Die Angaben in Millimetern lassen sich bei Bedarf leicht in Zentimeter (cm) umrechnen: 1 cm = 10 mm.

Tab. 3.1 Bei gegebener Papiergeschwindigkeit können im EKG Strecken ausgemessen und in Zeitintervalle umgerechnet werden.

Papiergeschwindigkeit	Kästchen (Strecke)	Zeit [s]	Zeit [ms]
50 mm/s	1 mm	0,02 s	20 ms
25 mm/s	1 mm	0,04 s	40 ms
50 mm/s	10 mm	0,2 s	200 ms
25 mm/s	10 mm	0,4 s	400 ms

Eichzacke

Neben der Papiergeschwindigkeit sollte man sich vor der Interpretation des EKG über die Eichung der Spannungsverstärkung informieren. Am Anfang des EKG sollte ein rechteckiger positiver Ausschlag (Eichzacke) zu sehen sein. Die Höhe des Ausschlags sollte 10 mm betragen. Alternativ kann der Wert direkt („10 mm/mV") mit auf das EKG-Papier gedruckt sein (s. Abb. 3.1).

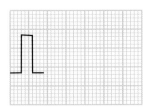

Abb. 3.3 Eichzacke (10 mm/mV) am Anfang einer Ableitung.

Die Eichzacke in Abb. 3.3 gibt an, dass die Spannungsverstärkung im EKG auf 10 mm pro Millivolt (10 mm/mV) eingestellt ist. Wenn die Verstärkung von diesem Wert abweicht, muss die Höhe der Spannungsänderungen im EKG entsprechend anders bewertet werden.

Wird die Spannungsverstärkung nicht be-achtet, besteht die Gefahr, ein pathologisches EKG zu übersehen oder eine Veränderung als krankhaft zu beurteilen, obwohl der Patient gesund ist.

Signifikanzniveau

Die Auflösung der EKG-Kurve ist begrenzt. So haben die Striche der Kurve und des Millimeterpapiers eine gewisse Breite oder Stärke. Bruchteile eines solchen Strichs auszumessen, ist nicht sinnvoll.

Bei der **Spannung** liegt die messbare Auflösung bei etwa 0,1 mV. Kleinere Spannungsänderungen liegen unterhalb des so genannten Signifikanzniveaus der Extremitätenableitungen von **0,5**–0,1 mV. Die Elektroden der Brustwandableitungen liegen anatomisch näher am Herzen. Die gemessenen Spannungen fallen in diesen Ableitungen höher aus, so dass das **Signifikanzniveau** dort bei **0,1**–0,2 mV liegt.

Auch die Vermessung von **Zeiten** (bzw. der Strecken) im EKG ist nicht beliebig genau. Halbe Kästchen bzw. Distanzen von 0,5 mm lassen sich noch abschätzen. Alles darunter ist nicht mehr genau. Die zeitliche Auflösung liegt damit bei etwa 10 ms.

3.2 EKG-Lineal

Das EKG zeichnet die Ableitungen mit konstanter Geschwindigkeit auf. Für die Interpretation des EKG müssen wir den zeitlichen Verlauf der Spannungsveränderungen messen. Das **EKG-Lineal** ist dabei ein nützliches Hilfsmittel. Neben der Zeit, die im EKG entlang der Aufzeichnungsrichtung („x-Achse") gemessen wird, interessiert auch die Höhe der Ausschläge („y-Achse").

Auf einem EKG-Lineal befinden sich mindestens drei **Skalen**:
1. Eine Skala, um die Herzfrequenz zu bestimmen.
2. Eine Skala, um beliebige Zeitabstände (Zeitintervalle) in Sekunden zu messen.
3. Eine Skala, mit der Millimeter und Zentimeter gemessen werden (normales Lineal).

Die erste Skala (s. Abb. 3.4, S. 18) ist die einzige, die keine regelmäßigen Abstände zwischen den Strichen hat. Sie ist nicht-linear, weil wir die Millimeter auf dem Papier zu Herzschlägen pro Minute **(Herzfrequenz)** umrechnen wollen. Eine Minute hat 60 Sekunden. Die Skala ist daher in nicht-lineare 1/60-Schritte unterteilt. Es gibt für beide Schreibgeschwindigkeiten (50 mm/s und 25 mm/s) Beschriftungen. Wie man die Skala an ein EKG anlegt und richtig interpretiert, wird in Kap. 6.1 beschrieben.

HF 3 RR
50 mm/s 400 300 250 200 170 150 140 130 120 110 100 90 80 70 60 50
25 mm/s 200 150 100 90 80 70 60 50 40 30 25
95 85 75 65 55

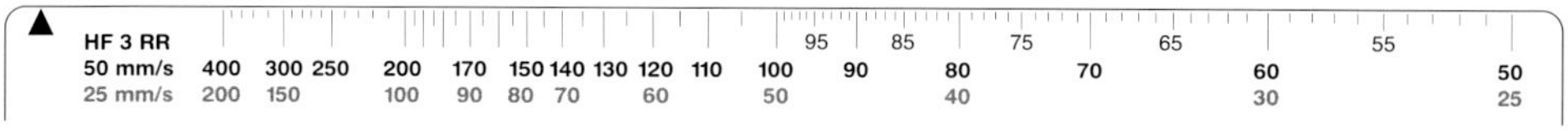

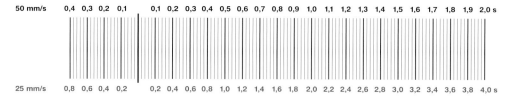

Abb. 3.4 Nicht-lineare Skala für die Bestimmung der Herzfrequenz.

50 mm/s 0,4 0,3 0,2 0,1 0,1 0,2 0,3 0,4 0,5 0,6 0,7 0,8 0,9 1,0 1,1 1,2 1,3 1,4 1,5 1,6 1,7 1,8 1,9 2,0 s
25 mm/s 0,8 0,6 0,4 0,2 0,2 0,4 0,6 0,8 1,0 1,2 1,4 1,6 1,8 2,0 2,2 2,4 2,6 2,8 3,0 3,2 3,4 3,6 3,8 4,0 s

Abb. 3.5 Skala, um Zeitabstände im EKG zu messen. Die obere Beschriftung wird bei einer Papiergeschwindigkeit von 50 mm/s, die untere bei 25 mm/s verwendet.

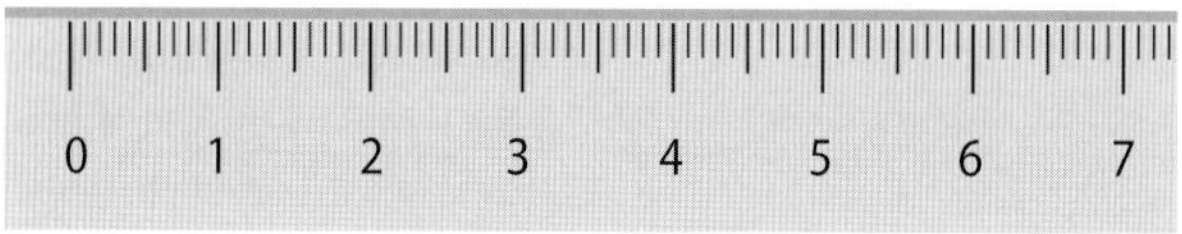

0 1 2 3 4 5 6 7

Abb. 3.6 Zentimetermaß.

Die zweite Skala (s. Abb. 3.5) hat ebenfalls Beschriftungen für beide Schreibgeschwindigkeiten (50 mm/s und 25 mm/s). Man legt diese Skala über die EKG-Kurve und liest die Distanzen (**Zeitintervalle** oder auch **Dauer**) als Angaben in Sekunden ab. Zeitabstände werden im EKG in Millisekunden (ms) oder in Sekunden (s) angegeben. Eine Sekunde hat 1 000 ms.

Die dritte Skala, das Zentimetermaß (s. Abb. 3.6), wird verwendet, um die Höhen von Wellen und Zacken im EKG auszumessen. Diese **Spannungsänderungen** werden im EKG in Millivolt (mV) angegeben. In der Regel entspricht 1 mm genau 1 mV (abhängig von der Spannungsverstärkung, s. Kap. 3.1).

3.3 Taschenrechner

Um die Herzfrequenz oder Zeitabstände auszurechnen, kann man statt eines EKG-Lineals auch einen Taschenrechner benutzen. Bei der Befundung eines EKG gibt es eine ganze Reihe weiterer Werte, die sich am schnellsten mit dem Taschenrechner ermitteln lassen.

3.4 Zirkel

Häufig kann man mit dem bloßen Auge nicht erkennen, ob einzelne Abstände im EKG gleich lang sind. Die Unterscheidung von regelmäßigen und unregelmäßigen Abständen ist ein wichtiges Kriterium bei der Suche nach einer Rhythmusstörung.

Dazu ist der Zirkel ein geeignetes Hilfsmittel. Er wird auf den ersten Abstand (z. B. Abstand zwischen zwei R-Zacken) eingestellt, um so die Abstände abzumessen (s. Abb. 3.7).

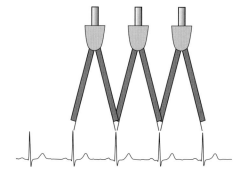

Abb. 3.7 Auszirkeln von Abständen im EKG. Hier am Beispiel von R-Zacken.

Der Zirkel kann ebenso gut zur Messung der Höhe von Wellen und Zacken verwendet werden. Dabei wird der Zirkel auf den zu bestimmenden Abstand eingestellt. Dann kann mit Hilfe des Millimeterpapiers der Abstand auch ohne Lineal ausgemessen werden, indem eine Spitze des Zirkels auf eine breite Linie (z. B. 5 mm breites Kästchen) gesetzt wird. Zuletzt müssen nur noch die Kästchen zwischen den beiden Spitzen ausgezählt werden.

Wer bereits ein EKG-Lineal besitzt, kann zur Messung der Abstände auf einen Zirkel verzichten.

3.5 Artefakte im EKG

Artefakte entstehen durch die hohe Empfindlichkeit der Ableitungen. Das elektrische Signal an der Oberfläche des Körpers ist sehr schwach. Es liegt im Millivolt-Bereich. Dementsprechend wirken sich Störsignale relativ stark auf die Aufzeichnung aus. Wir stellen zuerst die Artefakte vor, die vom Patienten verursacht werden können und danach solche, die von Geräten oder der Verkabelung stammen.

Muskelpotenziale
Die Kontraktion von Muskeln wird generell durch elektrische Impulse gesteuert. Daher sind auch in der Skelettmuskulatur auftretende Spannungsveränderungen im EKG sichtbar. Bei der Kontraktion von Skelettmuskeln entstehen hochfrequente und extrem spitze elektrische Potenziale. Im EKG wird die normale elektrische Herzaktivität von diesen Artefakten überlagert. Die größten Spannungsändcrungen im Herz, die QRS-Komplexe, sind in Abb. 3.8 noch mit Mühe erkennbar. Kleinere Signale, wie die P-Wellen, können nur noch selten oder überhaupt nicht mehr ausgemacht werden.

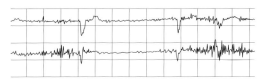

Abb. 3.8 Skelettmuskelpotenziale im EKG.

Vermeidung: Der Patient sollte sich bei der Aufzeichnung in entspannter Rückenlage befinden. Im EKG-Gerät eingesetzte Filter reduzieren zusätzlich die Aufzeichnung solcher Artefakte.

Bewegungsartefakte
Für das EKG werden allgemein Spannungsveränderungen zwischen zwei oder mehr Punkten mit Hilfe von Elektroden aufgezeichnet. Entscheidend ist der Unterschied der Potenziale zwischen diesen Punkten.

Ändert sich die relative Lage der Elektroden, indem beispielsweise die **Körperlage** verändert wird, schwankt die Grundlinie. Atembewegungen führen zu einer langsamen Änderung der Lage. Die langsamen Änderungen lassen sich mit technischer Hilfe unterdrücken. Schnelle Änderungen, die zum Beispiel durch Aufstehen, Gestikulieren oder auch durch Sprechen entstehen, führen zu starken Ausschlägen im EKG.

Vermeidung: Während der Aufzeichnung sollte keine Unterhaltung geführt werden.

Tremor
Eine genaue Interpretation von Artefakten bei Zittern oder Tremor des Patienten ist nur schwer möglich.

Vermeidung: Teilweise kann man die auftretenden Artefakte verringern, indem man die Extremitätenableitungen rumpfnah platziert.

Elektrische Störfelder
Schlecht abgeschirmte elektrische Geräte erzeugen elektromagnetische Wellen in der Frequenz des Netzstroms (Wechselstrom, 50 Hz). Die elektromagnetischen Wellen können vom EKG-Gerät empfangen werden und die Aufzeichnung stören. Ganz charakteristisch ist das extrem feinzackige und gleichförmige Rauschen in der Grundlinie.

Vermeidung: Verwenden gut abgeschirmter elektrischer Geräte in den Räumen der EKG-Aufzeichnung. Alle EKG-Geräte haben einen so genannten 50 Hz-Filter. Diesen sollte man unbedingt einstellen. Alle Kabelkontake sollten überprüft werden.

Kontakt der Elektroden

Ist der Kontakt der Elektroden nicht ausreichend, kommt es zu mehr oder minder starken Artefakten.

Vermeidung: Anfeuchten der Kontaktstellen zwischen Elektroden und Haut. Starke Körperbehaarung muss wegrasiert werden.

Beispiel-EKG

- 2 Artefakte → S. 196

Zusammenfassung

Bevor man ein EKG auswertet, sollten zwei Werte bekannt sein: die Papiergeschwindigkeit und die Spannungsverstärkung. Praktische Hilfsmittel bei der Messung von Abständen im EKG sind das EKG-Lineal und der Zirkel. Das EKG-Lineal erleichtert, wie auch ein Taschenrechner, die Bestimmung der Herzfrequenz.

Artefakte sind Störsignale, welche die elektrischen Signale aus dem Herzen überlagern. Bewegungen des Patienten und lose Kontakte sind häufige Ursachen von Artefakten.

Fragen

3.1 Bei einem Papiervorschub von 50 mm/s entsprechen 1 cm im EKG:
a. 100 ms (0,1 s)
b. 200 ms (0,2 s)
c. 300 ms (0,3 s)
d. 400 ms (0,4 s)
e. 500 ms (0,5 s)

3.2 Wie viele Millisekunden entsprechen 5 mm auf dem EKG-Papier, wenn die Schreibgeschwindigkeit 25 mm/s beträgt?

3.3 Welche Angabe brauchen Sie, bevor Sie im EKG Intervalle ausmessen können?

3.4 Wie viele Millimeter auf dem Papier entsprechen normalerweise 10 mV?

3.5 Können Sie sich vorstellen, warum ein EKG mit 25 mm/s statt 50 mm/s geschrieben wird?

3.6 Sie möchten herausfinden, ob ein Ausschlag im EKG kleiner als 210 mV ist. Wie viele kleine Kästchen müssen Sie höchstens abzählen?

3.7 Der Abstand zwischen zwei Zacken im EKG beträgt 0,85 cm. Auf dem EKG steht „25 mm/s". Geben Sie das Intervall zwischen den Zacken in Millisekunden an!

3.8 Was ist ein Artefakt?

3.9 Sie haben bei einem Patienten die Elektroden angeklebt. Während Sie sich mit dem Patienten unterhalten, sehen Sie im EKG aber nur eine schwankende Grundlinie mit einem hochfrequenten Rauschen, aber keine Herzzyklen. Woran denken Sie?

4 Das normale EKG – Die EKG-Kurve

Lernziel

- Normwerte der EKG-Kurve
- P-Welle und PQ-Dauer
- Merkmale des QRS-Komplexes
- ST-Strecke, T-Welle und QT-Dauer

4.1 Überblick über die Abschnitte im EKG

In diesem Kapitel lernen wir die Abschnitte einer EKG-Kurve nach ihrer Form, Größe und ihrem zeitlichen Auftreten kennen.

Ein **Herzzyklus** im EKG entspricht einem Herzschlag. Ein einzelner Herzzyklus ist in Abb. 4.1 in seine typischen Abschnitte unterteilt. Die Abschnitte orientieren sich an den Phasen der Erregungsausbreitung, die wir bereits in Kap. 1.4 kennen gelernt haben. Wie man allgemein die Ausschläge (Wellen, Zacken, Komplex) im EKG benennt, haben wir in Kap. 2.1 beschrieben.

In einem Herzzyklus (s. Abb. 4.1) ist die **P-Welle** normalerweise der erste sichtbare Ausschlag. Die

P-Welle entsteht durch die Erregungsausbreitung in den Vorhöfen. Im EKG ist der nächste Ausschlag der **QRS-Komplex**. Er repräsentiert die Erregungsausbreitung in den Ventrikeln. Der QRS-Komplex ist in der Regel wegen seiner steilen und großen Ausschläge (Zacken) gut zu erkennen. Anders als sein Name vermuten lässt, müssen nicht alle der namensgebenden Zacken (Q, R, S) gemeinsam vorhanden sein. In manchen Ableitungen sieht man z. B. kein Q. Dennoch spricht man von einem QRS-Komplex. Die Phase zwischen der P-Welle und dem Beginn des QRS-Komplexes ist eine Strecke, die **PQ-Strecke**. Sie beginnt immer nach der P-Welle, endet aber nicht unbedingt an einem Q, sondern am Beginn des QRS-Komplexes. Auf den QRS-Komplex folgt im EKG die **ST-Strecke**. Der Übergangspunkt zwischen den beiden hat einen eigenen Namen. Er heißt **J-Punkt**. Die ST-Strecke endet mit dem Anfang der T-Welle. Die **T-Welle** repräsentiert die Erregungsrückbildung in den Ventrikeln. Die ST-Strecke und die T-Welle werden auch gemeinsam als **Kammerendteil** bezeichnet. Das Wissen über Entstehung, Form sowie Beginn und Ende von Ausschlägen im EKG ist notwendig, um sicher pathologische Abweichungen von der Norm erkennen zu können.

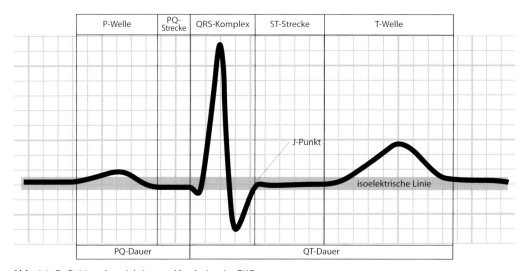

Abb. 4.1 Definition der wichtigsten Abschnitte im EKG.

Tab. 4.1 Normwerte für Zeiten im EKG (HF = Herzfrequenz)

Abschnitt	Normwerte [ms]	Zusammengesetzte Zeiten	Normwerte [ms]
P-Welle	< 110	PQ-Dauer	120 – 210, abhängig von HF
PQ-Strecke	--		
QRS-Dauer	60 – 100	QT-Dauer	abhängig von HF
ST-Strecke	--		
T-Welle	--		

Bei der Auswertung einer EKG-Kurve müssen die bisher erwähnten Wellen, Strecken und Zacken ausgemessen werden. Einen Überblick über die wichtigsten Normwerte für die Zeiten und Amplituden geben die Tabellen 4.1 und 4.2. Die Bedeutung der einzelnen Zahlenwerte wird in den jeweiligen Kapiteln besprochen.

4.2 Die P-Welle

Die **P-Welle** entsteht durch die Erregungsausbreitung in den Vorhöfen. Die Dauer der P-Welle entspricht der Zeit, die von Beginn der Erregungsausbreitung bis zur vollständigen Erregung der Vorhöfe verstreicht. Die Erregung beginnt im **Sinusknoten** (s. Abb. 4.2). Von dort breitet sich die Erregung zunächst auf den rechten, später auch auf den linken Vorhof aus. Wenn man über alle Richtungen mittelt, in der sich die einzelnen Depolarisationen ausbreiten, erhält man eine mittlere Richtung. Diese nennen wir „**Summenvektor**".

Tab. 4.2 Normwerte für Höhe und Dauer einzelner Wellen und Zacken

Welle/Zacke	Normwerte
P-Welle	Höhe < 0,25 mV (Extremitätenableitungen)
Q	Dauer < 30 ms Höhe < 1/4 der Höhe von R
R	--
S	Dauer < 60 ms
T-Welle	Höhe zwischen 1/6 und 2/3 der Höhe von R

Der Summenvektor zeigt bei der Erregungsausbreitung in den Vorhöfen vom Sinuskoten in Richtung der Klappenebene. Beim stehenden Patienten kann man sich einen Pfeil in der Frontalebene vorstellen, der von links oben nach rechts unten zeigt (s. Kap. 2.2). Die Erregungsausbreitung findet in Richtung der Achsen

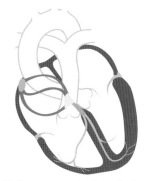 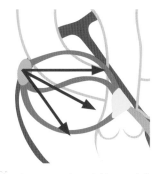

Abb. 4.2 Die Erregungsausbreitung in den Vorhöfen geht vom Sinusknoten aus und erreicht zuerst den rechten Vorhof.

der **Extremitätenableitungen** I, II, III und aVL sowie aVF statt. Deswegen ist in diesen Ableitungen die P-Welle positiv.

In der Ableitung aVR dagegen zeigt die P-Welle nach unten. Wir erinnern uns, dass die Achse von aVR im Cabrera-Kreis nach links oben (210°) zeigt. Demnach läuft die Erregung in den Vorhöfen von aVR weg, und die P-Welle ist negativ.

In den **Brustwandableitungen** ist die P-Welle positiv. In V_1 jedoch kann wegen der Richtung der Erregungsausbreitung das P auch normal negativ sein.

Die normale Form der P-Welle hat einen sanften Anstieg, bleibt auf einer Seite der isoelektrischen Linie (monophasisch) und besteht aus einem einzelnen Bogen (glatt).

Normwerte

Die Dauer der P-Welle ist kürzer als 110 ms. Dies entspricht fünfeinhalb kleinen Kästchen (5,5 mm) im EKG, wenn die Schreibgeschwindigkeit 50 mm/s beträgt.

Die Amplitude der P-Welle sollte kleiner als 0,25 mV sein, was 2,5 mm auf dem EKG-Papier entspricht. In den Brustwandableitungen ist die Amplitude in der Regel sogar kleiner als 0,15 mV.

In der Abb. 4.3 ist die P-Welle 5 mm lang, was 100 ms entspricht. Die genaue Rechnung wollen wir hier einmal beispielhaft vorstellen:

$$5 \text{ mm} / 50 \text{ mm/s} = 0,1 \text{ s} = 100 \text{ ms}.$$

Einfacher ist es, ein EKG-Lineal zu benutzen oder mit 5 x 20 ms zu rechnen (s. Kap. 3.2). Die Amplitude beträgt hier 1 mm (entspricht 0,1 mV).

Die P-Wellen können sich je nach Ableitung in der Höhe und zum Teil auch in der Form unterscheiden. Am besten hebt sich die P-Welle in den Ableitungen II und in V_2 bis V_4 von der Grundlinie ab.

Klinische Bedeutung

- Bestimmung des Rhythmus (s. Kap. 6)

4.3 Die PQ-Strecke und die PQ-Dauer

Die **PQ-Strecke** hat einen isoelektrischen Verlauf. Das heißt, die EKG-Kurve bleibt zwischen dem Ende der P-Welle und dem Beginn des QRS-Komplexes auf der Grundlinie. Während dieser Zeit durchläuft im Herz die Erregung den AV-Knoten, das His-Bündel und die Tawara-Schenkel. Die PQ-Strecke ist wichtig, weil an ihr Leitungsstörungen dieser zentralen Strukturen des Erregungsleitungssystems abgelesen werden können. Leider ist das Ende der P-Welle häufig nicht so einfach zu finden wie der Beginn der P-Welle. Daher verwendet man die PQ-Dauer (P-Welle + PQ-Strecke), um Leitungsstörungen zu finden.

Memo

Die PQ-Dauer (auch „PQ-Zeit") ist die Summe aus P-Welle und PQ-Strecke. Mit der PQ-Dauer wird die Zeit gemessen, die vom Beginn der Erregung der Vorhöfe bis zum Erreichen der Ventrikel verstreicht.

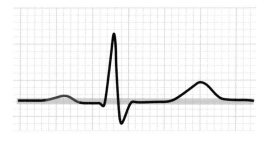

Abb. 4.3 Eine physiologische P-Welle.

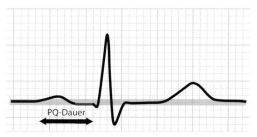

PQ-Dauer

Abb. 4.4 Zur PQ-Strecke (rot) wird die Dauer der P-Welle addiert, um die PQ-Dauer zu erhalten.

Tab. 4.3 Normwerte der PQ-Dauer nach Herzfrequenz (minimale PQ-Dauer ≥ 120 ms)

Frequenzbereich	Herzfrequenz	Maximale PQ-Dauer [ms]
normal	≤ 70/min	210
hochnormal	70 – 90/min	200
grenzwertig tachykard	90 – 110/min	190
tachykard	110 – 130/min	180
deutlich tachykard	> 130/min	170

Normwerte

Die PQ-Dauer liegt normalerweise zwischen 120 ms und 210 ms. Sie ist von der Herzfrequenz abhängig. So verkürzt sich im Ruhe-EKG der Normwert der maximalen PQ-Dauer für je weitere 20 Schläge pro Minute um 10 ms (s. Tab. 4.3). Die in der Tabelle angegebenen Werte gelten für Erwachsene. Die PQ-Zeit bei Kindern ist kürzer.

Klinische Bedeutung

- Diagnostik eines atrioventrikulären Blocks (s. Kap. 8.3)

4.4   Der QRS-Komplex

Der QRS-Komplex (s. Abb. 4.5) ist Ausdruck der Erregungsausbreitung im **Ventrikelmyokard**. Die Form des QRS-Komplexes ist im Detail recht variabel. Allen gemeinsam sind ein oder mehrere steile Ausschläge (Zacken) nach oben und nach unten.

Wenn die erste Zacke negativ ist, so heißt sie **Q-Zacke**. Es ist normal, dass die Q-Zacke nicht in allen Ableitungen zu sehen ist. Eine positive Zacke wird immer als **R-Zacke** bezeichnet. Eine negative Zacke im Komplex wird **S-Zacke** genannt. Ein QRS-Komplex besteht aus mindestens einer dieser Zacken.

Ob Q, R und S im Komplex zu sehen sind, hängt davon ab, welche **Ableitung** man betrachtet. Bei den Ventrikeln ist – genauso wie bei den Vorhöfen – entscheidend, in welcher Richtung die Erregungsausbreitung verläuft (s. Kap. 2.2). Je nach Ableitung sieht man daher eine oder keine Q-Zacke und unterschiedliche Ausprä-

gungen der R- und S-Zacken. Nach dem QRS-Komplex geht die EKG-Kurve in die ST-Strecke über. Der Punkt des Übergangs ist der J-Punkt.

Die Dauer des QRS-Komplexes wird vom Beginn der Q-Zacke bis zum Ende der letzten Zacke gemessen. Für die Messung zieht man immer die Brustwandableitung heran, in welcher der QRS-Komplex am breitesten ist.

Normwerte

Die normale QRS-Dauer beträgt 60–100 ms. Man spricht bis zu einer Dauer von 100 ms auch von „schmalen" QRS-Komplexen. „Breit" nennt man QRS-Komplexe, wenn sie im EKG pathologisch lang (>120 ms) erscheinen. Ein QRS-Komplex mit einer Breite zwischen 100 und 120 ms ist ein grenzwertiger Befund. Darauf wird später eingegangen.

Nomenklatur

Die Form-Varianten des QRS-Komplexes haben eine eigene Nomenklatur (s. Tab. 4.4 u. Abb. 4.6a–d). Sie ist bei der Beschreibung der EKG-Kurve hilfreich, wird aber bei der Befundung nicht regelmäßig eingesetzt.

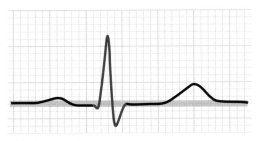

Abb. 4.5 QRS-Komplex.

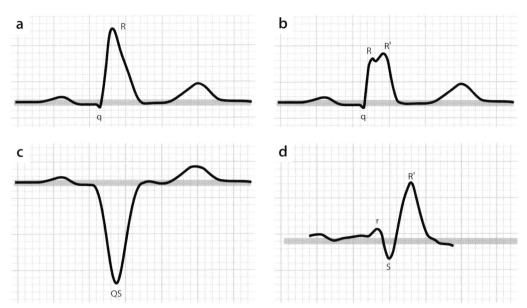

Abb. 4.6a–d Beispiele für die Benennung von QRS-Komplexen.

Tab. 4.4 Nomenklatur der Formvarianten des QRS-Komplexes	
Nomenklatur	**Erklärung**
QRS	Die einzeln vorkommenden Zacken werden mit den Buchstaben Q, R und S bezeichnet.
RR'	Wenn zwei R-Zacken vorhanden sind, so heißt die erste R und die zweite R'.
qRs	Große Zacken werden mit Großbuchstaben beschrieben. Zacken, die in Relation zu ihren Nachbarn klein sind, bekommen kleine Buchstaben.
QS	Wenn nur eine einzige negative Zacke und kein R vorhanden ist, kann zwischen Q- und S-Zacke nicht unterschieden werden. Diese heißt dann QS-Zacke oder QS-Komplex (s. Abb. 4.6c).

Die Q-Zacke

Wenn unmittelbar nach der PQ-Strecke ein negativer Ausschlag folgt, so ist das die Q-Zacke des QRS-Komplexes (s. Abb. 4.7). Die Q-Zacke beginnt bei Verlassen der Grundlinie und endet bei Rückkehr zur bzw. Durchquerung der Grundlinie.

Normwerte

Eine Q-Zacke ist physiologisch, wenn sie schmal ist. Das heißt, dass ihre Dauer nicht mehr als **30 ms** beträgt. Auf dem EKG-Papier entsprechen 30 ms bei 50 mm/s Schreibgeschwindigkeit einer Breite von 1,5 mm auf dem EKG-Papier. Außer-

dem darf die Amplitude höchstens **1/4 der Höhe der R-Zacke** betragen.

Bei pathologischen Q-Zacken werden alle Ableitungen aufgelistet, in denen diese auftauchen.

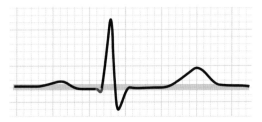

Abb. 4.7 Q-Zacke.

Cave

Nach der Q-Zacke wurde früher ein Infarkt benannt: der **Q-Zacken-Infarkt** (Q-wave-Infarkt). Vielfach werden physiologische Q-Zacken im EKG-Befund nicht erwähnt. Falls jedoch Q-Zacken erwähnt werden, die keine pathologische Bedeutung haben, sollte immer dazu geschrieben werden, dass sie „physiologisch" sind. Andernfalls besteht die Gefahr, dass ein Leser des Befundes von einem pathologischen Merkmal ausgeht. Da ein abgelaufener Infarkt ein schwerwiegender Befund mit therapeutischen Konsequenzen ist, sollte das Adjektiv „physiologisch" bei einem Normalbefund nicht fehlen.

Klinische Bedeutung
- Nachweis von Infarktnarben (s. Kap. 9.3, 12.2)
- Bestimmung des Lagetyps (s. Kap. 5)
- Hinweis auf Rechtsherzbelastung (s. Kap. 9.3)

Die R-Zacke
Eine positive Bewegung im QRS-Komplex wird als **R-Zacke** bezeichnet (s. Abb. 4.8). Sie beginnt direkt in Höhe der isoelektrischen Linie (keine vorangehende Q-Zacke) oder dort, wo die EKG-Kurve eines aufsteigenden Schenkels die Grundlinie kreuzt. Die R-Zacke endet mit einem absteigenden Schenkel, der in die isoelektrische Linie übergeht oder diese kreuzt.

In den Brustwandableitungen muss bei einem Normalbefund immer eine R-Zacke zu sehen sein. In den Extremitätenableitungen ist eine R-Zacke nur in manchen Ableitungen vorhanden. Welche Ableitungen das sind, wird bei der Besprechung der Lagetypen (s. Kap. 5) erklärt.

Normwerte
Bei Erwachsenen ist die R-Zacke in den **Extremitätenableitungen** üblicherweise **kleiner als 2,0 mV**. In den **Brustwandableitungen V_4 bis V_6** sollte die Amplitude **kleiner als 3,0 mV** sein. Als sicher pathologisch gilt erst ein Wert von über 4,5 mV. Bei Kindern und Jugendlichen sowie sehr schlanken Personen kann jedoch auch dieser Wert erreicht werden, ohne einen Krank-

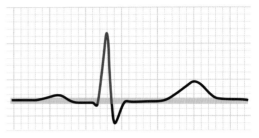

Abb. 4.8 R-Zacke.

heitswert zu besitzen. Insofern stellt eine maximale Amplitude von 4,5 mV nur ein weiches Kriterium dar.

Klinische Bedeutung
- Bestimmung des Lagetyps (s. Kap. 5)
- Hinweis auf eine Hypertrophie eines Ventrikels (s. Kap. 9.9)
- Hinweis auf Infarktnarben (s. Kap. 9.5, 12.2)

Die S-Zacke
Die S-Zacke ist ein negativer Ausschlag im QRS-Komplex (s. Abb. 4.9).

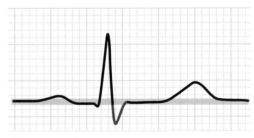

Abb. 4.9 S-Zacke.

Normwerte
Die Dauer der S-Zacke ist bei Herzgesunden kleiner als **60 ms**. Auf dem EKG-Papier entspricht dies 3 mm bei einer Schreibgeschwindigkeit von 50 mm/s.

In den Ableitungen V_1 bis V_3 sind tiefe S-Zacken normal. Wenn in einer Extremitätenableitung gleichzeitig breite S-Zacken und hohe R-Zacken vorkommen, ist dies ein Hinweis auf einen pathologischen Befund. Je nach Lagetyp kommen natürlich hohe R-Zacken und schmale, tiefe S-Zacken vor, ohne dass dies pathologisch wäre

(s. Kap. 5). Entsprechendes gilt für die Brustwandableitungen V_4 bis V_6.

Klinische Bedeutung
- Bestimmung des Lagetyps (s. Kap. 5)
- Erkennen von Blockbildern (s. Kap. 13)
- Rechtsherzbelastung (s. Kap. 17.7)

Beziehung zwischen R- und S-Zacke
Mit Hilfe der **Brustwandableitungen** kann die Erregungsausbreitung sowohl von der Seite des rechten Ventrikels (rechtspräkordiale Ableitungen V_1, V_2), als auch von der Seite des linken Ventrikels (linkspräkordiale Ableitungen, V_4 bis V_6) betrachtet werden (s. Kap. 2.2).

Da der linke Ventrikel deutlich mehr Muskelmasse hat als der rechte, läuft der Großteil aller Erregungen in Richtung des linken Ventrikels. Die Erregungsausbreitung in den Muskelzellen des rechten Ventrikels wird in der Summe vom linken Ventrikel überdeckt.

Die Richtung des größten Ausschlags im QRS-Komplex wird daher vorwiegend durch die Erregungsausbreitung im linken Ventrikel bestimmt.

In der Ableitung V_6 läuft die Erregung entlang der Achse der Ableitung auf die EKG-Elektrode zu. In V_6 entsteht ein positiver Ausschlag, die R-Zacke (s. Abb. 4.10). Da dieselbe Erregung von V_1 wegläuft, ist dort entsprechend eine große S-Zacke zu sehen.

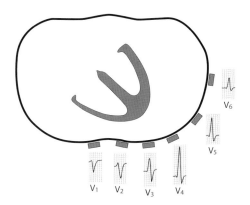

Abb. 4.10 Brustwandableitungen V_1 bis V_6. In V_1 tiefe S-Zacke, in V_6 entsprechend hohe R-Zacke. Höchste R-Zacke in V_4.

Zwei wichtige Begriffe charakterisieren die Beziehung zwischen der R- und der S-Zacke. Beide Begriffe sind eng verwandt und beziehen sich nur auf die Brustwandableitungen.

1. Die R-Progression
In Ableitung V_1 ist die R-Zacke sehr klein und die S-Zacke sehr groß (s. Abb. 4.11). In Ableitung V_6 ist es umgekehrt: R ist groß und S ist sehr klein oder meist gar nicht vorhanden.

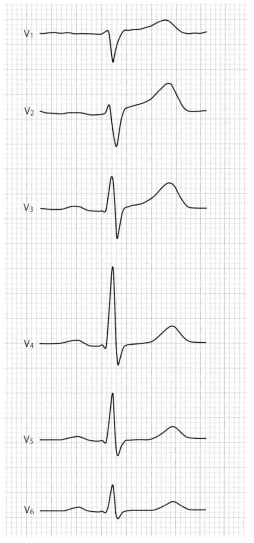

Abb. 4.11 Brustwandableitungen V_1 bis V_6 mit normaler R-Progression. R/S-Umschlag zwischen V_3 und V_4.

Die Amplitude der R-Zacke nimmt rasch zwischen V_2 und $V_{4/5}$ zu. Dieser Zusammenhang heißt **R-Progression** oder auch **R-Aufbau**.

Je näher die EKG-Elektroden an der anatomischen Herzspitze liegen, desto größer ist die R-Zacke (s. Abb. 4.10). Die größte R-Zacke ist üblicherweise in V_4 oder V_5 zu finden.

2. Der R/S-Umschlag

In der Gegend der Herzspitze, etwa bei V_3 oder zwischen V_3 und V_4, sind die R- und S-Zacken etwa gleich groß. Der Punkt, an dem R größer als S wird, heißt **R/S-Umschlag**.

Geschieht der Umschlag vorzeitig, zum Beispiel schon bei V_2, deutet das auf eine vergrößerte Muskelmasse des rechten Ventrikels hin. Ist der Umschlag hingegen verzögert, z. B. in V_5, kann dies ein Hinweis auf eine Linksherzhypertrophie sein (weitere Ursachen s. Kap. 9.5).

Letzter oberer Umschlagspunkt

Zur besseren Beurteilung der Erregungsausbreitung in den Ventrikeln kann innerhalb des QRS-Komplexes zusätzlich ein Abstand ausgemessen werden. Man bestimmt dabei die **Dauer** vom Beginn des QRS-Komplexes bis zur Spitze der letzten R-Zacke.

Diese letzte Spitze wird **letzter oberer Umschlagspunkt** (s. Abb. 4.12) genannt, weil hier zum letzten Mal ein positiver Ausschlag in eine abwärts gerichtete Bewegung umschlägt.

Statt letzter oder endgültiger Umschlagspunkt wird auch die Bezeichnung **endgültige Negativitätsbewegung** benutzt. Der Name Negativitätsbewegung stammt vom letzten Schenkel im QRS-Komplex, der von oben nach unten gerichtetet ist.

Im Folgenden sprechen wir einheitlich vom letzten oberen Umschlagspunkt. Wichtig ist, dass man sich einprägt, was gemeint ist: eine Dauer im QRS-Komplex.

Normwerte

Der letzte obere Umschlagspunkt entsteht in V_1 und V_6 nach maximal 30 ms (= 0,03 s).

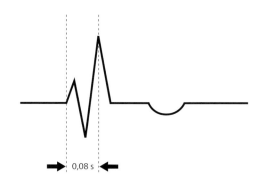

Abb. 4.12 Verspätete endgültige Negativitätsbewegung. Hier in einem rsR'-Komplex (Normwert 0,03 s).

Klinische Bedeutung
- Intraventrikuläre Reizleitungsstörungen (s. Kap. 9.7)

4.5 Die ST-Strecke

Im EKG folgt nach dem QRS-Komplex die **ST-Strecke**. Sie beginnt am J-Punkt (Ende des QRS-Komplexes) und endet am Beginn der T-Welle.

Die ST-Strecke entsteht in dem Zeitintervall, in dem alle Myozyten der Ventrikel depolarisiert sind und sich elektrisch gesehen in der Plateauphase befinden. Es finden zu dieser Zeit keine Spannungsänderungen statt und die EKG-Kurve bleibt daher auf der Grundlinie.

Normalerweise verläuft die ST-Strecke isoelektrisch (s. Abb. 4.13, S. 29). Bei pathologischen Veränderungen kann die ST-Strecke über die Grundlinie hinaus angehoben sein oder unter der Linie „versinken". Man spricht dann von ST-Strecken-Hebung bzw. ST-Strecken-Senkung (s. Kap. 10.1).

Normwerte

Die ST-Strecke verläuft auf der isoelektrischen Linie.

Klinische Bedeutung
- Akuter Myokardinfarkt (s. Kap. 12)
- Belastungsabhängige Durchblutungsstörung im Myokard (s. Kap. 19.3)

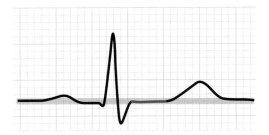

Abb. 4.13 ST-Strecke.

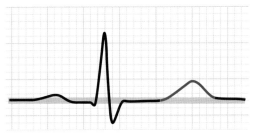

Abb. 4.14 Eine physiologische T-Welle.

- Generelle Schädigung des Herzmuskels
(s. Kap. 16.1)
- Akute Entzündungen des Herzens
(s. Kap. 16.6)

4.6 Die T-Welle

Die **T-Welle** ist meist der letzte Ausschlag in einem Herzzyklus (s. Abb. 4.14). Die Welle entsteht durch die Erregungsrückbildung im Ventrikelmyokard. Im Gegensatz zur schnellen Erregungsausbreitung über das Erregungsleitungssystem läuft die **Erregungsrückbildung** in jeder einzelnen Zelle spontan ab. Deswegen ist, anders als beim QRS-Komplex, keine Folge von schnellen Ausschlägen, sondern eine breite Welle zu sehen.

Die Ausprägung der T-Welle im EKG wird durch den zeitlichen Verlauf der Repolarisationen in den Zellen des Ventrikelmyokards bestimmt. Die **Plateauphase** (s. Kap. 1.2) ist epikardial (Herzaußenwand) und an der Herzspitze kürzer als endokardial (Herzinnenwand) und im Bereich der Herzbasis. Daher beginnen die Repolarisationen zuerst epikardial und an der Herzspitze, obwohl diese während der Erregungsausbreitung zuletzt erregt werden (s. Abb. 4.15, 4.16 u. Tab. 4.5, S. 30). Die im Herz endokardial und basisnah gelegenen Zellen durchlaufen erst spät die Repolarisation. Demnach ist die Erregungsrückbildung von außen nach innen und von der Herzspitze zur Herzbasis gerichtet. Ihre **Richtung** ist umgekehrt zur Erregungsaus-

breitung. Die Richtung der Erregungsrückbildung in den Ventrikeln ist entscheidend, um zu verstehen, warum in bestimmten Ableitungen die T-Welle normalerweise positiv bzw. negativ ist.

Die T-Welle ist typischerweise in den Ableitungen positiv, in denen auch der QRS-Komplex eine große R-Zacke hat.

Man könnte hier erwarten, dass die T-Welle wegen der unterschiedlichen Richtung der Erregungsrückbildung zur Erregungsausbreitung in den Ableitungen negativ ist, in denen eine große R-Zacke vorkommt. Das ist aber nicht der Fall. Die T-Welle verhält sich häufig **konkordant** zum QRS-Komplex (Ausnahmen s. Kap. 10.5). Das bedeutet, dass in Ableitungen mit einem überwiegend positiven QRS-Komplex auch eine positive T-Welle zu sehen ist.

Der Grund dafür ist auf der elektrischen Ebene zu suchen. In Kap. 1.2 hatten wir beschrieben, dass eine Depolarisation das Membranpotenzial einer Zelle von negativ zu positiv verändert. Eine **Repolarisation** dagegen verändert das Membranpotenzial von positiv zu negativ. Die Spannungsveränderungen bei Depolarisation und Repolarisation sind einander entgegengesetzt. Das wirkt sich auf die Ableitungen im EKG aus: Eine Folge von Depolarisationen, die auf eine Elektrode zuläuft, wird als positiver Ausschlag aufgezeichnet (s. Kap. 2.1). Eine Folge von Repolarisationen entlang der gleichen Richtung erzeugt einen negativen Ausschlag.

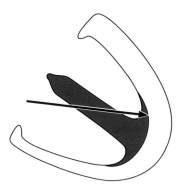 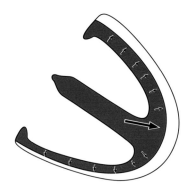

Abb. 4.15 Erregungsausbreitung im Ventrikelmyokard. Der rote Bereich breitet sich aus, bis beide Ventrikel vollständig depolarisiert sind. Der schwarze Pfeil zeigt die momentane Hauptrichtung der Erregungsausbreitung, wie sie auch im EKG aufgezeichnet wird.

Abb. 4.16 Erregungsrückbildung im Ventrikelmyokard. Der rote Bereich wird immer kleiner, bis beide Ventrikel vollständig repolarisiert sind. Der größere schwarze Pfeil zeigt die momentane Hauptrichtung der Spannungsdifferenz vom positiv geladenen Inneren des Herzmuskels. Kleine Pfeile zeigen die einzelnen Spannungsdifferenzen entlang der Linie der Erregungsrückbildung (weißer Bereich = rückgebildet).

Tab. 4.5 Zustandekommen einer positiven T-Welle im EKG aus der Ausbreitungsrichtung und der Spannungsänderung

	Erregungsausbreitung	Erregungsrückbildung
Richtung in Frontalebene	↘	↖
Spannungsänderung	⊕	⊖
Ausschlag im EKG	positiv	positiv

Repolarisationen, die von einer Elektrode weglaufen, verursachen einen positiven Ausschlag. Genau diese Situation liegt bei der **T-Welle** vor. Die Erregungsrückbildung läuft von der Elektrode weg, und wegen der Eigenart der Repolarisationen entsteht in der Ableitung eine positive Welle.

Im EKG besteht eine normale **T-Welle** aus einem glatten Bogen, der auf einer Seite der isoelektrischen Linie bleibt (monophasisch). Die T-Welle ist in den meisten Ableitungen positiv. Eine Ausnahme bildet die Ableitung aVR, bei der die T-Welle negativ ist. Bei manchen Lagetypen (s. Kap. 10.5) kann die T-Welle auch in der Ableitung III noch negativ sein. Durch die größere Muskelmasse des linken Ventrikels kann in V_1 die T-Welle normal negativ sein.

Normwerte
Die Höhe der T-Welle ist von der Höhe der R-Zacke abhängig. Sie beträgt zwischen **1/6 und 2/3 der Höhe von R**.

Klinische Bedeutung
- Ischämische Schädigung des Ventrikelmyokards (s. Kap. 12.1)
- Nichtischämische Schädigung des Ventrikelmyokards (s. Kap. 16.1)
- Elektrolytstörungen (s. Kap. 16.2)
- Bestimmte Medikamente (s. Kap. 16.5)

4.7 Die QT-Dauer

Die **QT-Dauer** (auch **QT-Zeit** genannt) wird vom Beginn des QRS-Komplexes bis zum Ende der T-Welle gemessen. Sie ist die Summe der Zeitspannen von QRS-Komplex, ST-Strecke und T-

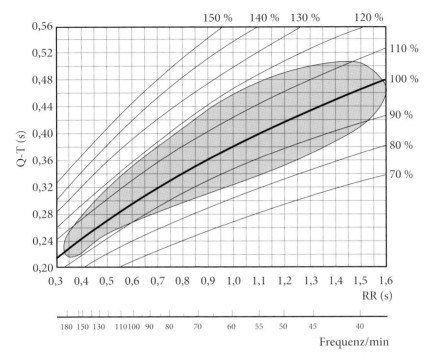

Abb. 4.17 Kurve nach **Lepeschkin** zur Bestimmung der Soll-QT-Dauer (100%). Grau unterlegt sind normale Wertebereiche der gemessenen QT-Dauer in Abhängigkeit vom RR-Intervall.

Welle. Damit entspricht sie der Gesamtdauer von Erregungsausbreitung und Erregungsrückbildung in den Ventrikeln.

Praktisch ist es häufig schwierig, das Ende der T-Welle exakt festzulegen. Wenn das der Fall ist, sollte man mehrere Ableitungen für die Messung heranziehen.

Die **QT-Dauer** variiert erheblich mit der Herzfrequenz. Daher setzt eine Beurteilung der QT-Dauer eine Bestimmung der RR-Intervalle voraus. Wie RR-Intervalle gemessen werden, wird ausführlich in Kap. 6.1 beschrieben.

Bei der Beurteilung der QT-Dauer geht man in drei Schritten vor:

1. Man bestimmt QT-Dauer und RR-Intervall.
2. Mit dem RR-Intervall wird die Soll-QT-Dauer ermittelt.
3. Entscheidend ist dann, wie stark die gemessene QT-Dauer vom Soll-Wert abweicht.

Wir geben zunächst eine genaue Definition der Soll-QT-Dauer und erläutern diese dann anhand eines Beispiels.

Nach der Formel von **Hegglin und Holzmann** errechnet sich die **Soll-QT-Dauer** wie folgt:

$$0{,}39 \times \sqrt{RR}$$

Der Wert für das RR-Intervall (RR) muss in der Einheit Sekunden (nicht Millisekunden) eingesetzt werden.

Die **relative QT-Dauer** ist die prozentuale Abweichung der gemessenen QT-Dauer von der Soll-QT-Dauer.

Ein Beispiel:

Man hat im EKG eine QT-Dauer von 340 ms und ein RR-Intervall von 0,95 s (Herzfrequenz 63/min) ausgemessen. Mit der Formel von Hegglin und Holzmann bekommt man eine Soll-QT-Dauer von 0,38 s. Die gemessene QT-Dauer geteilt durch die Soll-QT-Dauer mal 100 gibt uns die prozentuale Abweichung vom Sollwert: 0,34/0,38 x 100 = 89%. Die QT-Dauer unseres Beispiel-Patienten ist also etwa 10% kürzer als der Normwert, somit noch nicht pathologisch.

Normwerte

Die relative QT-Dauer lässt sich mit der Kurve nach **Lepeschkin** (s. Abb. 4.17, S. 31) bestimmen. Sowohl eine zu kurze QT-Dauer als auch eine zu lange QT-Dauer sind pathologisch. Eine QT-Dauer von mehr als 0,5 Sekunden (500 ms) ist generell pathologisch.

Klinische Bedeutung

- Elektrolytstörungen (s. Kap.16.2)
- Medikamenten(neben)wirkungen (s. Kap. 16.5)
- Seltene angeborene Defekte des Reizleitungssystems (s. Kap. 16.3)

4.8   Die U-Welle

Die **U-Welle** ist ein kleiner Ausschlag im EKG, der nach der T-Welle auftritt (s. Abb. 4.28). Die Bedeutung der U-Welle ist nicht sicher bekannt, meist ist sie klinisch jedoch nicht relavant.

Die U-Welle, wenn vorhanden, ist am besten in den Brustwandableitungen V_2 und V_3 zu erkennen. In den Extremitätenableitungen ist die U-Welle am ehesten in den Ableitungen I und aVL zu finden.

Normwerte

Die Höhe der U-Welle ist in der Regel **nicht größer als 0,2 mV.**

Befindet sich die U-Welle in der Nähe einer sehr flachen T-Welle, so ist die Messung der **QT-Dauer** (Ende QRS-Komplex bis Ende T-Welle, s. Kap. 4.7) deutlich erschwert. Manchmal behilft man sich damit, dass man statt der QT-Dauer einfach eine **QTU-Dauer** bestimmt, also die U-Welle mit dazu rechnet. Eine Verlängerung der QT-Dauer kann in einer solchen Situation aber nicht mehr sicher diagnostiziert werden.

Klinische Bedeutung

- Hypokaliämie (s. Kap. 16.2)

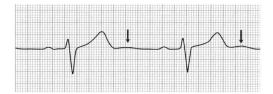

Abb. 4.18 U-Welle in der Brustwandableitung V_3.

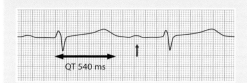

QT 540 ms

Abb. 4.19 Brustwandableitung V_3 mit pathologischer QT-Dauer. Die gezeigte P-Welle sollte nicht mit einer U-Welle verwechselt werden.

Bei einer Herzfrequenz von 63/min ist in diesem Beispiel die QT-Dauer von 540 ms deutlich pathologisch (s. Kap. 4.7). Die Welle nach der T-Welle ist jedoch **keine U-Welle**, sondern eine flache, lange P-Welle, die zum nächsten QRS-Komplex gehört.

Zusammenfassung

Bei einem Herzzyklus im EKG werden P-Welle, QRS-Komplex, ST-Strecke und die T-Welle nach Form, Höhe und Dauer beurteilt. Aus der P-Welle und PQ-Strecke wird die PQ-Dauer berechnet, welche die atrio-ventrikuläre Überleitungszeit beschreibt. Aus QRS-Komplex, ST-Strecke und T-Welle wird die herzfrequenzabhängige relative QT-Dauer berechnet. Sie weicht von der Norm ab, wenn die Ventrikel zu früh oder zu langsam erregt werden.

Beispiel-EKG

- 3 Normalbefund   → S. 196

Fragen

4.1   Zwischen welchen Punkten im EKG misst man die PQ-Zeit?

4.2   Richtig oder falsch: Der J-Punkt ist der niedrigste oder negativste Punkt im QRS-Komplex?

4.3   Welche Messwerte sind von der Herzfrequenz abhängig?

4.4   Besteht der QRS-Komplex immer in allen Ableitungen aus allen drei Zacken (Q, R, S)?

4.5   Welche Strecken liegen für gewöhnlich auf der isoelektrischen Linie?

4.6   Warum wird die Form des QRS-Komplexes im Wesentlichen durch den linken Ventrikel bestimmt?

5 Das normale EKG – Der Lagetyp

5.1 Die elektrische Herzachse

Die ersten drei Parameter einer EKG-Interpretation sind die Bestimmung der Herzfrequenz, des Lagetyps und des Grundrhythmus (s. Kap. 11). Die „elektrische Herzachse" **(Lagetyp)** lässt sich anhand der Extremitätenableitungen bestimmen.

Wir erklären zunächst, was ein Lagetyp ist und stellen dann die verschiedenen Lagetypen und deren Bestimmung vor. Wer auf den theoretischen Hintergrund verzichten möchte und direkt eine kurze praktische Anleitung nutzen will, findet diese in Kap. 5.3.

Der **Lagetyp** gibt die Hauptrichtung der **Erregungsausbreitung** in den Ventrikeln an. Diese Richtung wird nur innerhalb der **Frontalebene** bestimmt. Das heißt, es ist ausreichend, die Extremitätenableitungen zu betrachten. Die ventrikuläre Erregungsungsausbreitung wird im EKG durch den **QRS-Komplex** abgebildet.

Betrachtung der einzelnen QRS-Komplexe

Bei der Betrachtung der einzelnen QRS-Komplexe vernachlässigen wir die Dauer (= Breite) und die genaue Höhe der Zacken, weil wir nur an der Hauptrichtung des Ausschlags interessiert sind. Der Blick auf eine Ableitung lässt leicht abschätzen, ob der Hauptausschlag nach oben oder unten geht (s. Abb. 5.1). Ist beispielsweise die Zacke nach oben größer als die Zacke(n) nach unten, wird der gesamte QRS-Komplex zur Bestimmung des Lagetyps als positiv gewertet.

Exakter und aufwändiger ist die Bestimmung der **Fläche** zwischen der EKG-Kurve und den Ausschlägen. Beispielsweise hat eine hohe

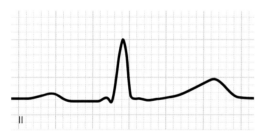

Abb. 5.1 Die Erregung läuft in die gleiche Richtung wie die Achse von Ableitung II.

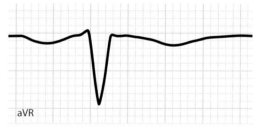

Abb. 5.2 Die Erregung läuft entgegensetzt zur Achse von Ableitung aVR.

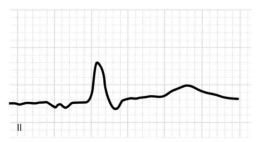

Abb. 5.3 Die Erregung läuft schräg auf die Achse der Ableitung II zu. Die positive Fläche ist durch die S-Zacke am Ende des QRS-Komplexes größer als die negative Fläche.

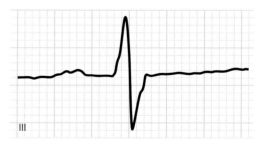

Abb. 5.4 Die Erregung läuft senkrecht zur Achse von Ableitung III, die R- und die S-Zacke sind gleich groß.

und breite R-Zacke eine große positive Fläche. Eine kleine S-Zacke hat dagegen eine kleine negative Fläche. Zählt man beide zusammen, verbleibt eine positive Fläche (s. Abb. 5.3). Dies geht besonders gut bei schmalen (normalen) QRS-Komplexen. Bei breiteren QRS-Komplexen (insbesondere beim Rechtsschenkelblock) wird dies schwieriger. Egal welche Methode man anwendet, die Hauptrichtung des QRS-Komplexes zeigt die Erregungsausbreitung in Richtung der betrachteten Ableitung an.

Eine sehr große R-Zacke bei kleiner S-Zacke (s. Abb. 5.3) bedeutet, dass die Erregung hauptsächlich auf diese Ableitung zuläuft. Exakt formuliert muss es heißen, dass sie in Richtung der Achse der Ableitung läuft, da eine Erregung immer zwischen zwei Punkten gemessen wird (s. Kap. 2.2).

Bei einem S, welches relativ zu R sehr groß ist (s. Abb. 5.2), ist die Hauptrichtung des QRS-Komplexes negativ. Die Erregung läuft von der Elektrode weg. Präziser gesagt, ist der Verlauf entgegengesetzt zur Ableitungsrichtung.

Sind R- und S-Zacke gleich groß (s. Abb. 5.4), so ist die Fläche Null. Die negative und die positive Fläche heben sich gegenseitig auf. Die Richtung der Erregungsausbreitung läuft in diesem Fall senkrecht zur Achse der Ableitung.

Bisher haben wir nur einzelne Ableitungen betrachtet. Der Lagetyp ist aber eine gemeinsame Eigenschaft der Extremitätenableitungen. Mit nur einer Ableitung kann man nicht herausfinden, in welche Richtung die Erregung hauptsächlich läuft. In Abb. 5.4 ist eine typische, häufig vorkommende Hauptrichtung als grüner Pfeil eingezeichnet. Vergleichen wir die Richtung dieses Pfeils mit den Achsen der Ableitungen im Cabrera-Kreis in Abb. 5.6: Der Pfeil läuft grob gesehen am ehesten auf Ableitung II zu. Wir erwarten in Ableitung II daher einen vorwiegend positiven QRS-Komplex. Aber auch die QRS-Komplexe in den Ableitungen I und aVF werden nach unserem bisherigen Wissen überwiegend positiv sein, weil die Erregung teilweise auch auf diese Ableitungen zuläuft. Um die

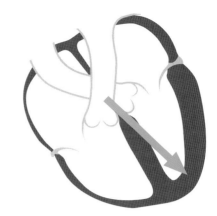

Abb. 5.5 Die elektrische Herzachse.

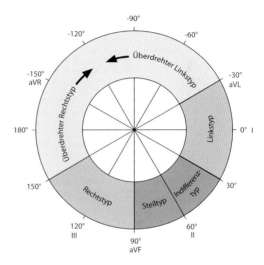

Abb. 5.6 Cabrera-Kreis mit Lagetypen.

Hauptrichtung zu finden, reicht demnach die Aussage, ob in einer einzigen Ableitung der QRS-Komplex überwiegend positiv oder negativ ist, nicht aus. Es müssen mehrere Extremitätenableitungen miteinander in Beziehung gesetzt werden. Sie legen erst gemeinsam die Hauptrichtung als „elektrische Herzachse" oder „Hauptvektor" der Erregungsausbreitung fest.

Die Hauptrichtung muss dabei praktisch gesehen nicht auf die Gradzahl genau bestimmt werden. Wir interessieren uns nur für eine Zuordnung der Richtung zu einem der sechs Lagetypen. Die Lagetypen gelten jeweils, wie in Abb. 5.6 gezeigt, für einen bestimmten Winkelbereich. In unserem Beispiel aus Abb. 5.5 liegt die elektrische Herzachse (grüner Pfeil) im Bereich des Lagetyps „Indifferenztyp".

Wir fassen zusammen: Indem man die QRS-Komplexe aus mehreren Ableitungen miteinander in Beziehung setzt, kann man die Hauptrichtung der ventrikulären Erregungsausbreitung einem Lagetyp zuordnen. Dafür gibt es mehrere Verfahren, die wir in Kap. 5.3 vorstellen.

5.2 Die Lagetypen

Tab. 5.1 Man unterscheidet folgende Lagetypen

Lagetyp	Bereich im Cabrera-Kreis
Überdrehter Linkstyp	< -30°
Linkstyp	-30° bis +30°
Indifferenztyp	+30° bis +60°
Steiltyp	+60° bis +90°
Rechtstyp	+90° bis +150°
Überdrehter Rechtstyp	> +150°

Memo

0° ist an der linken Thoraxwand. Das zentrale Organ ist das Herz (zumindest für den Kardiologen und im EKG) und das liegt links.

Die Angabe des Lagetyps gehört zu jeder Beschreibung eines EKG dazu.

Bei Erwachsenen sind der Linkstyp und der Indifferenztyp häufig. Bei jungen schlanken Erwachsenen gilt auch ein Steiltyp als unauffällig. Dafür kann bei diesen Personen ein Linkstyp bereits ein Hinweis auf ein pathologisches Geschehen sein. Bei Kindern und Jugendlichen kommt häufiger auch ein Rechtstyp vor.

In Tab 5.1 liegt die Grenze zwischen dem Rechtstyp und dem überdrehten Rechtstyp bei 150 Grad. In manchen Lehrbüchern wird die Grenze mit 120 Grad angegeben. Die Differenzierung dieser beiden Lagetypen ist dann nicht mehr allein mit den Ableitungen I, II und III

möglich (s. Kap. 5.3). Sie erfordert dann zusätzlich die Ableitung aVR. Klinisch ist der Unterschied bei der Grenze zwischen Rechtstyp und überdrehtem Rechtstyp aber wenig relevant, weil beim Erwachsenen ein Rechtstyp ohnehin verdächtig für eine Pathologie ist.

Cave

Beim überdrehten Rechtstyp (negativ in I und II) besteht immer der Verdacht, dass die linke (gelb, aVL) und rechte Elektrode (rot, aVR) versehentlich vertauscht wurden (Verpolung).

Entstehung des Lagetyps

Der Lagetyp hängt von zwei Faktoren ab:
1. Von der anatomischen Lage des Herzens, die wiederum von der anatomischen Umgebung des Herzens abhängt (z. B. Zwerchfell, Wirbelsäule).
2. Von der Richtung der Erregungsausbreitung in den Ventrikeln, die von deren Dimensionen abhängt.

Anatomische Lage des Herzens

Bei einem stehenden Menschen liegt das Herz leicht schräg geneigt im Brustraum: Die Herzbasis (Klappenebene) liegt in der Tiefe rechts oben und die Herzspitze ist links vorne in der Nähe der Brustwand. Die anatomische Lage variiert individuell. Der Stand des Zwerchfells, eine Trichterbrust, aber auch die Größe der einzelnen Kammern verändern die Lage im Brustraum.

Ventrikuläre Erregungsausbreitung

Bei einem herzgesunden Erwachsenen verläuft die ventrikuläre Erregungsausbreitung von der Herzbasis zur herzspitzennahen Wand des linken Ventrikels. Summiert man alle Spannungsveränderungen mit ihren Richtungen auf, so erhält man die bereits erwähnte elektrische Herzachse. Die elektrische Herzachse kann nach links oder rechts gedreht sein, ohne dass sich die Lage des Herzens im Brustraum geändert haben muss.

Ist beispielsweise die Myokardmasse im rechten Ventrikel stark vermehrt, so geht auch der Anteil der Erregungsausbreitung in Richtung des rechten Ventrikels stärker in die Summe der Spannungsänderungen mit ein. In der Folge ist die elektrische Herzachse nach rechts gedreht.

Aus der Verschiebung der elektrischen Achse in die eine oder andere Richtung kann auf Veränderungen am Herzen geschlossen werden. Darüber hinaus wird der Lagetyp bei der Beurteilung einer ganzen Reihe von EKG-Werten verwendet (z. B. bei der T-Welle und der Analyse der einzelnen Zacken des QRS-Komplexes).

Memo

Der Lagetyp ist die Hauptrichtung der ventrikulären Erregungsausbreitung in der Frontalebene. Die anatomische Größe und Lage des Herzens im Thorax und die Erregungsausbreitung bestimmen gemeinsam den Lagetyp.

5.3 Einfache Bestimmung des Lagetyps

Wer direkt und ohne Cabrera-Kreis den Lagetyp bestimmen möchte, kann einfach die Abb. 5.7 zur Hand nehmen. Man muss lediglich die Ausschläge in den Extremitätenableitungen I, II und III miteinander vergleichen.

Zeigt das EKG beispielsweise einen positiven Ausschlag in I und II sowie einen negativen Ausschlag in III, so liegt ein Linkstyp vor.

Betrachtet man die Abbildung mit den Lagetypen, so fällt auf, dass
- bei zwei Typen alle drei Ableitungen positiv sind,
- bei zwei Typen zwei Ableitungen positiv sind und
- bei zwei Typen jeweils nur eine Ableitung positiv ist.

Mit diesem Wissen kann man ein System entwickeln, in dem in drei Schritten der Lagetyp festgelegt wird. Dabei wird zusätzlich zu den Ableitungen I, II und III die Ableitung aVL herangezogen. Das System wird in einem Baumdiagramm (s. Abb. 5.8, S. 38) veranschaulicht.

1. Schritt

Sind alle drei Ableitungen (I, II, III) positiv, so handelt es sich entweder um den Steiltyp oder den Indifferenztyp.
- I > III: Indifferenztyp
- I < III: Steiltyp

2. Schritt

Wenn Ableitung II negativ ist, handelt es sich um einen überdrehten Lagetyp. Die Einteilung rechtsüberdreht oder linksüberdreht wird in Schritt 3 vorgenommen.

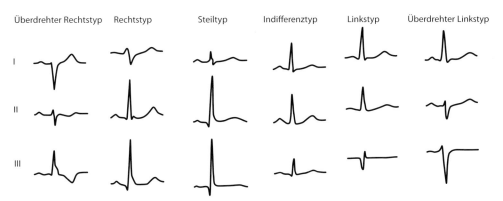

Abb. 5.7 Bestimmung des Lagetyps mit den Extremitätenableitungen I, II, III. Es ist zu beurteilen, ob die Ausschläge positiv oder negativ sind. Beim Steil- und Indifferenztyp ist auch die Höhe der R-Zacke in I und III zu beachten.

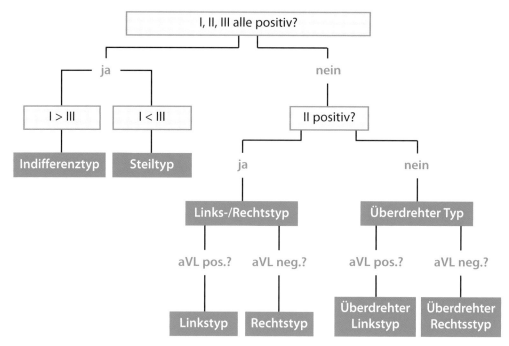

Abb. 5.8 Bestimmung des Lagetyps in drei Schritten.

Die Ableitung aVL kann **nicht** zur Differenzierung eines Steiltyps vom Indifferenztyp herangezogen werden, weil sich die Ausschläge in aVL bei diesen beiden Typen nur geringfügig unterscheiden. Die Ableitung aVL wird nur in Schritt 3 verwendet.

Wenn Ableitung II positiv ist, muss ebenfalls in Schritt 3 noch entschieden werden, ob es ein Links- oder ein Rechtstyp ist.

3. Schritt
Ist Ableitung II positiv, aber eine andere Ableitung negativ (s. Schritt 1), so handelt es sich entweder um einen rechten oder um einen linken Lagetyp. Diese lassen sich am einfachsten mit Hilfe der Ableitung aVL unterscheiden: Ist aVL (L wie links) positiv, so handelt es sich um einen linken Lagetyp, ist aVL negativ, liegt ein rechter Lagetyp vor.

Wenn zusätzlich die Ableitung II negativ ist (s. Schritt 2), so ist der linke bzw. rechte Typ überdreht.

Memo

Bemerkung zu Schritt 3:
Wenn man sich nicht die Ableitung aVL zu Hilfe nehmen möchte, kann man sich auch merken, dass die Ableitung I nach links zeigt. Sie zeigt im Cabrera-Kreis in Richtung der linken Schulter, so dass ein positiver Ausschlag in Ableitung I eine Achse in Richtung links anzeigt (exakter: nicht rechts, da ein Indifferenz- oder ein Steiltyp ebenfalls möglich ist).

5.4 Bestimmung des Hauptvektors

Im vorhergehenden Kapitel hatten wir zwei Verfahren vorgestellt, mit denen man den Lagetyp bestimmen kann. Dafür wurden die Ableitungen I, II und III verwendet und für eine Entscheidung in nur drei Schritten zusätzlich die Ableitung aVL herangezogen. Wieso funktionieren diese Verfahren, obwohl nur drei bzw. vier der insgesamt sechs Extremitätenableitungen betrachtet werden?

Anhand eines Beispiels erläutern wir hier den Grund, warum der **Lagetyp** nur mit den Ableitungen I, II und III sicher ermittelt werden kann. Für die Erklärung verwenden wir die Gradangaben zu den Lagetypen und die Achsen der Ableitungen im Cabrera-Kreis.

Der Lagetyp wird durch den **Hauptvektor** der Erregungsausbreitung in den Ventrikeln bestimmt. Es muss also eine Richtung innerhalb der Frontalebene ermittelt werden. Ein Lagetyp gilt für einen Winkelbereich von 30° (Steil- und Indifferenztyp) oder 60°. Deshalb reicht es aus, zu entscheiden, ob die Richtung innerhalb einer dieser Winkelbereiche liegt. Das Herz ist in der Frontalebene in zwölf Teilbereiche unterteilbar. Die beiden Teilbereiche, die neben der 0°-Achse liegen, zeigen einen Linkstyp an. Zeigt der Hauptvektor auf einen dieser beiden Teilbereiche, so liegt ein Linkstyp vor.

In Abb. 5.9 ist die Hälfte des Cabrera-Kreises eingefärbt, die im Winkel von 90° beiderseits der Ableitung I liegt. Jeder Hauptvektor, der innerhalb des grünen Halbkreises liegt, erzeugt einen positiven Ausschlag in **Ableitung I**. In all diesen Fällen bewegt sich die Erregung auf die Ableitung I zu. Physikalisch exakt muss es heißen: Die Erregung bewegt sich in Richtung der Achse vom Mittelpunkt bis zur Ableitung I. Eine Erregung, die senkrecht zur Ableitung I verläuft, kann keinen eindeutigen Ausschlag nach oben oder unten erzeugen. Läuft die Erregung entgegengesetzt zu I, erzeugt sie in I einen negativen Ausschlag. Dann liegt der Hauptvektor innerhalb des nicht eingefärbten Halbkreises.

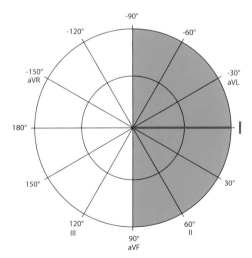

Abb. 5.9 Ableitung I im Cabrera-Kreis. Grün unterlegt sind alle Richtungen eines Hauptvektors, der in I ein vorwiegend positives QRS erzeugt.

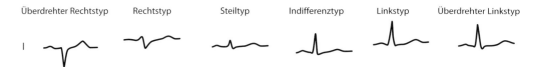

Abb. 5.10 Ableitung I bei verschiedenen Lagetypen. Der QRS-Komplex ist bei den Rechtstypen negativ und wird erst beim Steiltyp positiv.

Die Grenze zwischen Steiltyp und Rechtstyp befindet sich bei +90°. Rechtstyp und überdrehter Rechtstyp liegen außerhalb des grünen Feldes, jenseits der +90°. Ist Ableitung I positiv, kann also ein Rechtstyp ausgeschlossen werden.

In Frage kommen bei einem positiven QRS-Komplex in Ableitung I also ein Steiltyp, ein Indifferenztyp, ein Linkstyp und ein überdrehter Linkstyp. Je näher der Hauptvektor an der Achse der Ableitung I liegt, desto prominenter ist die R-Zacke. Bei einem Steiltyp ist hingegen nur eine kleine R-Zacke zu erwarten (s. Abb. 5.10).

Die Betrachtung der Beziehung zwischen der Achse der Ableitung und dem Hauptvektor im Cabrera-Kreis lässt sich in gleicher Weise für die Ableitungen II und III fortsetzen. Färbt man für Ableitung III einen Halbkreis grün ein, so dass in diesem Feld alle Hauptvektoren mit positivem QRS-Komplex in III liegen, erhält man Abb. 5.11. Die Linkstypen beginnen bei +30°. Durch ein positives QRS in III werden die Linkstypen ausgeschlossen.

Bei einem positiven QRS in I und III kommen also nur noch der Indifferenztyp und der Steiltyp als Richtung des Hauptvektors in Frage. Dieser Bereich ist in den Abb. 5.9 und 5.11 gerade die Überlappung der beiden grünen Halbkreise.

Mit Hilfe der Ableitung II, die den Halbkreis zwischen -30° und +150° grün einfärbt (s. Abb. 5.12), können z. B. direkt der überdrehte Linkstyp und der Linkstyp unterschieden werden. Denn ein positiver Ausschlag in II schließt einen überdrehten Lagetyp aus.

Die Halbkreise, die man auf diese Art und Weise für die Ableitungen I, II und III erhält, überlappen sich in einem kleinen Ausschnitt des Kreises. Sie bilden dort eine **Schnittmenge**, innerhalb derer der gesuchte Hauptvektor liegen muss.

Mit Hilfe dieser Schnittmenge lassen sich fast alle Lagetypen bestimmen. Die Ausnahme bilden der Steil- und der Indifferenztyp. Zwischen diesen ist keine Differenzierung möglich, weil beide Lagetypen bei I, II und III voll-

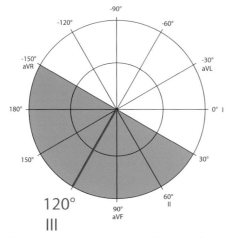

Abb. 5.11 Ableitung III. Grün unterlegt sind alle Richtungen eines Hauptvektors, der in Ableitung III ein vorwiegend positives QRS erzeugt.

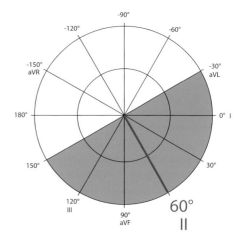

Abb. 5.12 Ableitung II. Grün unterlegt sind alle Richtungen eines Hauptvektors, der in Ableitung II ein vorwiegend postives QRS erzeugt.

ständig innerhalb der grünen Halbkreise liegen (+30° bis +90°). Man kann jedoch den Steil- vom Indifferenztyp unterscheiden, indem man die Höhe der R-Zacke in Ableitung I und III vergleicht (Steiltyp: I < III, siehe auch Kap. 5.3).

Mit dem hier Gelernten verstehen wir auch, dass aVL ideal ist, um einen rechten von einem linken Lagetyp zu unterscheiden. Die Ableitung aVL ist senkrecht zur Ableitung II. Im grünen Bereich liegen somit alle Linkstypen, die Rechtstypen hingegen befinden sich definitiv im weißen Bereich. Nur der Indifferenztyp und der Steiltyp liegen sehr nahe an der Senkrechten, so dass deren Differenzierung schwerer fällt.

5.5 Die Sagittaltypen

Bei der Bestimmung des Lagetyps gingen wir bisher davon aus, dass die elektrische Herzachse nur innerhalb der Frontalebene unterschiedliche Richtungen haben kann. Der Hauptvektor der Erregungsausbreitung konnte in der Frontalebene nach links oder rechts gedreht sein.

Weil der Thorax dreidimensional aufgebaut ist, kann jedoch zusätzlich eine Drehung der elektrischen Herzachse nach vorn (ventral) oder hinten (dorsal) vorliegen. Die Herzachse ist dann innerhalb der **Sagittalebene** (senkrechte Fläche durch den Körper von vorne nach hinten, s. Abb. 5.13) gedreht. Man kann sich das so vorstellen, dass die Herzspitze nach vorne und oben angehoben wird, oder nach hinten weiter abgesenkt wird. Die Position der Herzbasis wird dabei nicht verändert.

Bei einem Sagittaltyp kann es vorkommen, dass in allen Extremitätenableitungen sowohl R- als auch S-Zacken vorhanden sind. Dann kann mit den bisher vorgestellten Verfahren keine Zuordnung zu einem der zuvor beschriebenen Lagetypen gefunden werden.

Wenn beispielsweise das Herz sehr flach im Thorax liegt, so dass die Erregungsausbreitung von der Herzbasis zur Herzspitze in Richtung auf die Brustwand verläuft, dann verläuft der Hauptvektor fast senkrecht zur Frontalebene. Wie wir wissen, erzeugen Spannungsänderungen, die senkrecht zu einer Ableitung laufen, keine oder nur geringe Ausschläge im EKG (die dann meist in nahezu gleicher Höhe nach oben wie nach unten zeigen). In diesem Fall sieht man in allen Extremitätenableitungen eine relativ kleine R-Zacke, der eine S-Zacke folgt. Auch eine Q-Zacke kann dabei auftreten.

Es werden zwei **Sagittaltypen** unterschieden:
- S_I-S_{II}-S_{III}-**Typ** mit deutlichen S-Zacken in den Extremitätenableitungen I, II und III. Die Herzspitze kommt näher an das Brustbein (Sternum) heran.
- S_I-Q_{III}-**Typ** mit deutlicher S-Zacke in Ableitung I und deutlicher Q-Zacke in Ableitung III. Die Herzspitze entfernt sich weiter vom Sternum.

Die Ausprägung der Q- und S-Zacken hängt vom Grad der Drehung der Herzachse in der Sagittalebene ab. Beide Typen kommen sowohl als normaler Lagetyp als auch als Hinweis auf eine pathologische Veränderung vor.

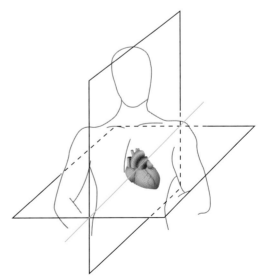

Abb. 5.13 Sagittalebene durch das Herz.

Zusammenfassung

Der Lagetyp beschreibt die Hauptrichtung der ventrikulären Erregungsausbreitung in der Frontalebene. Man unterscheidet Linkstyp, Indifferenztyp, Steiltyp und Rechtstyp sowie einen überdrehten Links- bzw. Rechtstyp. Bei der Auswertung eines EKG ermittelt man den Lagetyp anhand der QRS-Komplexe in den Ableitungen I, II, III und ggf. auch aVL. Veränderungen des Lagetyps können anatomisch oder funktionell durch eine veränderte Erregungsausbreitung begründet sein. Die Sagittaltypen S_I-S_{II}-S_{III} und S_I-Q_{III} entstehen bei Drehung der elektrischen Herzachse in der Sagittalebene.

Beispiel-EKGs

Fragen

5.1 Wie erkennt man auf den ersten Blick einen überdrehten Lagetyp?

5.2 Was sollte bedacht werden, wenn ein überdrehter Rechtstyp zu finden ist (negativ in Ableitung I und II)?

5.3 Ist der Rechtstyp eher ein Lagetyp des jungen oder alten Menschen?

5.4 Wie erkennt man einen Sagittaltyp?

5.5 Welche Ableitungen liegen im Bereich der linken Herzachse?

5.6 Welcher Lagetyp liegt im Cabrera-Kreis rechts vom Linkstyp?

6 Das normale EKG – Herzfrequenz und Sinusrhythmus

Lernziel

- Bestimmung der Herzfrequenz
- Sinusrhythmus

Bei der Auswertung eines EKG wird zunächst der Lagetyp (s. Kap. 5) sowie die Herzfrequenz und der Rhythmus (s. Kap. 6.2 und 7) bestimmt. Anschließend untersucht man Form, Höhe und Dauer der Ausschläge (s. Kap. 4). Rhythmus und Herzfrequenz sind zwei zentrale Merkmale eines EKG, die wegen ihrer therapeutischen Relevanz meist sehr früh ausgewertet werden. Wir stellen sie nur aus didaktischen Gründen zuletzt vor.

6.1 Bestimmung der Herzfrequenz

Ablesen der Herzfrequenz

Am einfachsten kann die **Herzfrequenz** mit Hilfe eines EKG-Lineals (s. Kap. 3.2) bestimmt werden. Auf jedem **EKG-Lineal** befindet sich eine Skala zum Ablesen der Herzfrequenz in Schlägen pro Minute.

Bevor man das Lineal an die Kurve anlegt, wird die **Papiergeschwindigkeit** benötigt, mit der das EKG geschrieben wurde (s. Kap. 3.1). Hat man diesen Wert von der Kurve abgelesen, wird als nächstes der kleine Pfeil links oben im EKG-Lineal an der ersten R-Zacke angelegt (s. Abb. 6.1).

Die Angabe „3 RR" auf dem Lineal bedeutet, dass drei **RR-Intervalle** abgezählt werden müssen, um die richtige Herzfrequenz zu erhalten. Das in Abb. 6.1 dargestellte Beispiel zeigt das EKG eines Patienten mit einer Herzfrequenz von 96 Schlägen pro Minute.

Memo

Die vier Schritte zur Herzfrequenz:

1. Ablesen der Papiergeschwindigkeit.
2. Anlegen des EKG-Lineals an die R-Zacke.
3. Abzählen der RR-Intervalle.
4. Ablesen der Herzfrequenz.

Je nach EKG-Lineal werden unterschiedlich viele Intervalle benutzt:

1 RR = ein Intervall zwischen zwei R-Zacken

2 RR = zwei Intervalle zwischen drei R-Zacken

3 RR = drei Intervalle zwischen vier R-Zacken

4 RR = vier Intervalle zwischen fünf R-Zacken

Tipp

Auf einem EKG-Lineal steht z. B. „3 RR". Es liegt nahe, das Lineal immer nur an R-Zacken anzulegen. Wenn allerdings die S-Zacken besser ausgeprägt sind, kann man stattdessen ebenso gut drei Intervalle zwischen den S-Zacken verwenden.

Weil hier die QRS-Komplexe verwendet werden, um die Herzfrequenz zu bestimmen, spricht man auch von der **Kammerfrequenz**. Mit Kammern sind in diesem Zusammenhang die Ventrikel gemeint. Dies ist insbesondere dann relevant, wenn die Vorhöfe mit einer anderen Frequenz als die Ventrikel schlagen (s. Kap. 7).

Cave

Beim Abzählen der RR-Intervalle entstehen am Anfang häufig Fehler. Die Abkürzung 3 RR verleitet dazu, insgesamt nur drei statt vier R-Zacken zu verwenden. Damit kommt man jedoch zur falschen Herzfrequenz! Daher gilt: Nicht die R-Zacken, sondern stets die Intervalle abzählen, um die richtige Frequenz zu ermitteln.

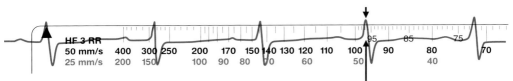

Abb. 6.1 Messen der Herzfrequenz mit einem EKG-Lineal (Achtung: Lineal hier verkleinert dargestellt).

Ausrechnen der Herzfrequenz

Wer kein EKG-Lineal dabei hat, aber einen **Taschenrechner**, kann die Herzfrequenz aus den RR-Intervallen berechnen.

Man bestimmt hierzu erst mit einem normalen Lineal oder durch Abzählen der Kästchen die Länge eines RR-Intervalls (in cm). In unserem Beispiel (s. Abb. 6.1) sind es 3,1 cm.

Bei einer Papiergeschwindigkeit von 50 mm/s entspricht 1 cm einem zeitlichen Abstand von 0,2 s (s. Tab. 6.1). Ein Herzzyklus ist damit 3,1 x 0,2 s = 0,62 s lang.

Diesen Wert setzt man in folgende Formel ein:

$$\text{Herzfrequenz} = \frac{60}{\text{Zykluslänge}}$$

Formel zum Ausrechnen der Herzfrequenz. Zykluslänge (RR-Abstand) in Sekunden (s). Herzfrequenz in Schlägen pro Minute (min).

Man erhält mit Hilfe des Taschenrechners für das dargestellte Beispiel als Ergebnis eine Herzfrequenz von 96,7 Schlägen pro Minute.

Gerundet ergibt das 97 Schläge pro Minute, und nicht wie zuvor mit dem EKG-Lineal 96. Die Werte weichen voneinander ab, weil wir hier nur ein RR-Intervall ausgemessen haben. Hätten wir mit 3,12 cm gerechnet (also einem Bruchteil eines kleinen Kästchens mehr), wäre das Ergebnis auch 96/min.

Umgekehrt lässt sich die Zykluslänge ausrechnen, wenn man die Herzfrequenz kennt.

$$\text{Zykluslänge (in Sekunden)} = \frac{60}{\text{Herzfrequenz}}$$

Für diejenigen, die nicht ständig Lineal oder Taschenrechner parat haben, hier noch ein Tipp: Der Abstand zwischen zwei R-Zacken lässt sich auf dem Millimeterpapier auch direkt abzählen (s. Kap. 3.1). Um die Herzfrequenz schnell abzuschätzen, kann man sich die rechte Spalte der Tab. 6.1 einprägen (für 50 mm/s Schreibgeschwindigkeit).

Noch einfacher ist es, wenn ein Standardpapier verwendet wird. Die Aufzeichnung auf einem Blatt hat bei vielen EKG-Schreibern eine Breite von ca. 30 cm. Bei einer Papiergeschwindigkeit von 50 mm/s sind auf 30 cm EKG-Papier sechs Sekunden Herzaktionen aufgezeichnet. Das ist genau eine Zehntel Minute. Wir **zählen** die **QRS-Komplexe** auf einer Seite ab, addieren vielleicht noch einen Schlag hinzu, weil die Aufzeichnung nicht von Beginn bis zum Ende des Blattes geht, und **multiplizieren** das Ergebnis **mit 10**. Dann haben wir ungefähr die Herzfrequenz pro Minute. Bei einer Schreibweise von 25 mm/s haben wir doppelt so viel Zeit auf dem Papier, also 12 Sekunden. Deshalb muss man die abgezählten QRS-Komplexe nur **mit 5** multiplizieren, um die Frequenz in einer Minute zu erhalten.

Tab. 6.1 Herzfrequenz und RR-Intervalle für die Papiergeschwindigkeit 50 mm/s

Von cm zu ms (s)	Formel	1 RR entspricht Herzfrequenz
1 cm = 200 ms (0,2 s)	60/0,2 = 300/min	1 cm = 300/min
2 cm = 400 ms (0,4 s)	60/0,4 = 150/min	2 cm = 150/min
3 cm = 600 ms (0,6 s)	60/0,6 = 100/min	3 cm = 100/min
4 cm = 800 ms (0,8 s)	60/0,8 = 75/min	4 cm = 75/min
5 cm = 1 000 ms (1,0 s)	60/1 = 60/min	5 cm = 60/min
6 cm = 1 200 ms (1,2 s)	60/1,2 = 50/min	6 cm = 50/min

Umrechnung von Zentimetern in Zeiten (linke Spalte). Mit Hilfe der Formel zur Bestimmung der Herzfrequenz (mittlere Spalte) erhält man die rechte Spalte. Für eine Papiergeschwindigkeit von 25 mm/s sind die Zentimeterangaben entsprechend zu halbieren.

6.2 Der Sinusrhythmus

Der Sinusrhythmus ist der normale Rhythmus des Herzens. Die Herzschläge folgen regelmäßig aufeinander. Die Erregung entsteht im Sinusknoten (s. Abb. 6.2) und breitet sich über das Erregungsleitungssystem auf die Herzmuskelzellen aus (s. Kap. 1).

Im EKG sind die RR-Intervalle regelmäßig und nach jeder P-Welle folgt mit konstanter PQ-Dauer ein QRS-Komplex.

Merkmale des Sinusrhythmus sind:
- Nach jeder P-Welle folgt ein QRS-Komplex.
- Idealerweise zeigt er regelmäßige P-Wellen (regelmäßige PP-Intervalle).

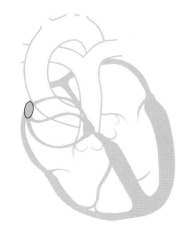

Abb. 6.2 Die Erregungsbildung findet im Sinusknoten statt.

Tab. 6.2 Sinusrhythmus

Sinusrhythmus	Herzfrequenz
bradykard	< 60/min
normofrequent	60/min – 100/min
tachykard	> 100/min

Der Sinusrhythmus kann unterschiedlich schnell sein (s. Tab. 6.2). Der normofrequente Sinusrhythmus ist der normale Rhythmus. Der bradykarde Sinusrhythmus ist langsamer, der tachykarde schneller als gewöhnlich. Eine Anpassung der Herzfrequenz an eine starke körperliche Belastung bzw. an eine Ruhesituation ist physiologisch.

Der Sinusrhythmus kann beim herzgesunden Menschen atmungsabhängigen Schwankungen (**respiratorische Arrhythmie**, s. Abb. 6.3) unterliegen. Während der Inspiration ist die Herzfrequenz höher als bei der Exspiration. Dies ist eine physiologische Schwankung, die sich nicht regelmäßig im EKG zeigt. Bei jungen Menschen können diese Schwankungen sehr stark ausgeprägt sein.

In Abb. 6.3 schwankt die EKG-Kurve sehr stark um die Grundlinie. Daran erkennt man, dass der Patient bei der EKG-Aufzeichnung tief ein- und ausgeatmet hat. Dies führt dazu, dass die Abstände der einzelnen aufgezeichneten Herzschläge – sprich die R-Zacken – zeitlich nicht exakt gleich sind.

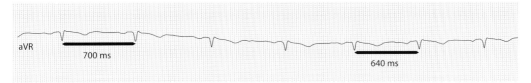

Abb. 6.3 Sinusrhythmus mit leichter respiratorischer Schwankung.

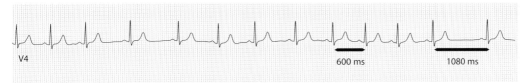

Abb. 6.4 Sinusrhythmus mit starker respiratorischer Schwankung.

Eine respiratorische Schwankung kann extrem sein. In dem in Abb. 6.4 (S. 45) dargestellten Beispiel schwankt das RR-Interwall zwischen 600 ms und 1080 ms oder einer Herzfrequenz von 55–100/min. Bei dem langen EKG-Streifen fällt auch auf, dass die Schwankung periodisch ist. Es wechseln sich lange Intervalle mit kurzen Intervallen ab. Dies ist typisch für eine respiratorische Schwankung. Die Herzfrequenz ändert sich mit dem Atemzyklus.

Zusammenfassung

Die Herzfrequenz (Kammerfrequenz) wird aus den Abständen der QRS-Komplexe ermittelt. Unter Beachtung der Papiergeschwindigkeit kann man mit einem EKG-Lineal die Herzfrequenz zuverlässig aus den RR-Intervallen bestimmen. Der normale Rhythmus des Herzens ist der Sinusrhythmus. Er ist bei einer Herzfrequenz zwischen 60 und 100 Schlägen pro Minute normofrequent. Der Sinusrhythmus ist dadurch gekennzeichnet, dass auf jede P-Welle ein QRS-Komplex folgt und im Idealfall regelmäßige PP-Intervalle vorliegen.

Beispiel-EKGs

- 10 Sinusbradykardie → S. 212

Fragen

6.1 Auf dem EKG-Lineal steht „2 RR". Wie viele R-Zacken brauchen Sie, um die Herzfrequenz zu bestimmen?

6.2 Mit welcher Formel können Sie aus dem RR-Intervall die Herzfrequenz ausrechnen?
a. 60/RR-Intervall [ms]
b. 60 x RR-Intervall [s]
c. 60/RR-Intervall [s]
d. RR-Intervall x 60 [ms]

6.3 Wie klein darf in Zentimetern (cm) das RR-Intervall sein, damit ein Sinusrhythmus noch als normofrequent gilt?

6.4 Woran erkennt man einen Sinusrhythmus?

6.5 Ist das Vorkommen einer respiratorischen Arrhythmie pathologisch?

7 Einfache Arrhythmien

Lernziel

- Vorhofflimmern und Vorhofflattern erkennen
- Einteilung der Bradykardien
- Vorgehen bei Bradykardie
- Einteilung der Tachykardien
- Vorgehen bei Tachykardie
- Ursachen von Ersatzrhythmen

7.1 Vorhofflimmern

Das **Vorhofflimmern** ist ein unregelmäßiger, sehr schneller Rhythmus. Er ist durch unkoordinierte Impulse in den **Vorhöfen** geprägt (s. Abb. 7.1). Selbst wenn der Sinusknoten normal arbeitet, also noch eine regelmäßige, normofrequente Depolarisation hat, wirkt sich dies nicht mehr auf die Vorhöfe aus. Der Impuls aus dem Sinusknoten trifft auf refraktäres Myokard und kann somit nicht mehr weitergeleitet werden.

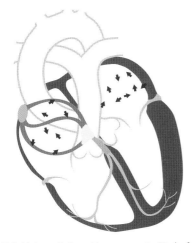

Abb. 7.1 Unkoordinierte Erregungen im Vorhof.

Beim Vorhofflimmern hat der AV-Knoten eine wichtige Schutzfunktion. Durch seine relativ langsame Leitungsgeschwindigkeit gelangen nur wenige der Impulse aus den Vorhöfen über den AV-Knoten in den Bereich der Ventrikel.

Im Gegensatz zum Myokard werden alle eng beieinander liegenden Zellen des AV-Knotens bei der Weitergabe des Impulses vom Vorhof in den Ventrikel depolarisiert. Ein „AV-Knoten-Flimmern" ist somit nicht möglich. Die maximale Leitungsgeschwindigkeit ist deshalb von der Plateauphase abhängig.

Erst wenn der AV-Knoten nach der Plateauphase wieder erregbar ist, wird ein weiterer Impuls aus dem Vorhof über den AV-Knoten ins Ventrikelmyokard geleitet.

Beim Vorhofflimmern ist die Erregungsausbreitung unterhalb des AV-Knotens nicht verändert und der QRS-Komplex hat seine normale schmale Form. Dies gilt natürlich nur, solange keine zusätzlichen Veränderungen, wie zum Beispiel ein Schenkelblock (s. Kap. 13.2), vorliegen.

Memo

EKG-Zeichen bei Vorhofflimmern:
- Zwischen der T-Welle und dem nachfolgenden QRS-Komplex ist **keine P-Welle** erkennbar. Die Kurve zittert bestenfalls mit niedriger Amplitude um die Grundlinie (**Flimmerwellen**, s. Abb. 7.2).
- Die **RR-Intervalle** zwischen den QRS-Komplexen sind jedes Mal unterschiedlich. Zwei gleich lange Intervalle sind selten und treten auch nur rein zufällig auf.

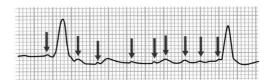

Abb. 7.2 Vorhofflimmern. Flimmerwellen; keine normale P-Welle.

In Abb. 7.3 (S. 48) sind die Abstände zwischen den einzelnen QRS-Komplexen (die RR-Intervalle) unterschiedlich. Diese Arrhythmie ist nicht periodisch, hat keine wiederkehrenden Abstände, und heißt deshalb **„absolute Arrhythmie"**.

Bei genauer Betrachtung fallen in Abb. 7.2 (S. 47) und 7.3 kleine Ausschläge auf, die Flimmerwellen. Die Kombination aus absoluter Arrhythmie und Flimmerwellen ist das typische Kennzeichen für Vorhofflimmern. Man spricht deshalb auch von einer „absoluten Arrhythmie bei Vorhofflimmern".

Bestimmung der Herzfrequenz bei völlig unregelmäßigen Herzschlägen

Um den Rhythmus möglichst genau beschreiben zu können, versucht man zunächst, mehrere **RR-Intervalle** zu messen. Denn es gilt generell: Je mehr QRS-Komplexe in die Messung einbezogen werden, desto genauer ist das Ergebnis.

> **Tipp**
>
> Wirkt bei der körperlichen Untersuchung des Patienten der Puls unregelmäßig, zählt man möglichst viele Herzzyklen. Statt, wie bei einem regelmäßigen Puls, nur 15 Sekunden lang zu zählen, sollte man bei einem unregelmäßigen Puls volle 60 Sekunden lang zählen.

Beim EKG hat man nicht die Möglichkeit, über eine ganze Minute zu messen. Einerseits wäre der Papierstreifen unpraktisch lang, aber vor allem wäre das Abzählen aller QRS-Komplexe aufwändig.

Anhand des nachfolgenden Beispiels soll die Herzfrequenz bestimmt werden: Dazu werden vier Messungen vorgenommen. Die erste Messung von 3 RR-Intervallen (s. Abb. 7.3) ergibt eine Herzfrequenz von 79/min. Die zweite Messung erhält man durch Verschieben des Lineals auf die nächste R-Zacke (hier nicht gezeigt). Der ermittelte Wert beträgt 86/min. Beginnt man bei der dritten R-Zacke, erhält man einen Wert von 92/min. Eine weitere Messung ergibt eine Herzfrequenz von 87/min.

Ingesamt haben wir damit vier Werte: 79/min, 86/min, 92/min und 87/min.

Im Befund könnte man schreiben: 79/min bis 92/min. Ebenso gut kann man den Mittelwert (86/min) angeben. Da die Herzfrequenz zwischen 80 und 90 liegt, kann man auch von ca. 85/min sprechen. Eine Frequenz von 85/min liegt im Normbereich.

Unser Befund kann lauten: Normofrequente absolute Arrhythmie bei Vorhofflimmern mit einer **Frequenz** um 85/min (79–92/min).

> **Tipp**
>
> Bei einer **Schreibgeschwindigkeit** von 25 mm/s passen mehr RR-Intervalle auf eine EKG-Seite. Da das Papier mit der halben Geschwindigkeit läuft, sind auf dem EKG-Lineal die Zahlen auf der 25 mm/s-Skala immer exakt halb so groß wie die der 50 mm/s-Skala. Liest man bei einer Schreibgeschwindigkeit von 25 mm/s mit den Zahlen der 50 mm/s-Skala ab, muss man doppelt so viele RR-Intervalle abzählen (bei der 3 RR-Skala muss man sechs RR-Intervalle auszählen). Dadurch mittelt man die Herzfrequenz über mehr Werte und erhält eine bessere Schätzung.

7.2 Vorhofflattern

Beim **Vorhofflattern** kreist die Erregung im **rechten Vorhof**. Es findet eine regelmäßige, sehr schnelle Erregung der Vorhöfe statt. Die Frequenz im Vorhof liegt in der Regel zwischen 240 und 300 Schlägen pro Minute.

Die **Kammerfrequenz** ist, wie beim Vorhofflimmern, abhängig von der Leitungskapazität des **AV-Knotens**. Leitet dieser ungewöhnlich schnell, kann selten die Kammerfrequenz der Vorhoffrequenz entsprechen. Dies ist der un-

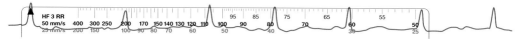

Abb. 7.3 Vorhofflimmern (Papiergeschwindigkeit 50 mm/s). Bestimmung der Herzfrequenz mit einem EKG-Lineal (Darstellung stark verkleinert).

günstigste Fall. In der Regel wird bei einer hohen Vorhoffrequenz jedoch höchstens jeder zweite Schlag in die Kammer übergeleitet, so dass die Frequenz in der Kammer 130–140 Schläge pro Minute beträgt. Dies nennt man eine **2:1-Überleitung** des Vorhofflatterns. Wird jede dritte Vorhofaktion übertragen, so besteht eine **3:1-Überleitung**. Die Bezeichnung weiterer regelmäßiger Überleitungsmodi geschieht nach dem gleichen Schema (s. Abb. 7.4). Natürlich wird die Erregung nicht immer regelmäßig übergeleitet, so dass auch beim Vorhofflattern ein Bild wie bei einer absoluten Arrhythmie auftreten kann.

Die Bestimmung der **Herzfrequenz** wird bei einer regelmäßigen Überleitung wie üblich durchgeführt (s. Kap. 6.1). Bei einer ungleichmäßigen Überleitung muss wie beim Vorhofflimmern gemittelt werden (s. Kap. 7.1).

Die **P-Wellen** sind in den Ableitungen II, III und aVF am deutlichsten zu sehen.

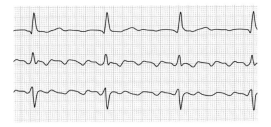

Abb. 7.4 Vorhofflattern mit regelmäßiger 4:1-Überleitung.

Memo

EKG-Zeichen bei Vorhofflattern:
Die Vorhoffrequenz liegt bei 240 bis 300 Schlägen pro Minute. Da die P-Wellen direkt aufeinander folgen, ohne dass dazwischen ein isoelektrischer Verlauf erkennbar wäre, bildet sich im EKG häufig ein typisches Sägezahnmuster. Ein Tipp: Die Sägezähne werden am besten in der Schreibweise von 25 mm/s dargestellt.

7.3 Bradykardie

Als **Bradykardie** bezeichnet man eine niedrige Herzfrequenz von weniger als 50 Schlägen pro Minute.

Bei einer derart langsamen Folge von Herzschlägen muss immer die Beziehung von P-Welle zum QRS-Komplex untersucht werden.

Man unterscheidet Bradykardien anhand des zu Grunde liegenden Rhythmus.

Einteilung der Bradykardien

Eine Sinusbradykardie liegt vor, wenn vor jedem QRS-Komplex eine, und nur eine, P-Welle vorkommt. Außerdem muss die PQ-Dauer bei allen Herzzyklen konstant sein (s. Abb. 7.5, S. 50).

Wenn die **PQ-Dauer** nicht konstant ist, stellt sich die Frage, ob eine Überleitungsstörung von den Vorhöfen in die Ventrikel existiert (AV-Blockierung, s. Kap. 8.3).

Wenn keine **P-Welle** vorhanden ist, sind verschiedene Arrhythmien als Ursache der Bradykardie in Betracht zu ziehen. Regelmäßige RR-Intervalle ohne P-Welle vor dem QRS-Komplex werden im Kapitel über die **Ersatzrhythmen** besprochen (s. Kap. 7.5). Sind die **RR-Intervalle** unregelmäßig, spricht das für ein Vorhofflimmern mit bradykarder Überleitung (**Bradyarrhythmia absoluta**).

7.4 Tachykardie

Als **Tachykardie** wird eine erhöhte Herzfrequenz von mehr als 100 Schlägen pro Minute bezeichnet.

Cave

Patienten mit Tachykardien lösen bei Helfern häufig Stress aus, da die Situation zu raschem Handeln auffordert. Oft führt dies zu stressbedingter Tachykardie bei den Helfern. Es ist deshalb wichtig, übereilte Entscheidungen zu vermeiden, damit der Patient nicht falsch behandelt wird.

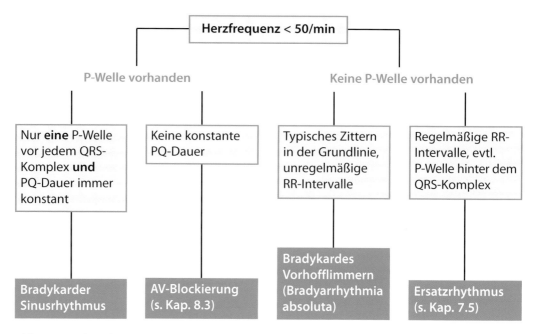

Abb. 7.5 Einteilung der Bradykardien im EKG.

Ein Beispiel aus der Praxis

Bei einem rhythmusüberwachten, schlafenden Patienten zeigt der Monitor eine Herzfrequenz von 230 Schlägen pro Minute an. Der Helfer reagiert übereilt, indem er ohne die EKG-Kurve zu beurteilen, die Defibrillation vorbereitet. Beim Anlegen des Defibrillators wacht der Patient auf. Es stellt sich heraus, dass sich lediglich eine EKG-Elektrode gelöst hat. Die dadurch entstandenen Artefakte wurden vom Überwachungssystem als zu hohe Herzfrequenz fehlgedeutet; ein Alarm wurde ausgelöst.

Cave

- Niemals auf eine vom Computer errechnete Herzfrequenz blind verlassen!
- Bei einer Tachykardie muss die EKG-Kurve angeschaut werden!

Vorgehen bei Tachykardie

Die Diagnose Tachykardie erfordert in der Regel rasches Handeln. Die große Anzahl an **Differenzialdiagnosen** erschwert dies jedoch.

Deshalb ist es in der Praxis sinnvoll, sich zunächst auf zwei Aspekte des EKG zu konzentrieren:

1. **Breite des QRS-Komplexes**
2. **Papiergeschwindigkeit**

Ist der **QRS-Komplex schmal (≤ 110 ms)**, ist nicht von einer akuten Lebensgefahr auszugehen. Bei schmalen QRS-Komplexen findet die ventrikuläre Erregungsausbreitung über die Tawara-Schenkel statt. Die Ursache der Tachykardie liegt oberhalb der Klappenebene im Bereich der Vorhöfe. Es handelt sich um eine **supraventrikuläre** Tachykardie.

Man hat in diesem Fall Zeit, sich das EKG genauer anzuschauen, den Patienten zu befragen und die nächsten Schritte zu überdenken (s. Abb. 7.6).

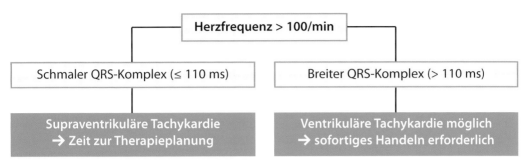

Abb. 7.6 Vorgehen bei Tachykardie. Bei einer Papiergeschwindigkeit von 25 mm/s sollte die Herzfrequenz genau geprüft werden.

Ist der **QRS-Komplex breit (> 110 ms)**, so kann eine **gefährliche ventrikuläre** Tachykardie nicht sofort ausgeschlossen werden. Man muss sich unverzüglich selbst ein Bild vom Zustand des Patienten machen. Zwar wird man feststellen, dass hier meist noch genug Zeit bleibt, um den Patienten kurz zu befragen und das weitere Vorgehen zu planen. Man muss dann jedoch zügig handeln (s. Abb. 7.6).

Warum braucht man in einer solchen Situation die **Papiergeschwindigkeit** des EKG? Weil man sonst Gefahr läuft, von falschen Tatsachen auszugehen. Meist ist man an das Erscheinungsbild eines EKG mit 50 mm/s gewöhnt. Vielleicht hat man sogar auswendig parat, dass ein RR-Intervall von weniger als 3 cm eine Tachykardie bedeutet, und dass ein QRS-Komplex höchstens 5 mm breit sein darf. Aber wie sieht so ein EKG bei 25 mm/s aus? Es sind bei gleicher Herzfrequenz mehr QRS-Komplexe auf einer Seite (s. Kap. 6.1). Die QRS-Komplexe erscheinen schmaler als bei 50 mm/s. Tachykardie und Breite der QRS-Komplexe sollten hier im Zweifel überprüft werden!

7.5 Ersatzrhythmen

Der **Sinuskoten** ist der physiologische Auslöser der Erregungsausbreitung und des Herzschlags. Wie in Kap. 1 beschrieben, haben aber auch alle anderen Zellen des Erregungsleitungssystems die Fähigkeit, spontan zu depolarisieren **(langsame diastolische Depolarisation)**. Der Sinusknoten ist im Normalfall die Struktur, die am

schnellsten die Schwelle erreicht, bei der die rasche Depolarisation einsetzt. Von da an breiten sich die Depolarisationen rasch über das restliche Erregungsleitungssystem aus (AV-Knoten, Tawara-Schenkel, Purkinje-System).

> **Memo**
>
> Alle Zellen des Erregungsleitungssystems haben die Fähigkeit zur langsamen diastolischen Depolarisation. Die Zellen, die am schnellsten die Depolarisationsschwelle erreichen, bestimmen die Herzfrequenz.

Im Normalfall ist der Anstieg der langsamen diastolischen Depolarisation in den nachgeordneten Zentren des Erregungsleitungssystems flacher, als der Anstieg im Sinusknoten. Die Schwelle wird bei einem flachen Anstieg später erreicht. Die **Frequenz**, mit der eine solche Struktur depolarisieren kann, ist demnach langsamer als die des Sinusknotens.

In der Regel werden folgende Frequenzen erreicht:

- **Sinusknoten:** > 50/min
- **AV-Knoten:** 40–50/min
- **Purkinje-System:** 30/min (selten bis 40/min)

Die Abb. 7.7 (S. 52) zeigt in der oberen Kurve ein höherliegendes Erregungszentrum (wie etwa den Sinusknoten), in der unteren Kurve ein nachgeordnetes Zentrum (z. B. den AV-Knoten). Das obere Zentrum erreicht vor dem unteren die **Depolarisationsschwelle**. Diese Erregung breitet sich über das Erregungsleitungssystem aus, noch

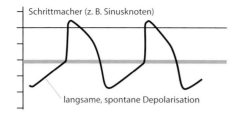

langsame, spontane Depolarisation

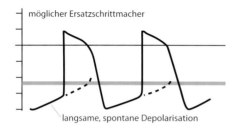

langsame, spontane Depolarisation

Abb. 7.7 Der obere Schrittmacher erreicht die Schwelle zur (raschen) Depolarisation. Die Erregungs-ausbreitung depolarisiert den unteren Schrittmacher.

bevor das nachgeordnete Zentrum seine Depo-larisationsgrenze erreichen kann. Das obere Zentrum bestimmt die Herzfrequenz.

Es gibt drei mögliche Gründe, warum ein nach-geordnetes (eigentlich langsameres) Zentrum im Erregungsleitungssystem die Herzfrequenz be-stimmen kann und ein **Ersatzrhythmus** entsteht:

1. Das schnellere Zentrum fällt aus.
   Beispiel: Der Sinusknoten hat eine patholo-gisch langsame Frequenz. Dies kann durch eine Verlangsamung der diastolischen Depo-larisation geschehen (Sinusbradykardie). Ist die Frequenz kleiner als 50/min, erreicht der **AV-Knoten** schneller die Depolarisations-schwelle als der Sinusknoten. Es kommt zu einem AV-Knoten-Ersatzrhythmus. Der QRS-Komplex unterscheidet sich nicht von dem des normalen Sinusrhythmus.

2. Die Erregungsleitung zwischen beiden Zentren ist blockiert.
   Beispiel: Der **AV-Knoten** blockiert. Ist die Erregungsausbreitung im AV-Knoten behindert, so springt ein tiefer gelegenes Zentrum ein. Ist der AV-Knoten im oberen Teil verlangsamt (AV-Block II° Typ Mobitz I, s. S. 57), so kann der untere Teil des AV-Knotens die Herzfrequenz bestimmen. Dies erzeugt einen normalen, schmalen QRS-Komplex.
   Ist der untere Teil des AV-Knotens betroffen (AV-Block II° Typ Mobitz II, s. S. 57), so muss der Ersatzrhythmus im Bereich der Tawara-Schenkel oder im Purkinje-System erzeugt werden. Dies hat typischerweise einen veränderten (breiten) QRS-Komplex zur Folge.
   Dasselbe kann auch weiter oben geschehen, wenn die Leitung vom Sinusknoten zum Vorhof gestört ist (sinuatrialer Block).

3. Das nachgeordnete Zentrum hat eine patho-logisch schnelle Frequenz. Es überholt den Sinusknoten (selten).

7.6 Weitere Arrhythmien

Die erwähnten Arrythmien lassen sich noch weiter unterteilen. Hierbei muss inhaltlich zum Teil weiter ausgeholt werden, so dass wir an die-ser Stelle auf die späteren Kapitel verweisen möchten.

- AV-Blockierungen (s. Kap. 8.3)
- Bradykardien (s. Kap. 14.1)
- Supraventrikuläre Tachykardien (s. Kap. 14.2 bis 14.8)
- Ventrikuläre Tachykardien (s. Kap. 15)

Zusammenfassung	**Beispiel-EKGs**

Eine Kammerfrequenz von unter 50 Schlägen pro Minute nennt man Bradykardie. Es hängt stark von der Klinik des Patienten ab, welche Maßnahmen hier getroffen werden müssen. Rasches und sorgfältiges Handeln ist bei einer Kammerfrequenz von über 100 Schlägen pro Minute (Tachykardie) erforderlich. Eine absolute Arrhythmie ohne erkennbare P-Welle tritt bei Vorhofflimmern auf. Beim Vorhofflattern sind regelmäßige P-Wellen zu sehen. Im Erregungsleitungssystem können bei Ausfall oder Blockierung eines Zentrums langsamere Ersatzrhythmen entstehen.

Fragen

7.1 Was ist eine Bradykardie?

7.2 Worin unterscheiden sich Sinusrhythmus und Vorhofflattern?

7.3 Was ist eine absolute Arrhythmie? Wann kommt sie vor?

7.4 Welche Struktur entscheidet, ob es bei Vorhofflattern auch zu Kammerflattern kommt?

7.5 Sie bekommen ein EKG, auf dem eine Herzfrequenz von 150 Schlägen pro Minute aufgedruckt ist. Welche Fragen sind zu klären, damit Sie das EKG richtig beurteilen können?

7.6 Nennen Sie Strukturen des Erregungsleitungssystems, die eine Autorhythmie haben.

7.7 Wann kann ein Ersatzrhythmus auftreten?

8 Veränderungen der P-Welle und ihrer Beziehung zum QRS-Komplex

Lernziel

- Beurteilen pathologischer P-Wellen
- Beziehung von P-Welle, PQ-Dauer und QRS-Komplex
- Einteilung der AV-Blockierungen

8.1 Veränderungen der P-Welle

Die P-Welle (s. Kap. 4.2) entsteht durch die Erregungsausbreitung in den Vorhöfen. Dabei wird zunächst der rechte, dann der linke Vorhof erregt. Normwerte der P-Welle sind: eine Dauer von weniger als 110 ms, eine Amplitude von weniger als 0,25 mV sowie eine glatte und monophasische Bogenform, die nur auf einer Seite der isoelektrischen Linie verläuft. Die P-Welle ist in allen Ableitungen außer aVR positiv. In V_1 darf eine negative Welle vorkommen. Bei einer positiven P-Welle in V_1 ist ein kleiner negativer Anteil am Ende ohne pathologische Bedeutung.

Morphologische Veränderungen der Vorhöfe führen zu charakteristischen Abweichungen der P-Welle von diesen Normwerten.

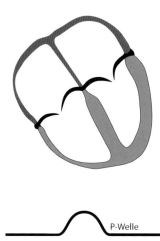

Abb. 8.1 Morphologisch unveränderte Vorhöfe erzeugen eine normale P-Welle.

P-dextrokardiale

In Folge einer **Rechtsherzbelastung** vergrößert sich meist der rechte Vorhof (s. Abb. 8.2). Dies ist mit einer Zunahme der Muskelmasse verbunden, die sich in einer erhöhten **Amplitude** bemerkbar macht. Insbesondere in den inferioren Ableitungen II, III und aVF ist die Amplitude der P-Welle größer als 0,25 mV. In V_1 ist ebenfalls eine hohe P-Welle zu sehen.

Die P-Dauer ist meist normal, da das Ende der P-Welle vom später erregten linken Vorhof bestimmt wird.

P-sinistroatriale (P-mitrale)

Bei einer **Linksherzbelastung** ist die Erregungsausbreitung im rechten Vorhof normal. Im linken Vorhof besteht eine **Leitungsverzögerung**. Dadurch ist der vom linken Vorhof stammende Anteil der P-Welle verspätet und verbreitert. Die P-Dauer ist verlängert (> 110 ms). Im EKG entsteht eine **doppelgipfelige P-Welle**, die insbesondere in Ableitung I und II gut zu sehen ist. In V_1 kommt es sehr häufig zu einer **biphasischen P-Welle** (s. Abb. 8.3).

Statt P-sinistroatriale wird manchmal auch die Bezeichnung **P-mitrale** verwendet. Der Name ist von einer möglichen Ursache einer Linksherzbelastung abgeleitet, der Mitralinsuffizienz (Undichtigkeit der Mitralklappe). Da es weitere Gründe, beispielsweise Aortenklappenfehler, für ein **P-sinistroatriale** gibt, sollte dieser Begriff bevorzugt werden.

P-biatriale

Als **P-biatriale** bezeichnet man eine P-Welle, bei der die Zeichen von **P-dextrokardiale** und **P-sinistroatriale** gemeinsam vorkommen. Die Amplitude ist erhöht (> 0,25 mV), die P-Dauer verlängert (> 110 ms). Die P-Welle ist doppelgipfelig und in den Ableitungen V_1, V_2 biphasisch.

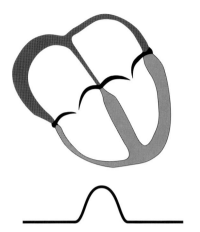

Abb. 8.2 Die Belastung des rechten Vorhofs führt zum P-dextroatriale.

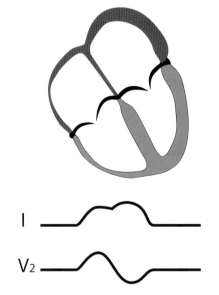

Abb. 8.3 Eine Belastung des linken Vorhofs führt zum P-sinistroatriale.

8.2 Die Beziehung der P-Welle zum QRS-Komplex

Die Erregungsausbreitung in den Vorhöfen zeigt sich im EKG als P-Welle, die Ausbreitung in den Ventrikeln als QRS-Komplex. Aus der Beziehung der P-Welle zum QRS-Komplex kann man Rückschlüsse über die **atrioventrikuläre Über-**leitung und über den oder die Orte der **Erregungsbildung** ziehen. Dabei beurteilt man die **Position** der P-Welle relativ zum QRS-Komplex und die **PQ-Dauer**.

Verlängerung der PQ-Dauer
Ist die atrioventrikuläre Überleitung verlangsamt, sieht man im EKG eine **Verlängerung** der **PQ-Dauer** (s. Kap. 8.4).

Dissoziation der P-Welle und des QRS-Komplexes
Wird die Vorhoferregung langsamer als ein möglicher Ersatzrhythmus auf AV-Knoten- oder Ventrikelebene, kann ein **Ersatzrhythmus** entstehen. P-Welle und QRS-Komplex verlieren ihre feste Beziehung zueinander, der QRS-Komplex „überholt" die P-Welle (AV-Dissoziation, s. Kap. 13.1).

Komplett unabhängig sind die Erregungen von Vorhof und Kammer beim AV-Block III° (s. Kap. 8.5).

Verkürzung der PQ-Dauer
Eine **Verkürzung** der **PQ-Dauer** kann verschiedene Gründe haben. Wenn ein zusätzlicher (akzessorischer) Leitungsstrang zwischen Vorhofebene und Ventrikelebene vorhanden ist, kann die Erregung aus dem Vorhof unter Umgehung des AV-Knotens rasch die Ventrikel erreichen. Dies kommt beim WPW-Syndrom vor (s. Kap. 14.6). Des Weiteren kann die PQ-Dauer durch eine übermäßig schnelle atrioventrikuläre Überleitung verkürzt sein, was jedoch nur medikamentös induziert vorkommt.

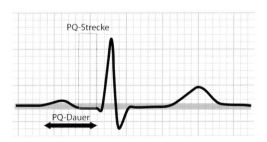

Abb. 8.4 PQ-Strecke und PQ-Dauer.

Retrograde P-Welle

Eine P-Welle, die erst nach dem QRS-Komplex erscheint, nennt man **retrograde P-Welle**. Manchmal sind sogar alle P-Wellen retrograd. Sie kann bei einem Ersatzrhythmus auftreten, der unterhalb der Klappenebene entsteht. Die Vorhöfe werden durch eine retrograde Erregungsausbreitung depolarisiert.

8.3 Was ist ein AV-Block?

Der Begriff **AV-Block** ist eine Abkürzung für **AV-Blockierung** bzw. **atrioventrikuläre Blockierung**. Es handelt sich um Leitungsverzögerungen, die im Bereich des AV-Knotens oder im nachfolgenden Erregungsleitungssystem auftreten. Je nach Grad der Verzögerung werden die AV-Blockierungen in AV-Block I°, AV-Block II° und AV-Block III° unterteilt. Ein AV-Block I° (ersten Grades) macht sich durch eine verlängerte **PQ-Dauer** bemerkbar. Beim dritten Grad ist die Blockierung der Erregungsausbreitung von den Vorhöfen in die Ventrikel vollständig (total).

Es soll hier noch einmal betont werden, dass die eigentliche elektrische Aktivität im AV-Knoten nicht im EKG zu sehen ist (s. Kap. 1.4). Die Dauer der PQ-Strecke (s. Abb. 8.4, S. 55) wird vom AV-Knoten, dem His-Bündel, den Tawara-Schenkeln und dem Purkinje-System bestimmt.

8.4 AV-Block I°

Der **AV-Block I°** ist als pathologische Verlängerung der **PQ-Dauer** definiert. Die Erregung wird im AV-Knoten verzögert übergeleitet. Jeder P-Welle aus dem Sinusknoten folgt genau ein QRS-Komplex (**1:1-Überleitung**).

Die PQ-Dauer liegt normalerweise zwischen 120 ms und 210 ms. Die maximale Dauer ist für höhere Herzfrequenzen kürzer. Zum Beispiel beträgt eine normale PQ-Dauer bei einer Herzfrequenz von 120/min höchstens 180 ms (s. Tab. 4.3, S. 24).

> **Memo**
>
> Eine PQ-Dauer von mehr als 210 ms ist immer pathologisch (s. Abb. 8.5). Ab einer Herzfrequenz von 70 pro Minute zieht man für alle zusätzlichen 20 Schläge pro Minute jeweils 10 ms von den 210 ms ab, um die maximale normale PQ-Dauer zu erhalten.

Aus einer Verlängerung der PQ-Dauer können mit dem EKG weder der genaue Ort noch der Grund der Verzögerung innerhalb des Erregungsleitungssystems ausgemacht werden.

In die PQ-Dauer geht die Erregungsausbreitung aus vielen Strukturen mit ein: Vorhof (P-Welle), oberer und unterer Anteil des AV-Knotens, His-Bündel, Tawara-Schenkel und Purkinje-Fasern.

> **Memo**
>
> Der Begriff AV-Block I° ist rein deskriptiv. Ist die PQ-Dauer verlängert, so kann man daraus nicht auf eine bestimmte pathologische Ursache im Erregungsleitungssystem schließen.

Misst man eine pathologische PQ-Dauer, so lautet der **Befund**: „AV-Block I° mit einer PQ-Dauer von _____ ms."

Wenn gleichzeitig eine Verbreiterung der P-Welle existiert, sollte der Befund anders lauten: „Verlängerte PQ-Dauer auf _____ ms." Die Verlängerung der PQ-Zeit ist zumindest teilweise durch eine intraatriale Leitungsverzögerung verursacht.

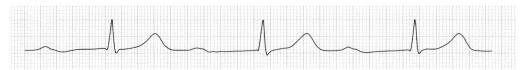

Abb. 8.5 AV-Block I° mit einer PQ-Dauer von 420 ms.

Verlängerte PQ-Dauer mit Verbreiterung der P-Welle

Die PQ-Dauer kann allein durch die Verbreiterung der P-Welle erhöht sein. In diesem Fall liegt kein AV-Block I° vor.

Normalerweise beträgt die Dauer einer **P-Welle** höchstens 110 ms (s. Kap. 4.2). Ist die P-Welle breiter als 110 ms und darüber hinaus die **PQ-Dauer** verlängert, so misst man beide Zeiten.

Ein Grund für eine breite P-Welle kann beispielsweise ein Klappenfehler links sein. In dessen Folge ist der linke Vorhof vergrößert und die Leitungseigenschaften im Vorhof sind verändert. Um zwischen AV-Block I° und Verbreiterung der P-Welle zu differenzieren, zieht man den Anteil der P-Welle, der über 110 ms liegt, von der PQ-Zeit ab.

Ein Beispiel

Herzfrequenz: 50 pro Minute
PQ-Dauer: 220 ms
P-Dauer: 130 ms (20 ms über 110 ms)

Die PQ-Dauer beträgt ohne die Verbreiterung der P-Welle 200 ms und ist damit normal.

Im **Befund** muss die verlängerte Dauer der P-Welle beschrieben werden: „PQ-Dauer verlängert mit 220 ms; bei einer P-Wellen-Dauer von 130 ms ist die Verlängerung am ehesten durch eine atriale Leitungsverzögerung zu erklären."

Die genaue Aufschlüsselung ist für die Verschreibung von Medikamenten wichtig. Medikamente, die einen bestehenden AV-Block verschlechtern können, sind bei einem AV-Block I° nur mit größter Vorsicht einzusetzen oder gar kontraindiziert. Eine Verlängerung der PQ-Dauer bei einer rein atrialen Leitungsverzögerung gilt jedoch nicht als Kontraindikation. Zu diesen Medikamenten (s. Kap. 16.5) gehören Betablocker, Kalziumantagonisten, Digitalis, Antiarrhythmika.

8.5   AV-Block II°

Beim **AV-Block II°** ist die Überleitung der Vorhoferregung durch den AV-Knoten unsicher. Es liegt ein **normofrequenter** Sinusrhythmus vor, aber es gibt nicht zu jeder P-Welle einen QRS-Komplex.

Wir unterscheiden zwei Arten des AV-Blocks II° und zusätzlich einen Sonderfall:

- AV-Block II° Typ Mobitz I (Wenckebach-Periodik)
- AV-Block II° Typ Mobitz II (Mobitzblock)
- Sonderfall: AV-Block II° mit 2:1-Überleitung

AV-Block II° Typ Mobitz I (Wenckebach-Periodik)

Der AV-Block II° Typ **Mobitz I** wird auch **Wenckebach-Periodik** genannt. Die Periodik ist durch eine wiederkehrende Reihenfolge von Ereignissen im EKG gegeben.

Zu Beginn des EKG kann die **PQ-Dauer** normal sein. Sie wird dann mit jedem Herzschlag **länger**. Ab einem kritischen Punkt kommt es einmal zu einer vollständigen Blockierung der Überleitung. Man sieht eine P-Welle ohne einen nachfolgenden QRS-Komplex. Danach kehrt die PQ-Dauer wieder auf einen normalen Wert zurück. Die Ausgangssituation ist wieder hergestellt. Die Periodik setzt sich mit einer erneuten Zunahme der PQ-Dauer fort (s. Abb. 8.6 u. 8.7, S. 58).

AV-Block II° Typ Mobitz II (Mobitzblock)

Beim „Mobitzblock" ist die **PQ-Dauer** zunächst **konstant**. Dann kommt es ohne Vorzeichen zu einer **Blockierung** im AV-Knoten, auch unerwarteter Ausfall der AV-Überleitung genannt. In einer regelmäßigen Abfolge von P-Wellen fehlt an einer Stelle ein QRS-Komplex (s. Abb. 8.8 u. 8.9, S. 58).

AV-Block II° mit 2:1-Überleitung

Bei dem Sonderfall AV-Block II° mit **2:1-Überleitung** folgt nur jeder zweiten P-Welle ein QRS-Komplex. Hiervon zu unterscheiden ist das Vorhofflattern mit 2:1-Überleitung. Beim 2:1-Block im Sinne einer AV-Blockierung ist die Voraussetzung ein normofrequenter Sinusrhythmus, der Vorhofrhythmus ist nicht tachykard wie beim Vorhofflattern (s. Abb. 8.10, S. 58).

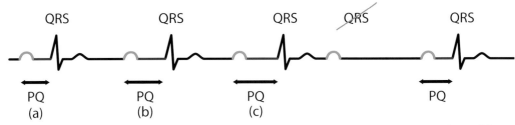

Abb. 8.6 Wenckebach-Periodik. Von (a) über (b) nach (c) nimmt die PQ-Dauer zu, bis ein QRS-Komplex ausfällt.

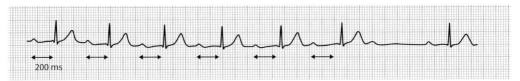

Abb. 8.7 AV-Block II° Typ Mobitz I (Wenckebach). Die PQ-Dauer bleibt lange gleich. Kurz vor dem Block kommt es zu einer Verlängerung um 40 ms, womit hier bereits eine Wenckebach-Periodik vorliegt (s. 1. Pfeil; 200 ms).

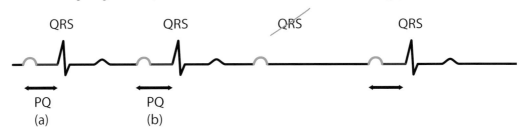

Abb. 8.8 Mobitzblock. Gleiche PQ-Dauer bei (a) und (b). Ein QRS-Komplex fällt unvermittelt aus.

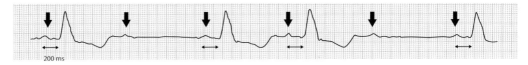

Abb. 8.9 AV-Block II° Typ Mobitz II. Die PQ-Dauer ist stets gleich. An zwei Stellen fehlt hinter der P-Welle (breiter Pfeil) unvermittelt ein QRS-Komplex. Auffällig ist die zusätzliche QRS-Verbreiterung.

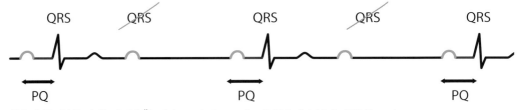

Abb. 8.10 AV-Block II° mit 2:1-Überleitung. Jeder zweiten P-Welle folgt kein QRS-Komplex.

8.6 AV-Block III°

Der **AV-Block III°** wird auch **totaler AV-Block** genannt, weil die Überleitung der Erregung von den Vorhöfen zu den Ventrikeln funktional vollständig blockiert ist. Die Überleitung ist so langsam, dass ein Ersatzzentrum die Kammerfrequenz übernimmt. Der **Ersatzrhythmus** kann im Bereich des unteren AV-Knotens oder im His-Bündel entstehen, wobei dann relativ schmale QRS-Komplexe im EKG zu sehen sind (s. Abb. 8.11). Breite Kammerkomplexe sieht

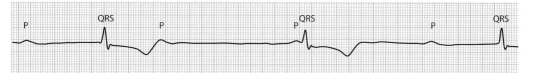

Abb. 8.11 AV-Block III° (totaler AV-Block). Der Kammerrhythmus ist ein Ersatzrhythmus, die QRS-Komplexe sind schmal.

man, wenn der Ersatzrhythmus erst in den Tawara-Schenkeln oder im Purkinje-System entsteht, die Erregung breitet sich nicht mehr über das Reizleitungssystem, sondern von einer Herzmuskelzelle zur nächsten aus.

Eine Assoziation zwischen P-Welle und QRS-Komplex ist beim AV-Block III° nicht mehr vorhanden. Die Rhythmen sind unabhängig voneinander, wobei der Vorhofrhythmus schneller als der Kammerrhythmus ist.

8.7 Pathophysiologie des AV-Blocks

Atrioventrikuläre Überleitung im Ruhezustand

Je höher die Frequenz aus dem Vorhof ist, desto langsamer wird der **AV-Knoten**. Der gesunde AV-Knoten kann Frequenzen bis 250 Schläge pro Minute passieren lassen. Dadurch werden noch höhere, für die Pumpfunktion des Herzens nicht sinnvolle, Kammerfrequenzen vermieden. Ab einer bestimmten Frequenz wird nicht mehr jeder Impuls übergeleitet. Diese Frequenz wird **Wenckebachpunkt** genannt. Überschreitet die Vorhoffrequenz diesen Punkt, wird nur noch jeder zweite Impuls übertragen. Pathologisch ist dies nur dann, wenn der Wenckebachpunkt bereits in Ruhe und bei normofrequentem Sinusrhythmus überschritten wird. Zum Beispiel kann im Alter der AV-Knoten die Überleitung soweit verlangsamen, dass bereits im **Ruhe-EKG** AV-Blockierungen mit zunehmender PQ-Dauer und einem Ausfall der Überleitung zu sehen sind (Wenckebach-Periodik).

Atrioventrikuläre Überleitung unter Belastung

Unter **Belastung** wird man bei Patienten selten eine Wenckebach-Periodik finden, weil die Überleitung im AV-Knoten durch **Katecholamine** beschleunigt wird. Katecholamine werden belastungsabhängig ausgeschüttet. Sie gleichen die natürliche Verlängerung der PQ-Dauer bei höheren Frequenzen aus. Dadurch bleibt die PQ-Dauer im **Belastungs-EKG** in der Regel konstant.

Atrioventrikuläre Überleitung im His-Bündel

Im **unteren Anteil des AV-Knotens**, im **His-Bündel** oder im Bereich der **Tawara-Schenkel** gibt es keine frequenzabhängige Verzögerung der Überleitung. Wird eine Vorhoffrequenz erreicht, die gerade noch übergeleitet werden kann, wird der Impuls nur manchmal übertragen. Jede Vorhofaktion wird **entweder** schnell weitergeleitet **oder** vollständig blockiert. Es ist vorher nicht bekannt, welche der Impulse weitergeleitet werden, da in einem biologischen System nicht jeder Schlag exakt gleich behandelt wird. Wird die Herzfrequenz schneller, entsteht auch hier ein 2:1-Block.

Memo

Der AV-Block II° Typ Mobitz I (Wenckebach-Periodik) ist eine Blockierung des oberen Anteils des AV-Knotens. Er entsteht durch eine Verlangsamung der Überleitung. Der AV-Block II° Typ Mobitz II (Mobitzblock) ist eine Blockierung im unteren Anteil des AV-Knotens. Er ist durch den unbestimmten Wechsel von Überleitung oder Block gekennzeichnet.

Klinische Bedeutung der Lokalisation eines AV-Blocks

Im Kap. 7.5 haben wir gelernt, dass beim Ausfall eines Reizbildungszentrums ein tiefer gelegenes Zentrum mit einem Ersatzrhythmus einspringen kann. Fällt der **obere Anteil des AV-Knotens** aus, kann ein **Ersatzrhythmus** im unteren Anteil des AV-Knotens oder im His-Bündel eine Frequenz bis 50 Schläge pro Minute erreichen. Dies ist nicht sonderlich gefährlich. Fällt der **untere Anteil des AV-Knotens** oder das His-Bündel aus, so bleibt nur ein Ersatzrhythmus des Purkinje-Systems mit einer Frequenz von 30–40 Schlägen pro Minute. Dies wird vom Organismus meist nicht dauerhaft toleriert, auch wenn manche Patienten mit einem solchen Befund erst nach Wochen zum Arzt gehen. Außerdem springt ein tiefer im Erregungsleitungssystem gelegenes Reizbildungszentrum erst später an als zum Beispiel der AV-Knoten. Eine derartige Verzögerung kann zu einem (vorübergehenden) Herzstillstand, einer Asystolie und eventuell zu einem vorübergehenden Bewusstseinsverlust (Adam-Stokes-Anfall) führen. Deshalb ist für die Indikation zur Schrittmachertherapie der Ort der Blockierung im Erregungsleitungssystem wichtig.

Zusammenfassung

Ein P-dextroatriale hat eine überhöhte Amplitude, ein P-sinistroatriale eine verlängerte Dauer.

Bei der Beurteilung der atrioventrikulären Überleitung sind die PQ-Dauer und die Beziehung von P-Welle zu QRS-Komplex zu betrachten. Eine Verzögerung der Überleitung führt zu verlängerter PQ-Dauer oder einer unsicheren Überleitung. Bei fehlender Überleitung wird ein Ersatzrhythmus erzeugt. Dann verlieren Vorhof- und Kammeraktionen ihre feste Beziehung zueinander. Ist die PQ-Dauer verkürzt, existiert eine zusätzliche Leitungsbahn zwischen Vorhof und Ventrikeln.

Findet sich ein retrogrades P, so beginnt die Erregungsausbreitung nicht im Sinusknoten.

Beispiel-EKGs

Fragen

8.1 Ist die Grenze für die PQ-Zeit frequenzabhängig?

8.2 Wird die PQ-Zeit ausschließlich durch den AV-Knoten beeinflusst?

8.3 Geht der AV-Block I° immer mit einer langsamen Herzfrequenz einher?

8.4 Worin liegt der Unterschied zwischen dem AV-Block II° Mobitz I (Wenckebach) und dem AV-Block II° Mobitz II?

8.5 Ist der 2:1-Block immer ein AV-Block II° Typ Mobitz II ?

8.6 Wie bezeichnet man die Situation, in der Vorhof und Kammer unabhängig voneinander schlagen?

8.7 Was ist das gefährliche an einer AV-Blockierung?

9 Veränderungen des QRS-Komplexes

9.1 Der QRS-Komplex in den Brustwandableitungen

Viele EKG-Veränderungen sind besser zu verstehen, wenn man weiß, wie sie entstehen.

Dafür braucht man eine Vorstellung vom Ablauf der Erregung im Herz und wie Veränderungen des Herzmuskels und des Erregungsleitungssystems das EKG beeinflussen. Dieser Kapitelabschnitt soll zu einem solchen Verständnis beitragen.

Wir haben im Kapitel über den Lagetyp (s. Kap. 5) erkannt, dass die anatomische Lage des Herzens im Brustraum zu unterschiedlich hohen oder tiefen Ausschlägen im QRS-Komplex führt. Bei der Lagetypbestimmung betrachtet man ausschließlich die Extremitätenableitungen.

Für die Erkennung vieler pathologischer Veränderungen sind die Erregungsabläufe in den **Brustwandableitungen** wichtig. Im Wesentlichen ist dabei auf zwei Faktoren zu achten. Der einfachere Faktor ist die Breite des QRS-Komplexes (QRS-Dauer). Variantenreicher ist der zweite Faktor. Hier ist das Verhältnis der R- zur S-Zacke zu beurteilen.

Breite des QRS-Komplexes

Als normal gilt beim QRS-Komplex generell eine Breite bis 100 ms (0,1 s). Bei einer QRS-Dauer von mehr als 120 ms ist der QRS-Komplex sicher verbreitert.

Werte zwischen 100 und 120 ms sind grenzwertig pathologisch. Manche Autoren sprechen von einem inkompletten Blockbild.

Die Befunde eines kompletten und inkompletten Blockbildes werden in Kap. 13 ausführlich beschrieben. Einen kleinen Überblick über mögliche Ursachen von breiten QRS-Komplexen gibt Kap. 9.10.

Beziehung zwischen R- und S-Zacke

Räumliche Zusammenhänge

Die ventrikuläre Erregungsausbreitung hängt stark von der Masse der beiden Ventrikel ab. Da die Muskelmasse im Normalfall links deutlich größer ist als rechts, läuft der Großteil der Erregung in Richtung des linken Herzens (s. Abb. 9.1). Im Vergleich dazu sind die elektrischen Erregungen, die zum rechten Ventrikel mit seiner kleineren Muskelmasse laufen, nur gering. Ihr elektrisches Signal wird von der Erregung nach links überdeckt.

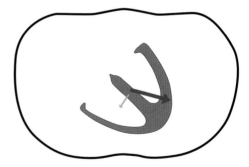

Abb. 9.1 Erregungsausbreitung in den Ventrikeln (vereinfacht). Der größte Anteil der Erregung läuft in Richtung des muskelstarken linken Ventrikels (roter Pfeil). Die elektrische Erregung in Richtung des rechten Ventrikels ist vergleichsweise gering (grüner Pfeil).

Betrachtet man nun die Brustwandableitungen (s. Abb. 9.2, S. 62), so fällt auf, dass die Elektroden V_1 und V_2 vor dem rechten Ventrikel und V_4 bis V_6 vor dem linken Ventrikel angeordnet

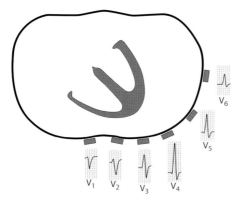

Abb. 9.2 Brustwand im Querschnitt. QRS-Komplexe in den Brustwandableitungen.

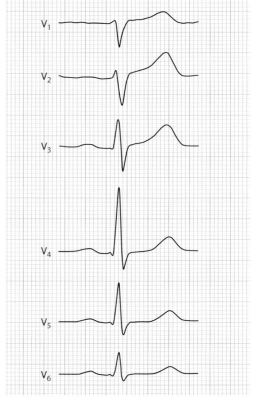

Abb. 9.3 Brustwandableitungen. Normale R-Progression. R/S-Umschlag bei V_3 bis V_4.

sind. Entsprechend zeichnen die **rechtspräkordialen Ableitungen** (V_1–V_2) die Erregung von der Seite des rechten, die **linkspräkordialen** (V_4–V_6) von der Seite des linken Ventrikels auf.

Jede dieser Ableitungen „sieht" dabei nur eine eindimensionale Darstellung der gesamten Erregungsausbreitung in den Ventrikeln (s. Kap. 2). Der Ausschlag in einer Ableitung wird daher wesentlich von der Richtung der stärksten Erregung bestimmt. Kleinere Erregungen in andere Richtungen fallen dabei nicht ins Gewicht und werden überdeckt.

Wie wir oben gesehen haben, wird die Richtung der Erregungsausbreitung im Normalfall maßgeblich durch den linken Ventrikel vorgegeben. Das führt in den linkspräkordialen Ableitungen (s. Abb. 9.3) zur prominenten Darstellung einer R-Zacke, weil die stärkste Erregung auf V_4 bis V_6 zuläuft.

Die beiden Ableitungen **V_1** und **V_6** verhalten sich in diesem Zusammenhang **gegenläufig**: Eine R-Zacke auf einer Seite des Herzens wird auf der gegenüberliegenden Seite als S-Zacke gesehen und umgekehrt! Die dazwischen liegenden Ableitungen V_2 bis V_5 zeigen Zwischenstufen dieser Extreme. Häufig sind diese Zwischenstufen durch ein langsames Anwachsen der R-Zacke und ein kleiner werdendes S charakterisiert.

Die **QRS-Komplexe** in den Brustwandableitungen werden also durch die Hauptrichtung der Erregungsausbreitung und die Anordnung der Ableitungen bestimmt. Im Normalfall überwiegt deshalb in V_1 bis V_3 die **S-Zacke** und in V_4 bis V_6 die **R-Zacke** im QRS-Komplex. Ein kleiner Merksatz lautet: Die Erregung läuft von V_1 bis V_2 weg und auf V_4 bis V_6 zu.

Memo

Die sechs Ableitungsrichtungen der Brustwandableitungen stellen den Erregungsablauf zweidimensional dar. Sie zeigen die Erregungsausbreitung in der Horizontalebene. Ein Teil der Ableitungen liegt vor dem rechten Ventrikel, der andere vor dem linken. Veränderungen eines Ventrikels verändern den QRS-Komplex in den entsprechenden Ableitungen und spiegelbildlich in den anderen.

Wenn sich die Herzstruktur ändert, wie zum **Beispiel** bei einer Hypertrophie (s. Kap. 9.9), dann ändert sich auch die Hauptrichtung der Erregungsausbreitung.

Bei einer Vergrößerung des linken Ventrikels wird die Hauptrichtung weiter nach links gedreht. In den Ableitungen V_5 bis V_6 sind größere R-Zacken zu erwarten. Die Erregung des rechten Ventrikels ist im Verhältnis noch kleiner als vorher. Dementsprechend sind rechtspräkordial höchstens kleine R-Zacken zu sehen. Wegen der Gegenläufigkeit von V_1 und V_6 ist dafür aber in V_1 bis V_4 mit tiefen S-Zacken zu rechnen.

Ist dagegen der rechte Ventrikel vergrößert, können in V_2 und V_3 dominante R-Zacken zu finden sein. Gegenläufig finden sich tiefe S-Zacken bis Ableitung V_6.

Bei der Auswertung des EKG beschreibt man diese Befunde mit den Begriffen R/S-Umschlag und R-Progression. Mehrere bebilderte Beispiele hierzu finden sich in Kap. 9.5.

Aus dem Verhältnis zwischen der R- und der S-Zacke kann man auf die anatomischen Verhältnisse rückschließen. Die Betrachtung dieser Verhältnisse erklärt die Veränderungen bei der Hypertrophie, aber auch bei Leitungsverzögerungen und Schenkelblöcken. Die Schenkelblöcke werden ausführlich in Kap. 13 behandelt. Einen kleinen Einblick für Interessierte liefert bereits Kap. 9.10.

Erregungsausbreitung in der zeitlichen Auflösung

Bei der Beschreibung der räumlichen Zusammenhänge hatten wir bisher die zeitlichen Aspekte vernachlässigt. Die Hauptrichtung der Erregungsausbreitung ändert sich mit der Zeit (s. Abb. 9.4 bis 9.7, vergl. auch Kap. 2.3). Für den QRS-Komplex bedeutet dies, dass natürlich nicht nur entweder eine R- oder eine S-Zacke zu sehen ist, sondern meist auch andere, kleinere Zacken vorkommen.

Dass in der Regel eine tiefe S-Zacke in V_1 und eine hohe R-Zacke in V_4 bis V_6 sichtbar sind, hatten wir bereits beschrieben. In Abb. 9.4 sieht man zusätzlich in V_1 eine kleine R-Zacke und später in V_6 eine kleine S-Zacke.

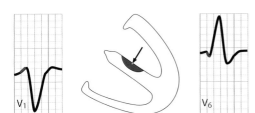

Abb. 9.4 Erregungsausbreitung nach 10 ms. Septum wird zuerst erreicht. Positiver Ausschlag in V_1. Der rote Bereich zeigt die bereits erregten Anteile des Myokards. Der Pfeil entspricht der Hauptrichtung der Erregungsausbreitung.

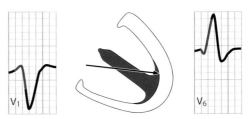

Abb. 9.5 30 ms. Die Erregungsausbreitung im linken Ventrikel erzeugt den positiven Ausschlag in V_6.

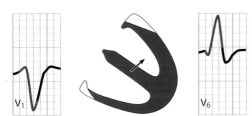

Abb. 9.6 50 ms. Subepikardiale Bereiche und Herzbasis werden zuletzt erreicht. Die Kurve kehrt langsam zurück zur isoelektrischen Linie.

Abb. 9.7 Nach 70 ms. Die Erregungsausbreitung hat alle Bereiche des Kammermyokards erreicht. Die Kurve kehrt zur isoelektrischen Linie zurück.

Die kleine R-Zacke in V_1 wird in diesem Beispiel durch die frühe Erregung des Septums von links her verursacht. Die S-Zacke in V_6 entsteht durch die späte Erregung der basisnahen und epikardialen Myokardanteile.

Ein normales EKG muss nicht genau dem gewählten Beispiel in Abb. 9.4, S. 63 entsprechen. Die Entstehung der kleineren Zacken im QRS-Komplex ergibt sich aber durch die gleichen Zusammenhänge bei der Ausbreitung der Erregung über die Ventrikel.

9.2 Amplitude des QRS-Komplexes

Die **Amplitude** einzelner Zacken wird von der isoelektrischen Linie aus gemessen. Die gemeinsame Amplitude des gesamten QRS-Komplexes **(QRS-Gesamthöhe)** wird bis zur höchsten Spitze der R-Zacke und bis zur tiefsten Spitze der S- bzw. Q-Zacke gemessen.

Der Normwert liegt in den Extremitätenableitungen zwischen 0,6 und 2,0 mV. In den Brustwandableitungen darf der Wert von 2,0 mV weit überschritten werden, da hier die Elektroden näher am Herzen liegen. Hier liegt die Grenze bei Jugendlichen bei 4,5 mV. Im Erwachsenenalter sind die R-Zacken in den Ableitungen V_4 bis V_6 jedoch bereits ab 3,0 mV pathologisch.

> **Cave**
>
> Bei besonders hohen Amplituden im EKG kann die normale Skalierung im EKG von 10 mm/mV auf einen kleineren Wert geändert worden sein.

Bei einer niedrigen Gesamthöhe (s. Abb. 9.8) spricht man von **Niederspannung (Niedervoltage)** im EKG. Ist die Gesamthöhe nur in allen Extremitätenableitungen vermindert (≤ 0,5 mV), heißt sie **periphere Niederspannung**. Sind zusätzlich die QRS-Komplexe in allen Brustwandableitungen klein (≤ · 0,7 mV), bezeichnet man dies als **totale Niederspannung**.

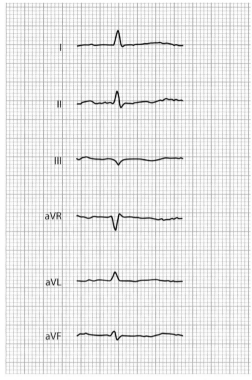

Abb. 9.8 Niedervoltage. Die QRS-Gesamthöhe in den Extremitätenableitungen ist kleiner als 0,5 mV.

Entsprechend kommt auch eine **Hochspannung** vor, die als QRS-Gesamthöhe in den Extremitätenableitungen von ≥ 2,0 mV und in den Brustwandableitungen von ≥ 3,0 mV definiert ist.

Die QRS-Gesamthöhe wird vor allem von zwei Faktoren beeinflusst:

1. **Entfernung zwischen Herz und Elektroden**
   Je größer der Abstand zwischen den Elektroden und dem elektrischen Feld des Herzens ist, desto geringer ist die Amplitude in der Ableitung. Das im Herz generierte elektrische Feld wird durch das Gewebe gedämpft, welches zwischen Elektrode und Herz liegt.

2. **Herzmuskelmasse**
   Je größer die Herzmuskelmasse ist, desto höher ist die Amplitude.

Memo

Eine geringe Herzmuskelmasse geht üblicherweise auch mit einer geringen Gesamt-
körpermasse einher. Daher ist eine geringe
Herzmuskelmasse **keine** Ursache einer
Niedervoltage.

Bei **großen Amplituden** ist immer an eine Hypertrophie mit großer Herzmuskelmasse zu denken. Sowohl eine **Hypertrophie** des rechten wie
auch eine des linken Ventrikels, wirken sich auf
das EKG aus. Mögliche Ursachen einer Hypertrophie werden in Kap. 9.9 gemeinsam mit weiteren EKG-Zeichen besprochen.

Eine hohe Amplitude ist aber nicht grundsätzlich pathologisch. Sie ist als Normvariante bei
Kindern und Jugendlichen in den Brustwandableitungen zu erwarten. Bei sehr schlanken
oder kachektischen Erwachsenen mit flachem
Thorax ist die Amplitude ebenfalls häufig über
die angegebenen Normwerte hinaus erhöht.

Eine **niedrige Amplitude** kommt bei Patienten
in Deutschland am häufigsten auf Grund einer
starken Adipositas vor.
 Ein Erguss um das Herz (Perikarderguss)
verringert ebenfalls die Amplitude. Auch Öde-
me können die Amplitude vermindern (nephro-
tisches Syndrom, Myxödem bei Schilddrüsen-
Unterfunktion).

9.3 Pathologische Q-Zacken

Erkennung pathologischer Q-Zacken
Eine Q-Zacke ist **physiologisch (normal)**, wenn
ihre **Dauer** kleiner als 30 ms oder die **Amplitude**
(s. Abb. 9.9) kleiner als ein Viertel der R-Zacke
ist. Erst wenn eine Q-Zacke einen oder beide
dieser Normwerte überschreitet, gilt sie als
pathologisch. Bei der weiteren Beurteilung von
Q-Zacken differenziert man nach ihrem
Vorkommen in verschiedenen **Ableitungen**.

Das Auftreten von kleinen Q-Zacken ist in allen
Extremitätenableitungen physiologisch. Die ventrikuläre Erregungsausbreitung beginnt im

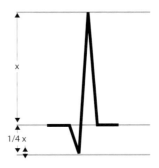

Abb. 9.9 Vermessen der Q-Zacke.

Septum und wandert sowohl in Richtung Apex
als auch von links nach rechts durch das Septum
(s. Abb. 9.10). In den Brustwandableitungen finden sich allenfalls Q-Zacken in V_1, hier im Sinne
eines QS-Komplexes. In den Ableitungen V_2 bis
V_4 sind Q-Zacken primär als pathologisch anzusehen, wobei kleine nicht signifikante Q-Zacken
in V_5 und V_6 durch die erste septale
Erregungsausbreitung möglich sind (daher auch
septales Q genannt).

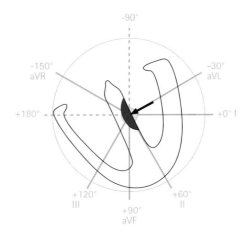

Abb. 9.10 Die ventrikuläre Erregungsausbreitung
beginnt im Septum.

Bei genauerer Betrachtung der Erregungsausbreitung ist der Hauptvektor der Erregung in
den Ventrikeln bei normal stehendem Herzen
(Indifferenztyp) leicht nach links unten geneigt,
so dass in den entgegengesetzt gerichteten Ableitungen aVL und I häufig Q-Zacken vorkommen.
 Bei **Verlagerung des Herzens** nach oben,
zum Beispiel durch Adipositas, Aszites (Flüssig-

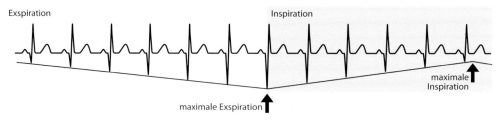

Abb. 9.11 Normale Q-Zacke in Ableitung III bei maximaler Inspiration.

keit im Peritonealraum der Bauchhöhle) oder Schwangerschaft, richtet sich mit dem Herz auch das Septum auf. Das Septum liegt dann etwas flacher, mehr horizontal im Brustraum. In den nach unten gerichteten Ableitungen II, III und aVF ist dann eine physiologische Q-Zacke zu sehen.

Die Amplitude dieser Q-Zacke ist von der **Inspirationstiefe** abhängig. Je tiefer die Inspiration ist, desto mehr senkt sich das Zwerchfell, und desto steiler liegt das Herz. Die Q-Zacke wird kleiner.

> **Tipp**
>
> Bei Zweifeln, ob es sich um eine pathologische oder „septale" (normale) Q-Zacke handelt, sollte eine Aufzeichnung in tiefer Inspiration (s. Abb. 9.11) gemacht werden. Eine pathologische Q-Zacke hat auch bei tiefer Inspiration eine erhöhte Amplitude.

Eine Besonderheit ist die Bewertung von **QS-Zacken**. In Ableitung V_1 findet sich häufig ein einziger negativer Ausschlag, eine QS-Zacke. Solange die QS-Zacke auf die Ableitung V_1 beschränkt bleibt, handelt es sich um eine physiologische Q-Zacke. Tritt sie auch in V_2 oder noch weiter links (in V_3–V_5) auf, gilt sie als pathologisch.

Pathologische Q-Zacken werden unter zwei Fragestellungen betrachtet. Erstens ist die Frage zu klären, ob die Q-Zacke auf eine **Infarktnarbe** hindeutet, oder ob es sich um eine Q-Zacke bei einem **Sagittaltyp** handelt. Im zweiten Fall ist dann weiter zu fragen, ob der Sagittaltyp pathologisch bedingt ist.

Q-Zacke bei Infarktnarbe

Eine **Infarktnarbe** ist eine narbige Veränderung des Myokards nach einem abgelaufenen Myokardinfarkt (Herzinfarkt).

Die **Hinterwand** des Herzens liegt inferior (diaphragmal). Die elektrische Aktivität in der Hinterwand wird durch drei Extremitätenableitungen abgebildet: II, III und aVF (**inferiore Ableitungen**, s. Kap. 2.2).

Eine Infarktnarbe im Bereich der Hinterwand ist bei einer pathologischen **Q-Zacke** in Ableitung aVF wahrscheinlich. Der Verdacht wird verstärkt, wenn auch in Ableitung II eine solche Q-Zacke auftritt.

> **Cave**
>
> Eine isolierte Q-Zacke in Ableitung III ist am ehesten als Linkstyp zu deuten und kein Zeichen einer Infarktnarbe. Bei einer Q-Zacke in Ableitung III sollte zudem immer überprüft werden, ob die Aufzeichnung in tiefer Inspiration erfolgt ist.

Die **Brustwandableitungen** V_1 bis V_4 oder bis V_5 leiten Signale aus dem Bereich der Vorderwand und des Septums ab.

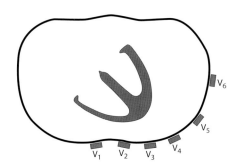

Abb. 9.12 Brustwandableitungen.

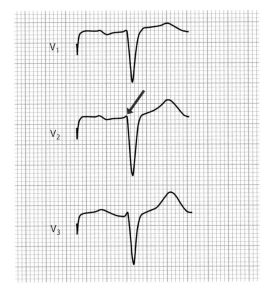

Abb. 9.13 rS-Konfiguration, kein QS-Komplex.

Bei pathologischen **Q-Zacken** in den Ableitungen V_2 bis V_4 oder V_5 muss eine **Vorderwand**-Infarktnarbe bzw. ein abgelaufener **Anteroseptal**-Infarkt (s. Kap. 12.2) in Betracht gezogen werden. In Ableitung V_2 kann die Q-Zacke auch als QS-Zacke auftreten, eine R-Zacke fehlt hier komplett. Differenzialdiagnostisch ist an eine ausgeprägte Linksherzhypertrophie zu denken.

Ein abgelaufener Infarkt der **Seitenwand** macht sich meist **nicht** durch Q-Zacken im EKG bemerkbar (s. Kap. 12.5). In den Ableitungen I und aVL sind daher in der Regel keine pathologischen Q-Zacken zu finden.

Cave

Auch kleine R-Zacken (s. Abb. 9.13) vor einer tiefen S-Zacke in V_2 bedeuten, dass **kein QS-Komplex**, und somit keine Infarktnarbe vorliegt.

Q-Zacke beim Sagittaltyp S_I-Q_{III}

Bei einem Sagittaltyp (s. Kap. 5.5) ist die elektrische Herzachse nicht nur in der Frontalebene gedreht, sondern zudem noch in der Sagittalebene (s. Abb. 9.14, 9.15 u. 9.18). Beim **S_I-Q_{III}-Typ** sieht man eine auffällige Q-Zacke in Ableitung III (s. Abb. 9.16, S. 68). Das Herz ist in der Sagittalebene nach dorsal gedreht, so dass

die Herzspitze näher am Sternum und das Septum horizontaler liegt.

Dies wird zum Beispiel durch eine Vergrößerung des ventral liegenden **rechten Ventrikels** oder durch eine Adipositas verursacht.

Bei einem S_I-Q_{III}-Typ besteht immer der Verdacht auf eine Belastung des rechten Herzens (chronische Lungenerkrankung, akute Lungenembolie).

Allerdings gibt es auch eine anatomische Variante, bei der das Herz nach dorsal gedreht ist: die **Trichterbrust**. Liegt ein Sagittaltyp vor, sollte an eine Aufzeichnung in **tiefer Inspiration** gedacht werden.

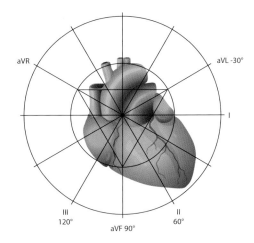

Abb. 9.14 Herzsilhouette in Frontalebene.

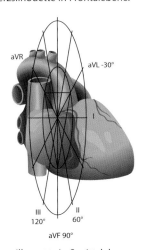

Abb. 9.15 Herzsilhouette in Sagittalebene.

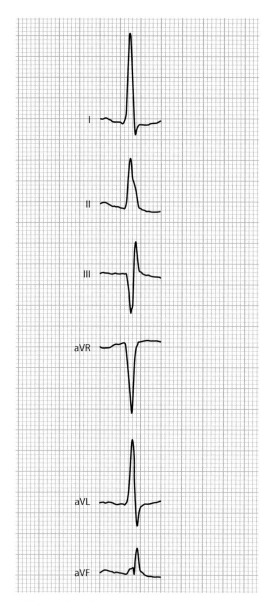

Abb. 9.16 Q-Zacke beim Sagittaltyp.

Praktisches Vorgehen

Die Suche nach einer **Q-Zacke** sollte in den **Extremitätenableitungen** in Ableitung III beginnen (s. Abb. 9.17).

Der nächste Blick gilt der Ableitung V_2 in den **Brustwandableitungen**. Findet man hier eine Q-Zacke, meist in Form eines QS-Komplexes, so ist eine Vorderwand-Infarktnarbe oder eine Schädigung des linken Ventrikels vorhanden.

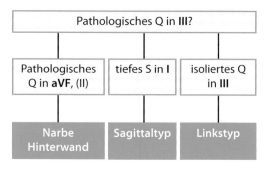

Abb. 9.17 Vorgehen bei einer pathologischen Q-Zacke in Ableitung III.

9.4 S-Zacke

Physiologische S-Zacken

S-Zacken sind häufig und hauptsächlich in den rechts gelegenen **Brustwandableitungen** (V_1–V_4) zu sehen. Beim herzgesunden Menschen ist die **Amplitude** der S-Zacke in V_1 bis V_3 größer als die der R-Zacken (R/S Umschlag, s. Kap. 4.4). In den **Extremitätenableitungen** sieht man je nach Lagetyp ebenfalls S-Zacken in einzelnen Ableitungen. Physiologische S-Zacken haben eine **Dauer** von maximal 60 ms.

Bei einem **Sagittaltyp** können in allen Extremitätenableitungen S-Zacken auftreten. Bei einer Thoraxdeformation (z. B. Trichterbrust oder bei starker Adipositas, s. Kap. 9.3), können solche S-Zacken physiologisch sein.

Pathologische S-Zacken

Liegt ein **Sagittaltyp** bei Erwachsenen ohne offensichtliche anatomische Ursache vor, besteht immer der Verdacht auf eine **Rechtsherzbelastung**. Anatomisch liegt der rechte Ventrikel im Brustraum ventral und leicht diaphragmal. Vergrößert sich der rechte Ventrikel bei einer Dehnung oder Hypertrophie, entsteht eine Konstellation wie bei der Trichterbrust: Der gesamte Ventrikel wird in Richtung dorsal und kranial verschoben.

Sowohl beim S_I-Q_{III}-Typ als auch beim S_I-, S_{II}-, S_{III}-Typ (s. Abb. 9.19 u. 9.20) sind **S-Zacken** in den **Extremitätenableitungen** vorhanden.

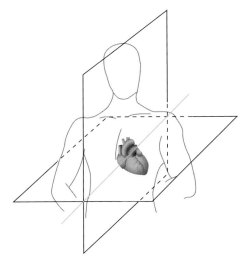

Abb. 9.18 Sagittalschnitt durch den Körper.

Als pathologische Ursache kommen eine Vergrößerung des rechten Ventrikels und allgemein eine Rechtsherzbelastung in Frage.

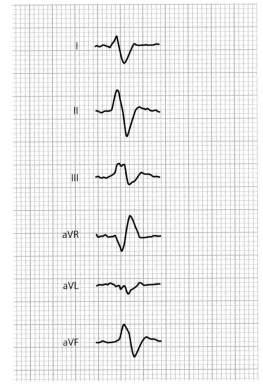

Abb. 9.19 Extremitätenableitungen beim S_I-, S_{II}-, S_{III}-Typ. S-Breite 60 ms. Patient mit Vorhofseptumdefekt.

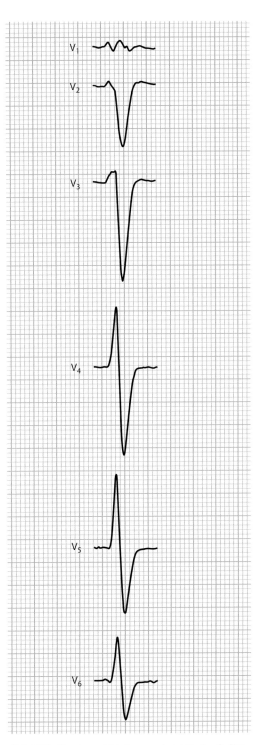

Abb. 9.20 Brustwandableitungen beim S_I-, S_{II}-, S_{III}-Typ. S bis V_6. S-Breite 60 ms.

In den **Brustwandableitungen** ist ein **R/S-Um-schlag** zwischen V_3 und V_4 normal.

Wenn die S-Zacke den QRS-Komplex auch in V_4 noch dominiert, ist eine **Linksherzbelas-tung** anzunehmen, wie beispielsweise bei einer Hypertrophie (s. Kap. 9.9).

S-Zacken, die noch bis V_6 vorkommen, sind pathologisch. Je nach Ausmaß der Hypertrophie können diese S-Zacken in der Breite sogar 60 ms überschreiten.

Eine breite, tiefe S-Zacke in Ableitung V_6 kann drei Ursachen haben:
1. Rechtsherzbelastung. Meist in Verbindung mit einer normalen R-Progression oder gar einer frühen hohen R-Zacke in Ableitung V_2.
2. Linksanteriorer Hemiblock (s. Kap. 13.2), wenn gleichzeitig ein überdrehter Links-lagetyp vorliegt.
3. Rechtsschenkelblock bei breitem QRS-Komplex (s. Kap. 9.10).

9.5 R-Progression und R/S-Umschlag

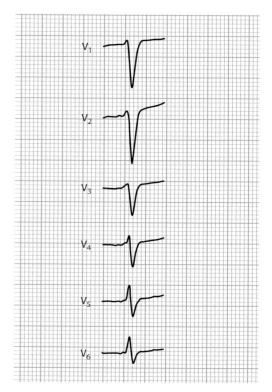

Abb. 9.21 Verzögerter R/S-Umschlag zwischen V_5 und V_6 sowie eine träge R-Progression.

Memo

- **R/S-Umschlag:** Der Punkt in den Brust-wandableitungen, an dem die R-Zacke größer wird als die S-Zacke. Im Normalfall liegt er bei V_3 oder V_4 oder dazwischen (s. Abb. 9.22, 9.23 u. 9.25).
- **R-Progression:** Die natürliche Größenzu-nahme der R-Zacke in den Brustwandab-leitungen ab V_1. Die größte Amplitude wird meist in V_4 oder V_5 erreicht.

Verzögerter R/S-Umschlag

Beim **verzögerten R/S-Umschlag** ist die R-Zacke in Ableitung V_4 kleiner als die S-Zacke (s. Abb. 9.21). Damit liegt der Umschlag jenseits von V_4.

Betrachten wir wie zu Beginn dieses Kapitels das Herz im Thorax und die daraus resultierenden Höhen der R- und S-Zacken in den Brustwand-ableitungen. Wenn in den Ableitungen V_1 bis V_4

---

die R-Zacke klein ist (in Relation zu einer tiefen S-Zacke), läuft der Hauptteil der Erregung in Richtung V_5 und V_6. Dies bedeutet, dass die Muskelmasse auf dieser Seite dominant ist. Das ist der Fall, weil entweder eine Linksherzhyper-trophie vorliegt oder weil die Masse im Septum und der Vorderwand klein ist. Letztere Situation kann durch einen Gewebeverlust bei Vorder-wandinfarkt entstehen, der üblicherweise das Septum mit einschließt.

In einigen Büchern wird der verzögerte R/S-Umschlag auch als **Rotation** gegen den Uhrzei-gersinn beschrieben. Ein „verzögerter" Umschlag entspricht einer „früheren" Uhrzeit (s. Abb. 9.2, S. 62). $V_{3/4}$ entspricht ca. 5 Uhr, V_5 ca. 4 Uhr und V_6 ca. 3 Uhr.

Der R/S-Umschlag ist verzögert, wenn der Umschlagspunkt nach links, in Richtung V_6 wandert.

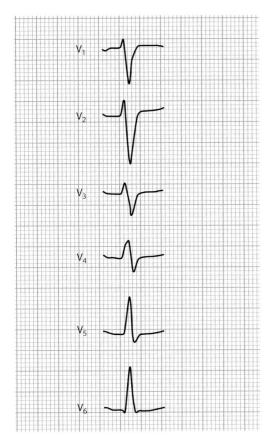

Abb. 9.22 Regelrechter R/S-Umschlag in V_3 bis V_4, höchste R-Zacke in V_6.

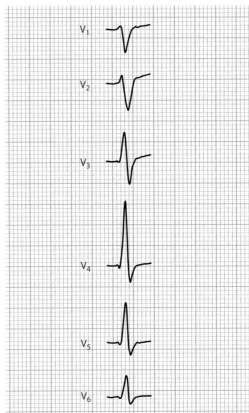

Abb. 9.23 Regelrechter R/S-Umschlag in V_3, höchste R-Zacke in V_4.

Mögliche Ursachen dafür können sein:

- Linksherzbelastung, z. B. bei Hypertrophie (s. Kap. 9.9)
- Infarktnarbe mit R-Verlust ab V_2 (s. Kap. 9.6)
- Linksschenkelblock mit breitem QRS-Komplex (s. Kap. 9.10)

Vorzeitiger R/S-Umschlag

Beim **vorzeitigen R/S-Umschlag** ist die R-Zacke in V_3 größer als die S-Zacke (s. Abb. 9.24, S. 72).

Eine mögliche Ursache ist eine Rechtsherzbelastung. Hier persistiert häufig eine tiefe S-Zacke bis V_6.

Eine weitere Ursache ist der Rechtsschenkelblock (s. Kap. 9.10).

Ein vorzeitiger R/S-Umschlag bedeutet anatomisch, dass die Myokardmasse im Bereich der Ableitungen V_1 bis V_3 dominant ist. Die Erregung läuft auf diese Ableitungen zu.

Dies kommt bei einer Vergrößerung der rechtsseitigen Muskelmasse vor, wie der Hypertrophie des rechten Ventrikels. Beim Rechtsschenkelblock ist die Erregungswelle bereits durch den gesamten linken Ventrikel gewandert, während sie im rechten Ventrikel nur langsam ablaufen kann. Der rechts verzögerte Erregungsablauf führt zu einer hohen positiven Zacke in V_1 und V_2. Manche Autoren sprechen beim vorzeitigen R/S-Umschlag auch von einer Rotation im Uhrzeigersinn.

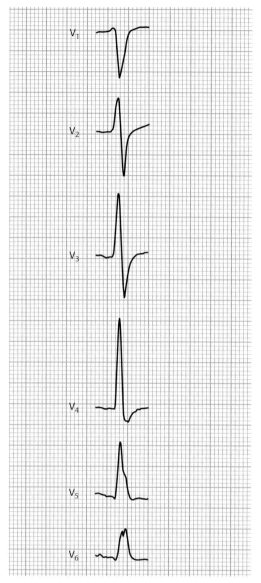

Abb. 9.24 Vorzeitiger R/S-Umschlag zwischen V₂ und V₃, keine S-Zacke in V₆.

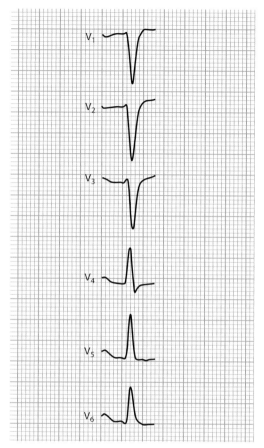

Abb. 9.25 Regelrechter R/S-Umschlag in V₃ bis V₄. Träge R-Progression in V₁ bis V₃ (deskriptiver Befund).

Mögliche Ursachen dafür können sein:

- Vorderwand-Infarktnarbe (s. Kap. 9.3 u. 12.4)
- Schwere Schädigung des linken Ventrikels bei Hypertrophie (s. Kap. 9.9)
- Breiter QRS-Komplex bei Linksschenkelblock (s. Kap. 9.10)

9.6 R-Verlust

Wenn in Ableitung V₂, und gegebenenfalls auch in den Ableitungen V₃ bis V₅, keine R-Zacken vorhanden sind, spricht man von einem **R-Verlust**. In V₂ zeigt sich ein QS-Komplex (s. Abb. 9.26).

Ein EKG mit R-Verlust ist immer mit großer Sorgfalt zu betrachten. Es besteht **Verwechslungsgefahr** mit einem akuten Vorderwandinfarkt! Dies gilt insbesondere bei einer Papiergeschwindigkeit von 25 mm/s, weil Abweichungen von der isoelektrischen Linie hier besser zu erkennen sind. In Abb. 9.26 erkennt man eine Hebung der ST-Strecke in den Ableitungen V_2 und V_3. Dies kann ein akuter Vorderwandinfarkt sein, bei fehlender R-Zacke ist das Bild jedoch nicht spezifisch für einen Herzinfarkt (s. Kap. 12.2). Wegen der lebenswichtigen Bedeutung einer Infarkt-Diagnose müssen auch andere Befunde (Anamnese, Labor, Klinisches Bild) berücksichtigt werden.

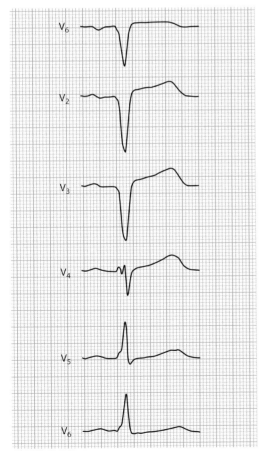

Abb. 9.26 R-Verlust. QS-Komplex in V_2.

9.7 Links- und Rechtsverspätung

Die **Links- und Rechtsverspätung** sind als verspäteter **letzter oberer Umschlagspunkt** (s. Kap. 4.4) in den Brustwandableitungen definiert. Der letzte obere Umschlagspunkt (auch: endgültige Negativitätsbewegung, Negativitätsdurchbruch) wird normalerweise in V_1 und V_6 nach maximal 30 ms erreicht (s. Abb. 9.27 u. 9.30, S. 74). Zu diesem Zeitpunkt beginnt spätestens die Erregungsausbreitung im linken Ventrikel (s. Kap. 2.3). Wegen der großen Muskelmasse des linken Ventrikels überdeckt dies alle anderen elektrischen Aktivitäten und im EKG setzt nach dem letzten oberen Umschlagspunkt die Negativitätsbewegung in V_1 und in V_6 ein.

Mögliche Ursachen für einen verzögerten letzten Umschlagspunkt können sein:
- Veränderung des Myokards, insbesondere **Hypertrophie** (s. Kap. 16.1)
- Störung im Reizleitungssystem (**Leitungsstörung**), vorwiegend als Störung im Bereich der Tawara-Schenkel (s. Kap. 9.10 u. 13.2)

30 ms entsprechen 1,5 mm im EKG (Schreibgeschwindigkeit 50 mm/s). Der Strich der EKG-Kurve ist ca. 0,25 mm breit. Das entspricht 5 ms. Beim Ausmessen von 30 ms kann durch die Einrechnung der Striche bereits ein Fehler von 5 bis 10 ms entstehen.

Linksverspätung

Ein verspäteter letzter oberer Umschlagspunkt in den linkspräkordialen Ableitungen V_5 bis V_6 wird als Linksverspätung (s. Abb. 9.28) bezeichnet. Eine Verzögerung von 30 bis 60 ms ist charakteristisch für einen Myokardschaden (s. Abb. 9.28, S. 74). Für die Hypertrophie als einer der häufigsten Ursachen eines solchen Myokardschadens gilt: Je stärker die Hypertrophie ausgebildet ist, desto stärker ist die Verzögerung.

Ein Block der Erregungsausbreitung im linken Tawara-Schenkel (kompletter Linksschen-

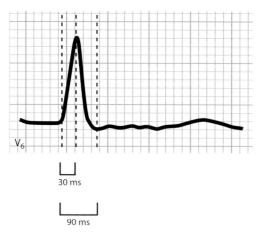

30 ms

90 ms

Abb. 9.27 Normaler letzter oberer Umschlagspunkt (30 ms) und QRS-Dauer (90 ms).

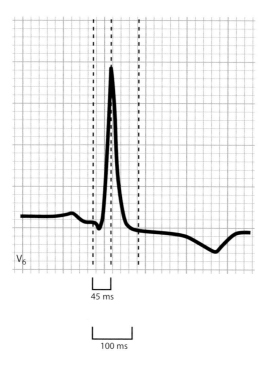

45 ms

100 ms

Abb. 9.28 Linksverspätung. Letzter oberer Umschlagspunkt (45 ms) und QRS-Dauer (100 ms).

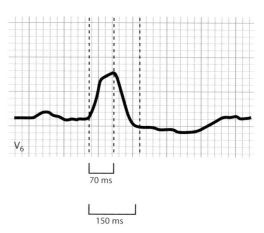

70 ms

150 ms

Abb. 9.29 Linksverspätung mit breitem QRS-Komplex. Charakteristisch für einen Linksschenkelblock. Letzter oberer Umschlagspunkt (70 ms) und QRS-Dauer (150 ms).

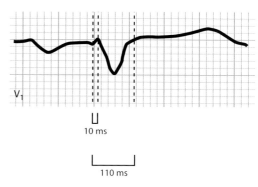

10 ms

110 ms

Abb. 9.30 Normaler letzter oberer Umschlagspunkt (10 ms). QRS-Dauer erhöht (110 ms).

kelblock, s. Kap. 13.2) führt zu einer Linksverspätung von mindestens 60 ms (s. Abb. 9.29).

Rechtsverspätung

Ist der letzte obere Umschlagspunkt in den rechtspräkordialen Ableitungen V_1 bis V_2 verspätet, spricht man von einer **Rechtsverspätung**. Meist zeigt sich eine zweite R-Zacke (s. Abb. 9.31). Eine starke Rechtsverspätung findet sich bei einem Block der Erregungsausbreitung im rechten Tawara-Schenkel (s. Abb. 9.32; Rechtsschenkelblock, s. Kap. 13.2).

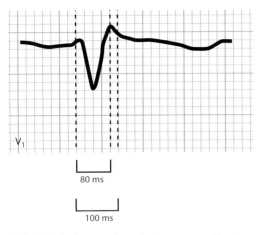

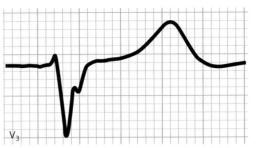

Abb. 9.33 Knotung in V₃ in der S-Zacke (30 ms).

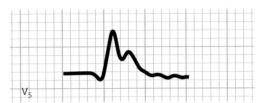

Abb. 9.34 Knotung in V₅ in der R-Zacke (40 ms).

Abb. 9.31 Rechtsverspätung bei noch normal breitem QRS-Komplex (rSr). Letzter oberer Umschlagspunkt (80 ms) und QRS-Dauer (100 ms).

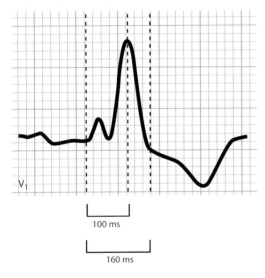

Abb. 9.32 Rechtsverspätung und breiter QRS-Komplex (rR) bei einem Rechtsschenkelblock. Letzter oberer Umschlagspunkt (100 ms) und QRS-Dauer (160 ms).

9.8 Knotung

Häufig findet sich in der R- oder S-Zacke eine kurze Gegenbewegung. Dies bezeichnet man als Knotung (s. Abb. 9.33 u. 9.34). Es handelt sich um eine unspezifische intraventrikuläre Leitungsstörung, der keine pathologische Bedeutung beizumessen ist. Der Abstand zwischen den Zacken beträgt weniger als 40 ms.

9.9 QRS-Komplex bei Hypertrophie

Die Hypertrophie ist eine häufige Veränderung der Ventrikel. Eine Hypertrophie kann sowohl den rechten oder linken Ventrikel isoliert betreffen als auch beide Ventrikel gleichzeitig (s. Kap. 16.1).

Die typischen EKG-Zeichen der **Hypertrophie** lassen sich in drei Gruppen einteilen:
1. Zunahme der **Amplituden** des QRS-Komplexes (größere Muskelmasse). Wegen der Nähe der Elektroden zum Herzen ist in den Brustwandableitungen die Zunahme besonders auffällig.
2. Breite **QRS-Komplexe** wegen der verzögerten Erregungsausbreitung im hypertrophen Myokard (s. Kap. 13.2). Verzögerter **letzter oberer Umschlagspunkt**.
3. Veränderungen der **ST-Strecke** und der **T-Welle** (s. Kap. 10) im Endstadium einer Hypertrophie, weil die Repolarisation im Myokard dann ebenfalls gestört ist.

In diesem Kapitel besprechen wir ausführlich die Zunahme der Amplituden. Die erhöhten Amplituden des QRS-Komplexes werden anhand des **Sokolow-Lyon-Index** bewertet. Der **Lewis-Index**, als Maß für eine Linksherzhypertrophie, wird nur selten benutzt. Am Ende dieses Kapitels sind **weitere Kriterien** zur Erkennung von erhöhten Amplituden bei Links- und Rechtsherzhypertrophie aufgeführt.

> **Cave**
>
> Für alle hier aufgeführten EKG-Zeichen gilt: Ein pathologischer Wert macht eine Hypertrophie wahrscheinlich. Das Fehlen schließt jedoch keinesfalls eine Hypertrophie aus.

Sokolow-Lyon-Index

Zur Berechnung des **Sokolow-Lyon-Index** setzt man die Amplituden der **R- und S-Zacken** aus bestimmten Brustwandableitungen in eine Formel ein. Für die Links- und die Rechtsherzhypertrophie verwendet man unterschiedliche Formeln und Normwerte.

Linksherzhypertrophie

Die Zunahme der Herzmuskelmasse führt zu größeren Amplituden im QRS-Komplex. Bei einer Vergrößerung des linken Ventrikels interessiert die Erregungsausbreitung in Richtung des linken Ventrikels (s. Abb. 9.35). Dies macht sich der Sokolow-Lyon-Index zu Nutze und verwendet die größte Amplitude in V_1 (S-Zacke) und die größere der beiden Amplituden in V_5 oder V_6 (R-Zacke).

Addiert man die Amplituden beider Zacken auf, so ist eine Summe über 3,5 mV (entspricht 35 mm bei 10 mm/mV) pathologisch.

Wie man den Index auf einfache Weise mit einem Zirkel bestimmen kann, wird in Abb. 9.36 u. Abb. 9.37 gezeigt.

Warum werden die Zacken der Ableitungen V_1 und V_5 oder V_6 verwendet?

Anatomisch sieht man von V_1 aus betrachtet, wie die Erregung sich weg von der Elektrode und hin in Richtung des linken Ventrikels bewegt. V_1 zeigt einen negativen Ausschlag, der umso tiefer ist, je mehr Muskelmasse links liegt. In den Ableitungen V_5 und V_6 sieht man die

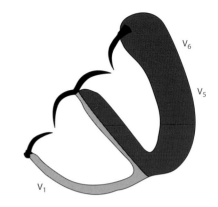

Abb. 9.35 Linksherzhypertrophie.

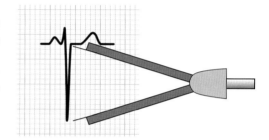

Abb. 9.36 Bestimmung des Sokolow-Lyon-Index mit einem Zirkel: S in V_1 ausmessen.

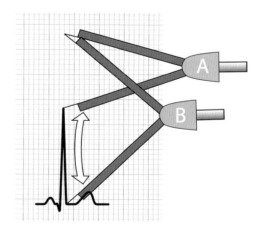

Abb. 9.37 Der Zirkel wird an die Spitze der R-Zacke angelegt (A). Dann streckt man den Zirkel für die Addition mit R in V_5 (B).

Erregung des linken Ventrikels auf sich zukommen. Je kräftiger der Ventrikel ist, desto höher ist der Ausschlag. Man addiert daher im Sokolow-

Lyon-Index diese beiden Maße für die Intensität der Erregung im linken Ventrikel.

Formel für den linksventrikulären Sokolow-Lyon-Index:

$$S\ (V_1) + R\ (V_{5/6})$$

Normwert:

$$\leq 3,5\ \text{mV (Erwachsene)}$$

Der Normwert von 3,5 mV gilt nur für Erwachsene. Kinder, Jugendliche und schlanke junge Erwachsene können ohne Hypertrophie höhere Werte von 4,0 bis 5,3 mV haben.

Bei **Personen unter 25 Jahren** gilt als Zeichen der Linksherzhypertrophie eine **R-Zacke** in V_5 oder V_6 von mindestens 3,3 mV als pathologisch.

Rechtsherzhypertrophie

Bei der Rechtsherzhypertrophie verläuft die Hauptrichtung der Erregungsausbreitung wegen der größeren Muskelmasse des rechten Ventrikels in den Ventrikeln nicht mehr überwiegend nach links (Richtung V_5 bis V_6), sondern auch in Richtung V_1. Die R-Zacke in V_1 stellt die Erregungsausbreitung in Richtung des rechten Ventrikels dar, da die Elektrode vor dem rechten Ventrikel liegt. Die S-Zacken in V_5 und V_6 betrachten entsprechend die Erregung von der anderen Seite des Herzens von links aus.

Der Sokolow-Lyon-Index wird deswegen mit der Amplitude der R-Zacke in V_1 und der S-Zacke in V_5 oder V_6 berechnet.

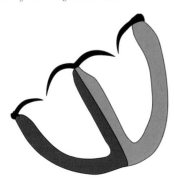

Abb. 9.38 Rechtsherzhypertrophie.

Formel für rechtsventrikulären Sokolow-Lyon-Index:

$$R\ (V_1) + S\ (V_{5/6})$$

Normwert:

$$\leq 1,05\ \text{mV}$$

Ein Beispiel

In Kap. 9.4 (s. S. 68 f.) sind EKG-Ableitungen eines Patienten mit Vorhofseptumdefekt (pathologische S-Zacke) gezeigt. Bei einem Vorhofseptumdefekt besteht eine schwere Volumenbelastung. Die für die Berechnung des Sokolow-Lyon-Index relevanten Ableitungen sind hier isoliert dargestellt (s. Abb. 9.39).

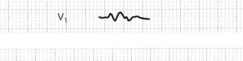

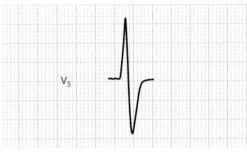

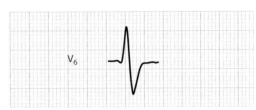

Abb. 9.39 R-Zacke in Ableitung V_1: 1 mm; S-Zacke in Ableitung V_5: 15 mm; S-Zacke in Ableitung V_6: 9 mm.
Sokolow-Lyon-Index rechts:
R (V_1) + S (V_5) = 1 mm + 15 mm $\triangleq$ 16 mm
Dies entspricht einem Wert von 1,6 mV, der über dem Normalwert von 1,05 mV liegt.
Befund: deutlich pathologisch.

Als Merkhilfe für die Formal kann man die Buchstaben S und R verwenden. Das S stammt von der lateinischen Bezeichnung für links: **sinister.**

- Sokolow für **Links**herzhypertrophie: **S** in V$_1$
- Sokolow für **Rechts**herzhypertrophie: **R** in V$_1$

Manchmal werden die R- bzw. S-Zacken nicht nur aus V$_1$ herangezogen, sondern es wird die größere der Amplituden aus V$_1$ oder V$_2$ verwendet. Das erhöht die Wahrscheinlichkeit, eine Hypertrophie zu erkennen (Sensitivität). Gleichzeitig sinkt jedoch die Sicherheit einer korrekten Diagnose (Spezifität). Daher sollte der Sokolow-Lyon-Index nur unter Verwendung von V$_1$ gemessen werden.

Lewis-Index

Der **Lewis-Index** ist nur zur Erkennung der **Linksherzhypertrophie** geeignet. Der Lewis-Index berechnet sich aus den Amplituden der R- und S-Zacken in den Extremitätenableitungen I und III. Die klinische Aussage des Lewis-Index ist recht gering, da dessen Sensitivität und Spezifität gering sind. Der Index findet hier nur der Vollständigkeit halber Erwähnung.

Formel für Lewis-Index:

$$(R_I + S_{III}) - (S_I + R_{III})$$

Normwert:

$$\leq 1,6 \text{ mV}$$

Die Formel ist einprägsamer, wenn man die Lagetypen Links- und Rechtstyp benutzt:

- Linkstyp: Ableitung I positiv (R) und Ableitung III negativ (S)
- Rechtstyp: Ableitung I negativ (S) und Ableitung III positiv (R)

Vom Linkstyp wird der Rechtstyp abgezogen, es bleibt der rein „linke" Anteil der elektrischen Aktivität übrig.

Weitere Kriterien einer Hypertrophie

Für die **Linksherzhypertrophie** gelten folgende einfache Kriterien (s. Abb. 9.40 bis 9.43):

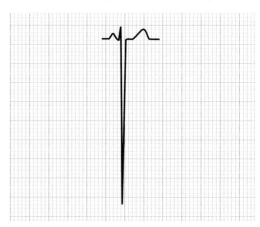

Abb. 9.40 Irgendeine Amplitude einer **Brustwandableitung** ist ≥ 4,5 mV.

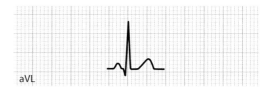

Abb. 9.41 Die R-Zacke in Ableitung **aVL** ist ≥ 1,1 mV.

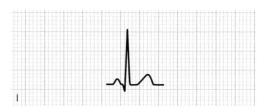

Abb. 9.42 Die R-Zacke in Ableitung **I** ist ≥ 1,2 mV.

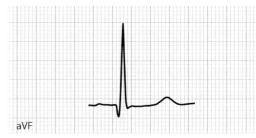

Abb. 9.43 Die R-Zacke in Ableitung **aVF** ist ≥ 2,0 mV.

Für die **Rechtsherzhypertrophie** gilt:

- Tiefes S in V_6 (> 0,7 mV, vergl. auch Kap. 9.4).
- Vorzeitiger R/S-Umschlag vor V_3, meistens sogar in V_1 oder V_2.
- R/S-Relation in V_5 oder $V_6 \leq 2$. Das bedeutet, dass die S-Zacke mehr als halb so groß wie die der R-Zacke in den linkspräkordialen Ableitungen ist. Die **R/S-Relation** ist die Amplitude von R geteilt durch S.

> **Cave**
>
> Die Zeichen für eine Rechtsherzhypertrophie sind nicht obligat. Auch bei einer schweren Rechtsherzbelastung können alle hier genannten Kriterien im EKG fehlen!

9.10 Breiter QRS-Komplex

Eine objektivierbar erhöhte Dauer des QRS-Komplexes ist ab einer QRS-Dauer von 120 ms gegeben. Man spricht kurz von einem **breiten QRS-Komplex**.

Liegt zusätzlich eine Tachykardie vor, sollte das EKG mit besonderer Aufmerksamkeit behandelt werden. Denn bei einer Kombination von breitem QRS-Komplex und Tachykardie besteht immer zunächst der Verdacht auf eine ventrikuläre Tachykardie, die einen Notfall darstellt.

Mögliche Ursachen eines breiten QRS-Komplexes können sein:

- Kompletter Rechtsschenkelblock (Block des rechten Tawara-Schenkels, s. Kap. 13.2).
- Kompletter Linksschenkelblock bzw. bifaszikulärer Block der linken Faszikel (Block des linken Tawara-Schenkels bzw. des linken anterioren und linken posterioren Faszikels des linken Schenkels, s. Kap. 13.2).
- Diffuse intraventrikuläre Leitungsverzögerung. Hier ist eine Überwachung bis zum Ausschluss einer Hyperkaliämie zu empfehlen (s. Kap. 13.2).

- Dilatation beider Ventrikel (dilatative Kardiomyopathie, s. Kap. 16.7).
- Vorzeitige Erregung von Teilen des Ventrikelmyokards (Präexzitation, WPW-Syndrom, s. Kap. 14.6).
- Ventrikuläre Tachykardie (Breitkammerkomplex-Tachykardie, s. Kap. 15.2).

Im Folgenden stellen wir die für einen kompletten Schenkelblock charakteristischen QRS-Komplexe vor.

QRS-Komplexe bei Links- und Rechtsschenkelblock

Der Ausfall des rechten Tawara-Schenkels führt zu einer langsamen Erregung des gesamten rechten Ventrikels. Diese Situation wird **Rechtsschenkelblock** (RSB) genannt.

Beim **Linksschenkelblock** (LSB) ist durch die Blockierung des linken Tawara-Schenkels oder beider Faszikel (linker anteriorer und linker posteriorer Faszikel) die Erregungsausbreitung im linken Ventrikel erheblich verzögert.

Die QRS-Komplexe sind stark verbreitert ($\geq$ 120 ms). Beim LSB breitet sich die Erregung nur langsam im linken Ventrikel aus. Dadurch erscheint der QRS-Komplex in V_5 bis V_6 positiv und monophasisch, während er in V_1 bis V_3 negativ ist.

Beim RSB wird der rechte Ventrikel nur langsam erregt. Dies erzeugt im QRS-Komplex in den rechts gelegenen Ableitungen V_1 bis V_2 eine zweite R-Zacke. Häufig erinnert die Form des QRS-Komplexes dann an den Buchstaben M (s. Abb. 9.44, S. 80). Dies ist aber keine Regel (s. Abb. 9.45 u. 9.46, S. 80). In V_1 und V_2 ist außerdem eine deutliche Rechtsverspätung zu sehen.

Eine genauere Besprechung der EKG-Zeichen findet sich in Kap 13.2.

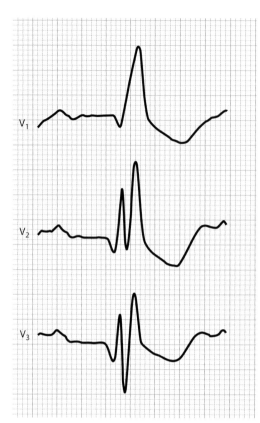

Abb. 9.44 Breite QRS-Komplexe mit klassischer M-Form in V_2 und V_3 (RSR'-Konfiguration) bei Rechtsschenkelblock.

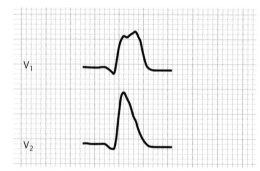

Abb. 9.45 Breite QRS-Komplexe mit qRR'-Konfiguration bei Rechtsschenkelblock.

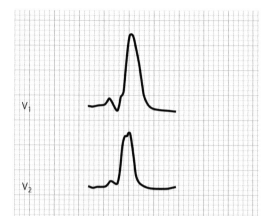

Abb. 9.46 Breite QRS-Komplexe mit rsR'-Konfiguration bei Rechtsschenkelblock.

Zusammenfassung

Veränderungen des QRS-Komplexes sind unter Berücksichtigung des Lagetyps anhand der Zacken, Amplituden und Zeiten zu beurteilen.

Stets sollte nach pathologischen Q-Zacken gesucht werden. Pathologische S-Zacken kommen bei Rechtsherzbelastung vor, ein verspäteter R/S-Umschlag bei Linksherzbelastung.

Mit Hilfe des Sokolow-Lyon-Index lassen sich die erhöhten Amplituden bei einer Hypertrophie interpretieren. Im Endstadium einer Hypertrophie können Zeichen einer gestörten Erregungsausbreitung zu sehen sein, zu denen eine Links- oder Rechtsverspätung und breite QRS-Komplexe gehören. Bei breiten QRS-Komplexen sollte immer an eine ventrikuläre Tachykardie werden.

Beispiel-EKGs

Fragen

9.1 Richtig oder falsch: Mit dem EKG kann nur eine Hypertrophie des linken Ventrikels erkannt werden, da dieser die deutlich größere Muskelmasse hat?

9.2 Wodurch können erhöhte Amplituden des QRS-Komplexes hervorgerufen werden?

9.3 Wann gilt eine Q-Zacke als pathologisch?

9.4 Was bewirkt die tiefe Inspiration in Bezug auf die Q-Zacke?

9.5 Was bedeutet eine isolierte Q-Zacke in Ableitung III?

9.6 In welchen Ableitungen sollte man nach Q-Zacken suchen? Warum?

9.7 Was kann neben einem Sagittaltyp eine mögliche Ursache für eine S-Zacke in allen Extremitätenableitungen sein?

9.8 Ist eine tiefe S-Zacke rechtspräkordial oder linkspräkordial pathologisch?

9.9 Ist ein R-Verlust in V_1 pathologisch?

9.10 Ist ein R-Verlust besorgniserregend? Worauf kann er hindeuten?

9.11 Schreiben Sie den wichtigsten Index für eine Linksherzhypertrophie auf. Was ist der Normwert?

9.12 Kann eine Hypertrophie vorliegen, ohne dass es Zeichen im EKG gibt?

10 Veränderungen der ST-Strecke und der T-Welle

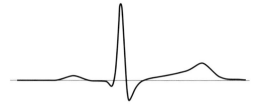

Abb. 10.2 Aszendierender Verlauf der ST-Strecke.

10.1 Nomenklatur des ST-Strecken-Verlaufs

Die ST-Strecke beginnt am J-Punkt und endet am Beginn der T-Welle (s. Kap. 4.1).

Der **J-Punkt** kennzeichnet das Ende des QRS-Komplexes. Bei einem sehr weichen, allmählichen Übergang vom QRS-Komplex in die ST-Strecke kann der J-Punkt manchmal nicht genau bestimmt werden. Dies kann als „unscharfer" J-Punkt beschrieben werden (s. Abb. 10.17 u. 10.18, S. 85).

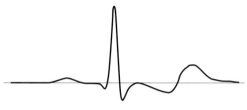

Abb. 10.3 Deszendierender Verlauf der ST-Strecke.

Weitere Unterteilungen basieren auf der genauen Form des Verlaufs der ST-Strecke.

Allgemein werden ein horizontaler, ein aszendierender (aufsteigender) und ein deszendierender (absteigender) Verlauf unterschieden (s. Abb. 10.2 u.10.3).

Bei der ST-Strecke unterscheidet man zahlreiche Abweichungen vom normalen isoelektrischen Verlauf (s. Abb. 10.1).

Einen ST-Strecken-Verlauf, der oberhalb der Nulllinie beginnt, nennt man **ST-Strecken-Hebung** (der J-Punkt liegt oberhalb der isoelektrischen Linie); ein Verlauf unterhalb der Linie heißt **ST-Strecken-Senkung** (der J-Punkt beginnt unterhalb der isoelektrischen Linie).

ST-Strecken-Senkung

Der J-Punkt liegt unterhalb der isoelektrischen Linie. ST-Strecken-Senkungen werden anhand ihres Verlaufs beschrieben:

- Horizontale ST-Strecken-Senkung (s. Abb. 10.4)
- Aszendierende ST-Strecken-Senkung (s. Abb. 10.5)
- Deszendierende ST-Strecken-Senkung (s. Abb. 10.6)
- Muldenförmiger Verlauf einer ST-Strecken-Senkung (s. Abb. 10.7).

Bei einem muldenförmigen Verlauf fällt die ST-Strecke zunächst ab und steigt dann gleichmäßig wieder an. Dieser Verlauf hat eine eigene Bezeichnung, weil er charakteristischerweise bei einer Therapie mit Digitalis auftritt. Die muldenförmige ST-Strecken-Senkung muss nicht unbedingt unterhalb des J-Punktes beginnen.

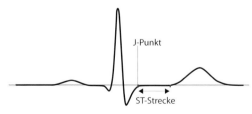

Abb. 10.1 Isoelektrischer Verlauf der ST-Strecke.

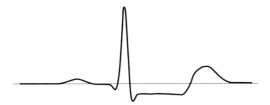

Abb. 10.4 Eine horizontale ST-Strecken-Senkung.

- Schulterartiger Verlauf (s. Abb. 10.10). Die Repolarisation der Ventrikel setzt früh ein. Der QRS-Komplex wirkt verkürzt, weil die S-Zacke fehlt und die ST-Strecke direkt aus der abfallenden R-Zacke hervorgeht.
- Monophasische ST-Strecken-Hebung (s. Abb. 10.11). Die ST-Strecke ist buckelartig erhöht.

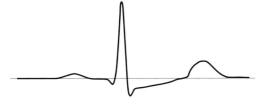

Abb. 10.5 Eine aszendierende ST-Strecken-Senkung.

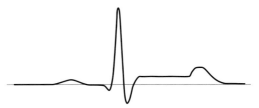

Abb. 10.8 Eine horizontale ST-Strecken-Hebung.

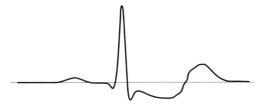

Abb. 10.6 Eine deszendierende ST-Strecken-Senkung.

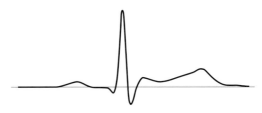

Abb. 10.9 Eine aszendierende ST-Strecken-Hebung.

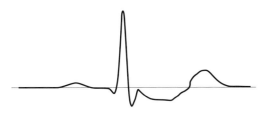

Abb. 10.7 Eine muldenförmige ST-Strecken-Senkung.

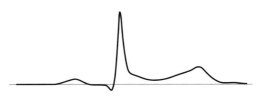

Abb. 10.10 Eine schulterartige ST-Strecken-Hebung (aus absteigendem R).

ST-Strecken-Hebung

Der J-Punkt liegt oberhalb der isoelektrischen Linie. Ein horizontaler (s. Abb. 10.8), aszendierender (s. Abb. 10.9) und deszendierender Verlauf kommen auch bei der ST-Strecken-Hebung (ST-Strecken-Elevation) vor.

Wegen der besonderen Bedeutung der ST-Strecken-Hebung werden noch weitere Formen des Verlaufs unterschieden:

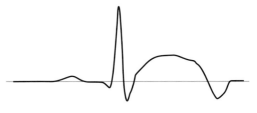

Abb. 10.11 Eine monophasische ST-Strecken-Hebung.

Eine Besonderheit ist eine ST-Strecken-Hebung aus einer tiefen S-Zacke heraus (s. Abb. 10.12 u. 10.13). Dies betrifft die Ableitungen V_1 bis V_4. Wenn der J-Punkt deutlich oberhalb der isoelektrischen Linie liegt, wird das als „hoher ST-Abgang" bezeichnet. Eine ST-Strecken-Hebung bei tiefer S-Zacke kommt bei Hypertrophie (s. Kap. 16.1) und Linksschenkelblock (s. Kap. 13.2) vor. Physiologisch ist die frühe Repolarisation mit einer langsam aszendierenden ST-Strecken-Hebung und einem schmalen QRS-Komplex bei jungen Erwachsenen.

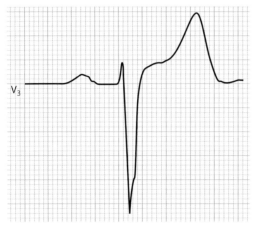

Abb. 10.12 Eine ST-Strecken-Hebung bei tiefer S-Zacke, QRS schmal (Hypertrophie).

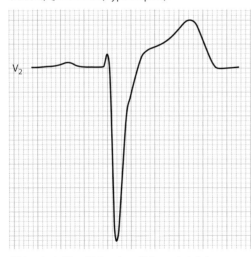

Abb. 10.13 Eine ST-Strecken-Hebung bei tiefer S-Zacke, QRS breit (Linksschenkelblock).

10.2 Messung der ST-Strecken-Veränderung

Die Höhe einer ST-Strecken-Hebung oder -Senkung wird als Abstand der ST-Strecke von der isoelektrischen Linie in Millivolt angegeben. Da die ST-Strecke bei einem nicht horizontalen Verlauf zu jeder Zeit unterschiedlich hoch ist, muss die Höhe zu einem genormten Zeitpunkt bestimmt werden. Die Entfernung von der isoelektrischen Linie wird 60 ms hinter dem J-Punkt gemessen. Bei einem horizontalen Verlauf kann auch die Entfernung des J-Punkts von der isoelektrischen Linie selbst genommen werden, weil der Abstand überall gleich ist.

Bei einer Tachykardie, wie sie z. B. beim Belastungs-EKG regelmäßig vorkommt, beginnt die ST-Strecke typischerweise unterhalb der isoelektrischen Linie und hat einen rasch aszendierenden Verlauf (aszendierende ST-Strecken-Senkung). Eine ST-Strecken-Senkung ist in dieser Konstellation erst pathologisch, wenn 60 ms nach dem J-Punkt die ST-Strecke immer noch unterhalb der isoelektrischen Linie liegt.

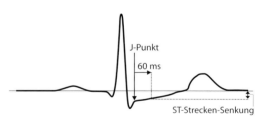

Abb. 10.14 Messung einer ST-Strecken-Senkung bei aszendierendem Verlauf.

Besonderheiten bei der Bewertung der ST-Strecke

In der Praxis sind Veränderungen der ST-Strecken oft nicht mit der gleichen Klarheit wie in den Abbildungen in Kap. 10.1 zu finden.

Anhand eines EKG zeigen wir beispielhaft das praktische Vorgehen bei drei Besonderheiten:

- Unscharfer J-Punkt
- Grenzwertige ST-Strecken-Veränderung
- Physiologische ST-Strecken-Hebung

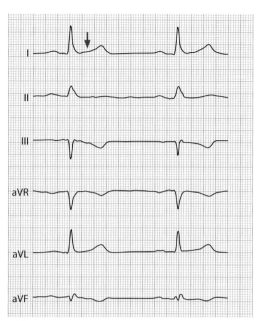

Abb. 10.15 Ein EKG mit einer ST-Strecken-Hebung (Extremitätenableitungen).

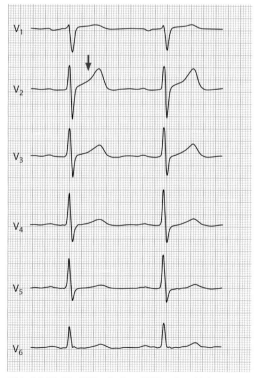

Abb. 10.16 Ein EKG mit einer ST-Strecken-Hebung (Brustwandableitungen).

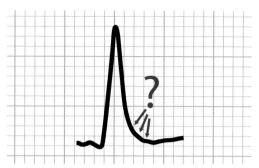

Abb. 10.17 Unscharfer J-Punkt in Ableitung I.

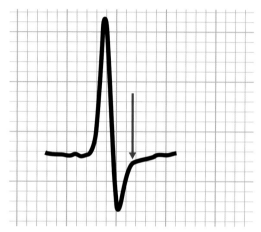

Abb. 10.18 J-Punkt in Ableitung V₅.

Unscharfer J-Punkt

In Ableitung I ist der J-Punkt nicht genau zu bestimmen (unscharfer J-Punkt). In Ableitung V$_5$ dagegen ist er deutlich besser zu erkennen (scharfer J-Punkt). Der J-Punkt in Ableitung V$_5$ kennzeichnet das zeitliche Ende der Erregungsausbreitung im Ventrikel. Das Ende ist in allen anderen Ableitungen gleich.

Grenzwertige ST-Strecken-Veränderung

Die ST-Strecke in Ableitung I berührt nur die isoelektrische Linie (s. Abb. 10.19, S. 86). Sie ist aber weder streng horizontal, noch ist sie deutlich angehoben.

Um zu klären, ob in Ableitung I eine ST-Strecken-Hebung vorliegt, wird der J-Punkt in Ableitung II bestimmt. Er fällt in allen Ableitungen auf den gleichen Zeitpunkt, da alle Ableitungen zur gleichen Zeit geschrieben werden.

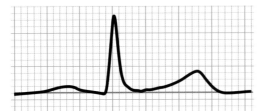

Abb. 10.19 Grenzwertige ST-Strecken-Hebung in Ableitung I.

Dann kann in Ableitung I die ST-Strecken-Höhe 60 ms nach dem J-Punkt gemessen werden (s. Abb. 10.20).

In unserem Beispiel misst man in Ableitung I eine Hebung sowohl beim J-Punkt als auch in der ST-Strecke nach 60 ms. Diese Hebung ist jedoch nur 0,05 mV groß und liegt somit unterhalb des Signifikanzniveaus für Hebungen von 0,1 mV in den Extremitätenableitungen (s. Kap. 3.1).

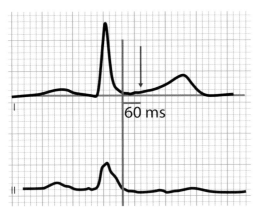

Abb. 10.20 ST-Strecken-Hebung in Ableitung I. Der J-Punkt wurde über die Ableitung II ermittelt.

Physiologische ST-Strecken-Hebung

In Ableitung V_2 ist eine aszendierende ST-Strecken-Hebung bei tiefer S-Zacke zu erkennen (s. Abb. 10.21). Diese ST-Strecken-Hebung ist bei einem jungen Erwachsenen als physiologisch zu bewerten.

Im Beispiel-EKG ist nur der frühe R/S-Umschlag vor V_3 auffällig. Dies kann als ein Hinweis auf eine Rechtsherzhypertrophie gedeutet werden. Weitere Zeichen einer Hypertrophie, wie z. B. Sokolow-Lyon-Index, Lagetyp, letzter oberer Umschlagspunkt (V_1) und pathologische S-Zacken sind hier allerdings unauffällig.

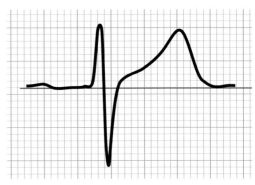

Abb. 10.21 Ableitung V_2.

10.3 Vorkommen von ST-Strecken-Hebungen

Nicht jede ST-Strecken-Hebung ist Ausdruck einer gravierenden Erkrankung. Jedoch sollte eine ST-Strecken-Veränderung einer genauen Betrachtung unterzogen werden.

Mögliche Ursachen einer ST-Strecken-Hebung sind:

- **Akuter Myokardinfarkt** (s. Kap. 12.2). ST-Strecken-Hebungen sind in der Regel monophasisch oder aszendierend.
- **Hypertrophie** (s. Kap. 16.1). In den Ableitungen V_1 bis V_4 aus einer tiefen S-Zacke heraus. Der ST-Abgang kann bis zu 0,4 mV oberhalb der isoelektrischen Linie beginnen.
- **Linksschenkelblock** (s. Kap. 13.2). In den Ableitungen V_1 bis V_4 aus einer tiefen S-Zacke heraus. Breiter QRS-Komplex.
- **Herzwandaneurysma**. Monophasische ST-Strecken-Hebung bei hohem ST-Abgang. Es geht eine Q-Zacke oder meist ein QS-Komplex voraus. Ein Herzwandaneurysma entsteht durch eine vollständige, transmurale Infarktnarbe. Dies führt zu einer Schwächung der Wand, so dass sich während der Kontraktion des Herzens der Wandabschnitt in die Gegenrichtung, also nach außen, bewegt.
- **Perimyokarditis** (s. Kap. 16.6). ST-Strecken-Hebungen in vielen, häufig in allen Ableitungen. Die Hebungen zeigen eine frühe Repolarisation und haben keinen monophasischen Verlauf.

10.4 Vorkommen von ST-Strecken-Senkungen

In Abb. 10.22 und 10.23 ist in den Ableitungen I, II, III, aVF, V_5 und V_6 eine horizontale ST-Strecken-Senkung deutlich zu erkennen. In aVR existiert eine spiegelbildliche ST-Hebung. Die Veränderungen sind als pathologische ST-Strecken-Senkungen zu bewerten, die für eine Ischämie oder einen Myokardinfarkt sprechen.

Mögliche Ursachen einer ST-Strecken-Senkung sind:

- Myokardischämie (s. Kap. 12.1).
- Akuter Myokardinfarkt (s. Kap. 12.2).
- Wirkung von Digitalis. Muldenförmige ST-Strecken-Senkungen in vielen Ableitungen.
- Hypertrophie. Im fortgeschrittenen Stadium einer Hypertrophie als Ausdruck von Erregungsrückbildungsstörungen (s. Kap. 16.1).

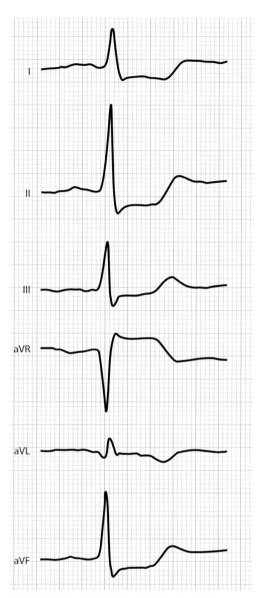

Abb. 10.22 Ein EKG mit einer ST-Strecken-Senkung (Extremitätenableitungen).

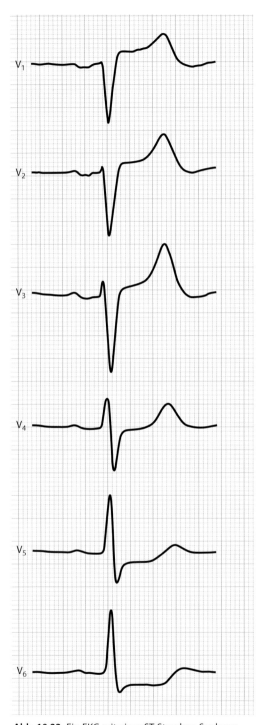

Abb. 10.23 Ein EKG mit einer ST-Strecken-Senkung (Brustwandableitungen).

10.5 Normvarianten der T-Welle

Die T-Welle entspricht der Repolarisation im Myokard des Ventrikels. Die T-Welle ist in fast allen Ableitungen positiv. Lediglich in Ableitung aVR ist die T-Welle immer negativ.

In einigen Ableitungen folgt die Richtung der T-Welle der Hauptrichtung des QRS-Komplexes. In anderen Ableitungen folgt sie nicht dieser Richtung und ist dort normalerweise immer positiv. Damit ist die T-Welle nicht in allen Fällen konkordant zum QRS-Komplex (s. Kap. 4.6). Die verschiedenen Normvarianten der Richtung der T-Welle werden im Folgenden vorgestellt.

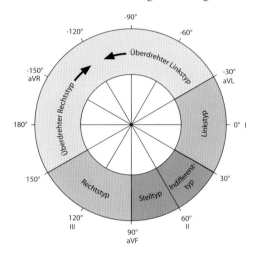

Abb. 10.24 Die Lagetypen im Cabrera-Kreis.

Lagetypabhängigkeit

Bei Erwachsenen liegt häufig ein **Linkstyp** (s. Abb. 10.24) vor. Bei diesem Lagetyp ist in Ableitung III der QRS-Komplex negativ. Häufig ist dort auch die T-Welle negativ. Wenn diese „T-Negativierung" isoliert in Ableitung III vorkommt, ist dies nicht pathologisch. Wenn sie aber auch in Ableitung aVF und gegebenenfalls in Ableitung II auftritt, muss an einen akuten oder abgelaufenen Hinterwandinfarkt gedacht werden!

Bei einem **überdrehten Linkstyp** mit negativem QRS-Komplex in den Ableitungen II und III ist ebenfalls nur in Ableitung III mit einer negativen T-Welle zu rechnen!

Altersabhängigkeit

Bei Kindern und Jugendlichen mit einem Rechtstyp (Ableitung I negativ) kann in Ableitung I eine negative T-Welle physiologisch vorhanden sein.

Brustwandableitungen V_1 und V_2

In Ableitung V_1 ist die T-Welle in der Regel negativ, da der Hauptvektor des QRS-Komplexes auch negativ ist.

Obwohl die Hauptrichtung des QRS-Komplexes in Ableitung V_2 negativ ist, sollte die T-Welle hier positiv sein. Als Merkhilfe kann das Sternum dienen: Rechts vom Sternum liegt die Elektrode V_1 (negative T-Welle möglich). Auf der anderen Seite, links vom Sternum, liegen die Elektroden V_2 bis V_6 (T-Welle positiv).

Bei einer negativen T-Welle in Ableitung V_2 sollte immer an eine Rechtsherzhypertrophie oder eine Rechtsherzbelastung gedacht werden.

> **Memo**
>
> Richtung der T-Welle nach Ableitungen:
> - I, II, V_3 bis V_6: T-Welle bei Erwachsenen immer positiv. Bei Jugendlichen kann T-Welle in I negativ sein.
> - aVL, aVF,: T-Welle fast immer positiv. Negative T-Welle bei negativem QRS-Komplex möglich.
> - III, V_1: T-Welle folgt häufig der Hauptrichtung des QRS-Komplexes.
> - aVR: T-Welle immer negativ.

10.6 T-Abflachung und T-Negativierung

Eine Abflachung (die T-Welle ist kleiner als 1/6 der Höhe der R-Zacke) oder ein negativer Ausschlag der T-Welle kennzeichnet im Allgemeinen eine akute oder chronische Schädigung des Herzmuskels (Infarkt, Hypertrophie). Jedoch kann auch bei einer Hypokaliämie eine reversible Abflachung der T-Welle beobachtet werden.

Terminale und Präterminale T-Negativierung

Eine chronische Belastung des Ventrikelmyokards führt zu einer **T-Abflachung** (s. Abb. 10.26, S. 90). Im weiteren Verlauf wird die T-Welle negativ **(T-Negativierung)**. Die T-Welle zeigt einen anfangs langsamen Abfall und gegen Ende einen schnellen Anstieg. Die Form einer solchen T-Welle unterscheidet sich in charakteristischer Weise von einer T-Negativierung in Folge einer akuten Belastung (s. Abb. 10.25). Der Abfall der T-Welle ist bei akuter Belastung des Herzens genauso schnell, oder sogar schneller als der Anstieg (meist also gleichschenklig).

Um diese Beobachtung anschaulich zu beschreiben, wurden zwei Begriffe eingeführt: die terminale und die präterminale T-Welle.

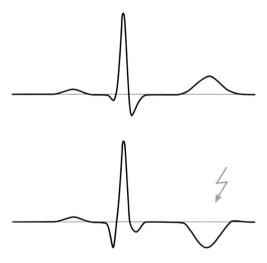

Abb. 10.25 T-Welle bei akuter Belastung. Rasche Ausbildung einer terminalen T-Negativierung. Ein Blitz veranschaulicht die akute Belastung.

Die Adjektive terminal und präterminal stammen aus einer geometrischen Betrachtung der T-Welle. Jede negative T-Welle hat einen abfallenden und einen ansteigenden Schenkel (s. Abb. 10.27 u. 10.28, S. 90).

Bei der **terminalen Negativierung** zeigt die Winkelhalbierende der Schenkel in Richtung

„Ende" des Herzzyklus, also weg vom QRS-Komplex. Sind der abfallende und der ansteigende Schenkel gleich lang, also gleichschenklig, so ist die Winkelhalbierende senkrecht nach oben gerichtet. Auch hier gilt die T-Negativierung als terminal.

Bei der **präterminalen T-Negativierung** zeigt die Winkelhalbierende in Richtung des QRS-Komplexes. Der Pfeil ist nicht mehr senkrecht, sondern zeigt mehr oder weniger nach links.

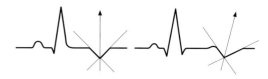

Abb. 10.27 T-Negativierung terminal. Die Winkelhalbierende der Schenkel ist senkrecht („parallel" zum QRS-Komplex) oder nach rechts geneigt.

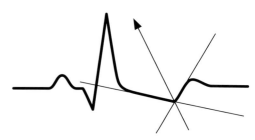

Abb. 10.28 T-Negativierung präterminal. Die Winkelhalbierende der Schenkel ist in Richtung des QRS-Komplexes geneigt.

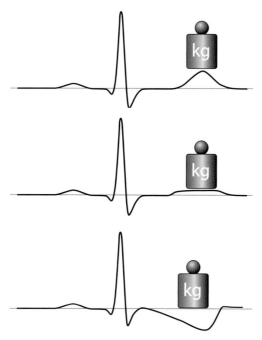

Abb. 10.26 T-Welle bei chronischer Belastung. Eine T-Abflachung geht allmählich in eine präterminale T-Negativierung über. Ein Gewicht veranschaulicht die chronische Belastung.

Memo

Jede T-Negativierung weist auf eine Schädigung des Ventrikelmyokards hin (Ausnahme ist die Hypokaliämie als Ursache).
- Akute Belastung: Terminale T-Negativierung (Abfall der T-Welle gleich oder schneller als Anstieg)
- Chronische Belastung: Präterminale T-Negativierung (Abfall der T-Welle flacher als der Anstieg)

Terminale T-Negativierung

Bei terminalen T-Negativierungen besteht ein hochgradiger Verdacht auf eine koronare Herzerkrankung (Infarkt, Ischämie). Auch andere Ursachen einer Schädigung, wie eine Hypertrophie oder Perimyokarditis, sind möglich.

Eine terminale T-Negativierung gilt als pathologisch, wenn sie 2/3 der Amplitude der R-Zacke erreicht. Eine geringere Amplitude gilt formal als eine unspezifische EKG-Veränderung.

Cave

Eine terminale T-Negativierung von < 2/3 Höhe der R-Zacke schließt keineswegs das Vorliegen eines Herzinfarkts aus!

Präterminale T-Negativierung

Eine präterminale T-Negativierung in nur einer Ableitung, in der außerdem die T-Welle normal negativ sein kann (s. Kap. 10.5), wird nicht als pathologischer Befund bewertet. Ursachen von präterminalen Negativierungen sind eine Schädigung der Innenschicht des Ventrikelmyokards oder eine Repolarisationsstörung (z. B. fortgeschrittene Linksherzhypertrophie, Dilatation).

10.7 Erhöhte T-Wellen

Eine T-Welle, deren Höhe mehr als 2/3 der Amplitude der R-Zacke beträgt, gilt als **erhöhte T-Welle**.

Bei Erhöhung der T-Welle wird eine symmetrische von einer asymmetrischen Form unterschieden (s. Abb. 10.29 u. 10.30).

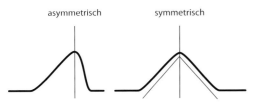

Abb. 10.29 Erhöhte T-Wellen.

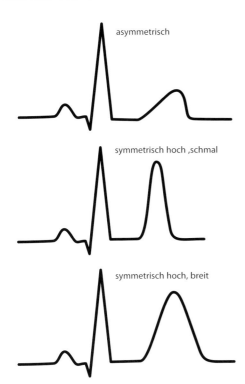

Abb. 10.30 Erhöhte T-Wellen.

Ein langsamer Anstieg bei schnellem Abfall kennzeichnet eine asymmetrische T-Welle. Die Spitze der T-Welle erscheint nach rechts verschoben.

Bei der symmetrischen T-Welle ist der Verlauf gleichschenklig.

Im EKG findet man häufig asymmetrische hohe T-Wellen. Dies ist ein unspezifischer, nichtpathologischer Befund (s. Abb. 10.30). Eine symmetrische hohe T-Welle dagegen kann auf eine Pathologie hinweisen.

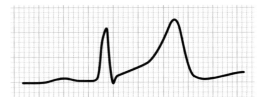

Abb. 10.31 Eine asymmetrische hohe T-Welle als Normvariante.

> **Memo**
>
> Eine symmetrische hohe T-Welle deutet auf eine Ischämie (koronare Herzkrankheit), eine Hyperkaliämie oder eine zerebrale Notfallsituation (z. B. Hirnblutung) hin.

10.8 Biphasische T-Wellen

Bei biphasischen T-Wellen (s. Abb. 10.32, S. 92) verläuft ein Teil der Welle oberhalb und ein Teil unterhalb der isoelektrischen Linie. Der erste Anteil der T-Welle ist wesentlich für die Befundung. Beginnt die T-Welle mit einem positiven Anteil, liegt eine Normvariante vor. Der negative Beginn einer biphasischen Welle ist pathologisch.

> **Memo**
>
> Eine negative T-Welle oder eine negativ beginnende T-Welle in Ableitung I, II, V_3 bis V_6 ist pathologisch. Eine eingehende Befundung des EKG ist notwendig.

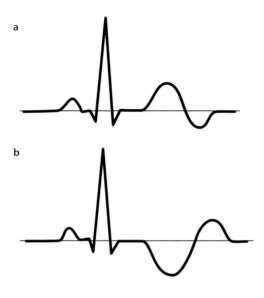

a

b

Abb. 10.32 Biphasische T-Welle **a:** normal, **b:** pathologisch.

Zusammenfassung

Veränderungen der ST-Strecke werden nach ihrem Verlauf eingeteilt und beurteilt. ST-Strecken-Hebungen kommen u. a. bei einem Infarkt, bei Hypertrophie oder bei einem Linksschenkelblock vor. Aszendierende ST-Strecken-Hebungen in wenigen Ableitungen aus einer tiefen S-Zacke heraus können einen Normalbefund darstellen. ST-Strecken-Senkungen weisen auf eine Ischämie hin, treten aber auch bei einer Digitalis-Therapie auf. Eine Hebung oder Senkung wird 60 ms nach dem J-Punkt als Abstand der Kurve von der isoelektrischen Linie gemessen.

T-Wellen sind positiv, außer in aVR. In einigen Ableitungen sind je nach Lagetyp und Alter negative T-Wellen physiologisch. Eine T-Negativierung ist Zeichen einer Schädigung des Myokards oder einer Hypokaliämie. Eine symmetrische T-Erhöhung ist ein schwerwiegender Befund, der auf eine Ischämie, Hyperkaliämie oder Hirnblutung hindeuten kann.

Beispiel-EKGs

Fragen

10.1 Wo beginnt die ST-Strecke?

10.2 Wie ist das Vorgehen, wenn ein J-Punkt in Ableitung V_1 unscharf ist?

10.3 Richtig oder falsch: ST-Hebungen sind immer Ausdruck eines gefährlichen Herzinfarkts?

10.4 Nennen Sie neben einem Herzinfarkt weitere Ursachen einer ST-Strecken-Hebung!

10.5 Wo misst man die Senkung der ST-Strecke bei einer Tachykardie, wenn der J-Punkt unterhalb der isoelektrischen Linie liegt?

10.6 Sind ST-Strecken-Messungen grundsätzlich beim Linksschenkelblock oder beim Rechtsschenkelblock verwertbar?

10.7 Liegt die T-Welle immer in der gleichen Richtung wie der Hauptvektor des QRS-Komplexes?

10.8 In welchen Ableitungen folgt die Richtung der T-Welle häufig der Richtung des Hauptvektors des QRS-Komplexes?

10.9 Was ist akut gefährlicher: eine terminale oder eine präterminale T-Negativierung?

10.10 Chronische Veränderungen des Herzens führen eher zu welcher T-Negativierung?

10.11 Was ist eine asymmetrische T-Wellen-Erhöhung?

10.12 Was ist eine biphasische T-Welle?

11 Das EKG mit System befunden

Lernziel

- Reihenfolge beim Lesen des EKG
- Systematisches Vorgehen bei der Auswertung
- Die wichtigsten EKG-Zeichen

11.1 Die Auswertung des EKG

Die Auswertung eines EKG sollte nach einem festen Schema ablaufen. Ein solches Schema legt die **Reihenfolge** fest, in der die Zeichen nacheinander im EKG betrachtet und beurteilt werden. Die zahlreichen Zeichen im EKG können nicht mit einem Blick erfasst werden.

Wer sich ein festes Schema zurechtlegt und immer danach vorgeht, wird mit der Zeit nicht nur schneller zu einer **Interpretation** der Veränderungen gelangen, sondern auch weniger Fehler machen.

Zunächst sollte die Herzfrequenz bestimmt werden, hier lassen sich ernste akute Erkrankungen erkennen. Danach wird der vorliegende Grundrhythmus bestimmt. Anschließend wird der Lagetyp ermittelt, denn von ihm hängt oftmals die weitere Beurteilung der EKG-Zeichen in den verschiedenen Ableitungen ab. Als nächstes werden die wichtigsten Zeiten und Amplituden der Abschnitte, Wellen und Zacken im EKG gemessen (s. Abb. 11.1). Dabei können gleichzeitig auch Abweichungen in Form und Verlauf der P-Welle, des QRS-Komplexes, der ST-Strecke und der T-Welle erkannt werden.

Nachdem die wichtigsten EKG-Zeichen systematisch untersucht worden sind, sollten die auffälligen oder sicher pathologischen Befunde als Grundlage dienen, um gezielt nach **weiteren Veränderungen** zu suchen. Diese können eine Diagnose erhärten oder widerlegen.

In vielen Fällen erlaubt das EKG allein keine **Diagnosestellung** im Sinne der Klärung einer eindeutigen Ursache oder der Entscheidung über eine bestimmte Therapie. Das EKG kann aber Hinweise auf zu Grunde liegende Pathologien geben, die gemeinsam mit dem klinischen Erscheinungsbild und unter Anwendung anderer diagnostischer Mittel zu einer Diagnose führen. In anderen Fällen ist auf Grund einer Notfallsituation das EKG das Mittel der Wahl, um zu einer schnellen Entscheidung zu gelangen. Dies gilt z. B. für die ventrikulären Tachykardien oder den Herzinfarkt.

Generell sind EKG-Zeichen nicht obligat. Bei vielen Erkrankungen können im EKG manche oder sogar alle der typischen Veränderungen fehlen (z. B. frühes Stadium einer Hypertrophie). Das Fehlen von EKG-Zeichen ist nicht beweisend für die Abwesenheit einer Pathologie.

Bevor man mit der Befundung beginnt, sollten, wie immer in der Medizin, alle Unklarheiten über das vorliegende Material beseitigt worden sein: Das EKG stammt vom richtigen Patienten und wurde zur erwarteten Zeit geschrieben. Die Papiergeschwindigkeit und die Spannungsverstärkung stehen auf dem EKG und die Ableitungen werden nicht von Artefakten überlagert, die eine Befundung sehr erschweren.

11.2 In fünf Schritten zum EKG-Befund

Ein EKG sollte systematisch ausgewertet werten. Hierfür bieten sich fünf Schritte an, auf die wir im Folgenden genauer eingehen:
1. Grundrhythmus und Herzfrequenz, P-Welle
2. Lagetyp
3. PQ-, QRS- und QT-Dauer
4. Q- und S-Zacke, R/S-Beziehung
5. ST-Strecke und T-Welle

Schritt 1: Grundrhythmus, Herzfrequenz, P-Welle

Grundrhythmus
Der Grundrhythmus ist der Herzrhythmus, der den Puls bestimmt. Sofern eine Überleitung im AV-Knoten sattfindet, ist der Vorhofrhythmus der Grundrhythmus. Der Herzrhythmus wird durch den Ort (oder die Orte) der Erregungsbildung und durch den Ablauf der Erregungsausbreitung bestimmt. Damit ist eine Abwei-

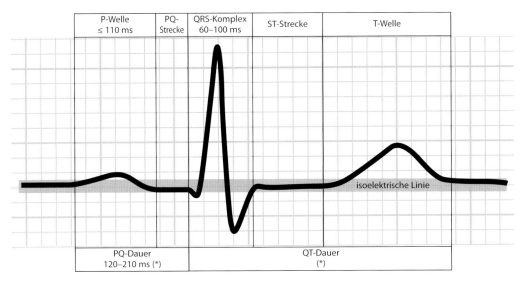

P-Welle ≤ 110 ms	PQ-Strecke	QRS-Komplex 60–100 ms	ST-Strecke	T-Welle

isoelektrische Linie

PQ-Dauer 120–210 ms (*)	QT-Dauer (*)

Abb. 11.1 Normalwerte im EKG. P-Welle < 0,25 mV. Q < 30 ms, < 1/4 der Höhe von R. S < 60 ms. T-Welle 1/6 bis 2/3 der Höhe von R. Werte mit (*) sind frequenzabhängig.

chung vom Sinusrhythmus ein grundlegendes Merkmal eines EKG.

Den Grundrhythmus bestimmt man anhand von zwei Eigenschaften:
1. Beziehung der P-Welle zum QRS-Komplex
2. Regelmäßigkeit der Herzaktionen

Wenn jeder P-Welle in einem festen zeitlichen Abstand ein QRS-Komplex folgt, liegt ein Sinusrhythmus vor (bei Normofrequenz).

Bei AV-Blockierungen und noch zumindest teilweise vorhandener Überleitung (AV-Block I° und II°) liegt ein Sinusrhythmus vor, bei AV-Block III° ein Ersatzrhythmus. Der Grundrhythmus ist bei letzterem somit ein AV-Knoten-Ersatzrhythmus oder ein ventrikulärer Ersatzrhythmus.

Bei Vorhofflimmern sind keine regelmäßigen P-Wellen erkennbar und die RR-Intervalle sind in der Regel unterschiedlich lang, der Grundrhythmus ist ein Vorhofflimmern.

Ein Vorhofflattern ist durch die hohe Vorhoffrequenz (Frequenz der P-Wellen) charakterisiert: die sehr schnelle Abfolge von P-Wellen (meist 240–280 pro Minute).

Werden die Kontraktionen der Ventrikel durch einen Ersatzrhythmus gesteuert, können die P-Wellen erst nach dem QRS-Komplex auftauchen oder unter diesem verschwinden.

Wenn Vorhöfe und Ventrikel unabhängig voneinander schlagen (AV-Block III°), lässt sich im EKG keine geordnete Beziehung zwischen P-Wellen und QRS-Komplexen mehr ausmachen. Auch hier ist von einem Ersatzrhythmus auszugehen.

Tachykardien sind durch die Herzfrequenz bestimmt. Eine ventrikuläre Tachykardie zeigt charakteristischerweise eine tachykarde Folge von breiten QRS-Komplexen. Supraventrikuläre Tachykardien sind durch schnelle Abfolgen von schmalen Kammerkomplexen gekennzeichnet.

Im Grundrhythmus lassen sich auch zum Teil „Lücken" erkennen: Der regelmäßige Abstand der QRS-Komplexe wird unterbrochen. Dieses Phänomen und seine Ursache wie AV-Block II°, SVES oder VES ist zu beschreiben.

Bradykarde Arrhythmien sind ebenfalls noch zu differenzieren: Sinusbradykardie, Sinusarrest, Ersatzrhythmen, bradykardes Vorhofflimmern (s. Kap. 7).

Herzfrequenz

Die Herzfrequenz wird je nach vorliegendem Grundrhythmus bestimmt. Die Frequenz wird bei einer unregelmäßigen Abfolge von QRS-Komplexen (z. B. Vorhofflimmern als Grundrhythmus) mit einem Mittel- und einem Oberwert sowie mit Untergrenzen angegeben. Schlagen Vorhöfe und Ventrikel unabhängig voneinander, werden beide Frequenzen gemessen. Der Befund einer Bradykardie (< 50 Schläge pro Minute) oder einer Tachykardie (> 100 Schläge pro Minute) richtet sich nur nach der Frequenz der Ventrikel. Die Kenntnis der Frequenz ist Voraussetzung für die Beurteilung der PQ- und der QT-Dauer.

P-Welle

Da bei der Beurteilung des Grundrhythmus die P-Wellen betrachtet werden, kann bei dieser Gelegenheit deren Morphologie (Form, Breite und Höhe) beurteilt werden. Abweichungen von der Norm (Dauer < 110 ms, Höhe < 0,25 mV, monophasisch) werden als P-dextrokardiale, P-sinistroatriale oder P-biatriale beschrieben.

Schritt 2: Lagetyp

Der Lagetyp verändert sich unter dem Einfluss verschiedenster Pathologien. Er sollte möglichst früh bestimmt werden, weil je nach Lagetyp die Merkmale eines EKG in den einzelnen Ableitungen anders zu beurteilen sind.

Bei Erwachsenen ist normalerweise ein Linkstyp oder ein Indifferenztyp zu erwarten. Ein Steiltyp kommt bei jüngeren Erwachsenen als Normvariante vor. Bei Kindern kann auch ein Rechtstyp normal sein.

Der Lagetyp entspricht der Hauptrichtung der Erregungsausbreitung in den Ventrikeln. Es wird dabei nur die Projektion der Erregungsausbreitung in die Frontalebene berücksichtigt.

Man bestimmt den Lagetyp anhand der Extremitätenableitungen, indem man die Richtung und die Amplitude der QRS-Komplexe in wenigstens drei Ableitungen miteinander vergleicht. In der Praxis genügen dafür z. B. die Einthoven-Ableitungen (I, II, III).

Q- und S-Zacken sowie die T-Welle sind je nach Lagetyp in den verschiedenen Ableitungen unterschiedlich zu beurteilen.

Schritt 3: PQ-, QRS- und QT-Dauer

PQ-Dauer

Eine normale PQ-Dauer (s. Abb. 11.1, S. 95) ist zwischen 120 und 210 ms lang. Verkürzungen oder Verlängerungen der PQ-Dauer kommen bei Überleitungsstörungen zwischen der Ebene der Vorhöfe und den Ventrikeln vor. Insbesondere der AV-Block I° ist über eine verlängerte PQ-Dauer definiert. Die maximale normale PQ-Dauer ist bei hohen Herzfrequenzen geringer (s. Kap. 4.3). Eine Verkürzung der PQ-Dauer wird durch eine Kurzschlussleitung neben dem AV-Knoten erzeugt (z. B. beim WPW-Syndrom).

QRS-Dauer

Die QRS-Dauer beträgt im Normalfall 60 bis 100 ms. Ab einer Dauer von 120 ms sprechen wir von objektivierbar breiten QRS-Komplexen. Sie weisen auf eine Störung der ventrikulären Erregungsausbreitung hin, kommen aber auch bei vorzeitiger Erregung von Teilen des Ventrikelmyokards vor (WPW-Syndrom). Treten bei einer Tachykardie breite QRS-Komplexe auf, muss immer an eine gefährliche ventrikuläre Tachykardie gedacht werden.

QT-Dauer

Die QT-Dauer ist die Summe aus QRS-Dauer und den Zeitintervallen der ST-Strecke und der T-Welle. In der Praxis kann man die Zeit vom Beginn des QRS-Komplexes bis zum Ende der T-Welle direkt ausmessen.

Die Normwerte hängen von der Herzfrequenz ab. Daher müssen sie mit der Formel nach Hegglin und Holzmann (s. Kap. 4.7, S. 31) ausgerechnet oder der Tabelle nach Lepeschkin (s. Kap. 4.7) entnommen werden. Pathologisch ist ein Wert von mehr als 500 ms oder eine relative QT-Dauer, die mehr als 20% von der Soll-QT-Dauer abweicht.

Eine verlängerte QT-Dauer kann vielfältige Ursachen haben. Dazu gehören Medikamente (vor allem Antiarrhythmika), Elektrolytstörungen, Herzinfarkt, Hypertrophie, AV-Block II° und III°. Es existiert auch eine seltene angeborene Form.

Schritt 4: Q-Zacke, S-Zacke, R/S-Beziehung

Q-Zacke

Eine Q-Zacke mit einer Dauer von über 30 ms oder einer Amplitude von mehr als einem Viertel der R-Zacke ist pathologisch. Grundsätzlich sollte immer nach solchen Q-Zacken gesucht werden. Als Ursachen kommen Infarktnarben und ein Sagittaltyp in Frage. Ein Sagittaltyp kann entweder anatomisch bedingt oder ein Hinweis auf eine Hypertrophie sein. Zur Unterscheidung ist eine EKG-Aufzeichnung in tiefer Inspiration wichtig.

S-Zacke

Physiologisch sind S-Zacken in den Ableitungen V_1 bis V_4. In den einzelnen Extremitätenableitungen sind je nach Lagetyp S-Zacken vorhanden. Insbesondere bei den Sagittaltypen können S-Zacken in allen Goldberger- und Einthoven-Ableitungen zu sehen sein. Breite, tiefe S-Zacken in den linkspräkordialen Ableitungen bis V_6 können Ausdruck einer Rechtsherzbelastung sein oder durch eine Blockierung der normalen Erregungsausbreitung in den Ventrikeln entstehen. S-Zacken, die weniger als 60 ms lang sind (0,06 Sekunden), sind nicht sicher pathologisch.

R/S-Beziehung

Beim verzögerten R/S-Umschlag ist die R-Zacke in Ableitung V_4 kleiner als die S-Zacke. Mögliche Ursachen sind eine Linksherzbelastung, eine Infarktnarbe und ein Linksschenkelblock. Für eine schwerwiegende Schädigung sprechen fehlende R-Zacken ab V_2 (R-Verlust). Ein vorzeitiger R/S-Umschlag kann sich unter einer Rechtsherzbelastung zeigen. Dann ist in V_3 die R-Zacke größer als die S-Zacke.

Um nicht ein Zeichen einer Links- oder Rechtsherzbelastung zu übersehen, sollten die Amplituden der R- und S-Zacken mit Hilfe des Sokolow-Lyon-Index (s. Kap. 9.9) bewertet werden.

Schritt 5: ST-Strecke und T-Welle

ST-Strecken- und T-Wellen-Veränderungen treten im EKG häufig gemeinsam auf, weil beide eine Störung der Repolarisation anzeigen können. Als Ursachen kommen nicht nur eine Ischämie oder ein Infarkt in Frage, sondern auch eine Hypertrophie, ein Linksschenkelblock, Elektrolytstörungen oder Medikamente.

ST-Strecke

Die Höhe einer ST-Strecken-Hebung oder einer ST-Strecken-Senkung wird 60 ms (manchmal auch 60–80 ms) nach dem J-Punkt gemessen. Eine Beschreibung des ST-Strecken-Verlaufs mit den Worten horizontal, aszendierend, deszendierend, monophasisch oder schulterartig ist wichtig, weil manche Verläufe häufiger mit bestimmten Pathologien assoziiert sind als andere. Beispielsweise sprechen monophasische ST-Strecken-Hebungen eher für das Vorliegen eines Herzinfarkts als für eine Perikarditis. Auch die Verteilung der Hebungen über die einzelnen Ableitungen sollte beachtet werden. Bei einer Perikarditis ist eine unspezifische Verteilung über viele oder alle Ableitungen zu erwarten. Zeichen eines Herzinfarkts können auf die Ableitungen beschränkt sein, welche die betroffene Herzregion im EKG abbilden.

T-Welle

Bei T-Wellen muss genau darauf geachtet werden, in welchen Ableitungen sie negativ sind. Je nach Lagetyp und Alter des Patienten können negative T-Wellen einen Normalbefund darstellen (s. Kap. 10.5). Pathologisch sind sie beim Erwachsenen immer in den Ableitungen I, II und V_3 bis V_6.

T-Negativierungen sind Ausdruck einer Schädigung des Ventrikelmyokards, wie sie bei einer erhöhten Belastung des Herzens auftritt. Die terminale T-Negativierung kommt bei akuter Belastung, die präterminale bei chronischer Belastung vor.

Eine Abflachung der T-Welle (T-Welle < 1/6 der Höhe der R-Zacke) kann z. B. bei chronischer Belastung als Zwischenstadium oder bei Hypokaliämie zu sehen sein.

Eine symmetrische T-Wellen-Erhöhung deutet auf eine Ischämie, Hyperkaliämie oder eine zerebrale Notfallsituation hin. Pathologisch sind auch biphasische T-Wellen, die mit einem negativen Anteil beginnen.

11.3 Verdachtsdiagnose

Nach der Auswertung des EKG sollten die auffälligen Befunde zusammengefasst und interpretiert werden. Unter Berücksichtigung der Klinik des Patienten und eventueller weiterer Untersuchungsergebnisse sollte eine Verdachtsdiagnose gestellt werden. Wenn das EKG eine Notfallsituation zeigt, oder die Ursache eines klinischen Notfalls aufgeklärt hat, sollte rasch gehandelt werden.

Im klinischen Alltag haben sich vorgefertigte Auswertungs-Bögen bewährt. In Abb. 11.2 ist ein Beispiel für einen Bogen gezeigt, der auch zur selbstständigen Befundung der Beispiel-EKGs (s. Kap. 20) verwendet werden kann.

Auf den Seiten 100 bis 103 sind zwei normale EKGs abgebildet. Wer möchte, kann das bisher Gelernte an diesen EKGs ausprobieren. Sämtliche Befunde werden aufgeführt und können zur Überprüfung der eigenen Ergebnisse benutzt werden.

Befundbogen

Patientendaten

Name: _____

Geburtstag: _____ Geschlecht: _____

Klinik und Hauptdiagnose: _____

Medikation: _____ / _____ Digitalis

Grundrhythmus: ☐ SR   ☐ VHF   ☐ Ersatzrhythmus

Sonstiges: _____

Herzfrequenz: _____ /min   Lagetyp: _____

PQ-Dauer: _____ ms   ☐ normal ☐ pathologisch

QRS-Dauer: _____ ms ☐ normal ☐ pathologisch ☐ LSB ☐ RSB

Sonstiges: _____

QT-Dauer: _____ ms

Pathologische Q-Zacken: ☐ nein   ☐ ja, in den Ableitungen _____

Pathologische S-Zacke: _____

R/S-Umschlag in: V _____ ☐ normal; ☐ pathologisch nach rechts
                                      ☐ pathologisch nach links

Sokolow-Lyon-Index links: _____ mV   ☐ normal   ☐ pathologisch
Sokolow-Lyon-Index rechts: _____ mV ☐ normal   ☐ pathologisch

ST-Strecke: ☐ isoelektrisch   ☐ nicht isoelektrisch: _____

T-Welle: ☐ unauffällig   ☐ auffällig: _____

U-Welle: ☐ nein   ☐ ja

Beurteilung und Interpretation: _____

Verdachtsdiagnose: _____

Datum, Unterschrift: _____

Abb. 11.2 Beispiel für einen Befundbogen. SR: Sinusrhythmus, VHF: Vorhofflimmern, LSB: Linksschenkelblock, RSB: Rechtsschenkelblock.

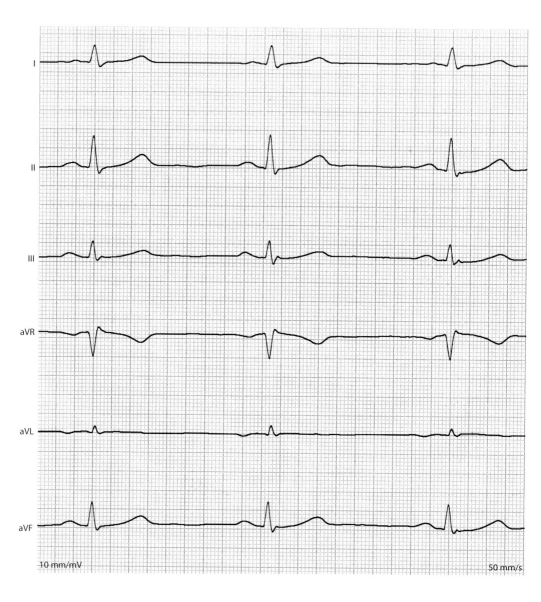

Grundrhythmus: Sinusrhythmus
Herzfrequenz (/min): 63
Lagetyp: Indifferenztyp
P-Welle: unauffällig
PQ-Dauer (ms): 140

QRS-Dauer (ms): 90
QT-Dauer (ms): 340
Path. Q-Zacken: nein
Path. S-Zacken: nein
R/S-Umschlag: $V_{3/4}$

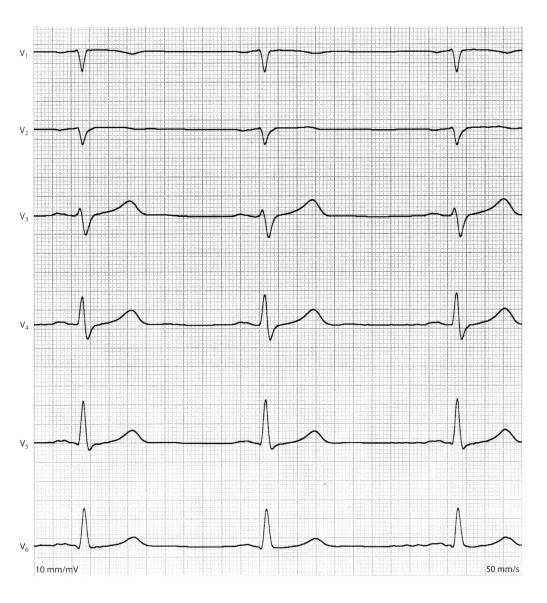

Sokolow-Lyon-Index (mV): 1,6
ST-Strecke: isoelektrisch
T-Welle: konkordant
U-Welle: nein

Interpretation: Normofrequenter Sinusrhythmus.
Keine Erregungsbildungs-, Erregungsausbreitungs-
oder -rückbildungsstörung.

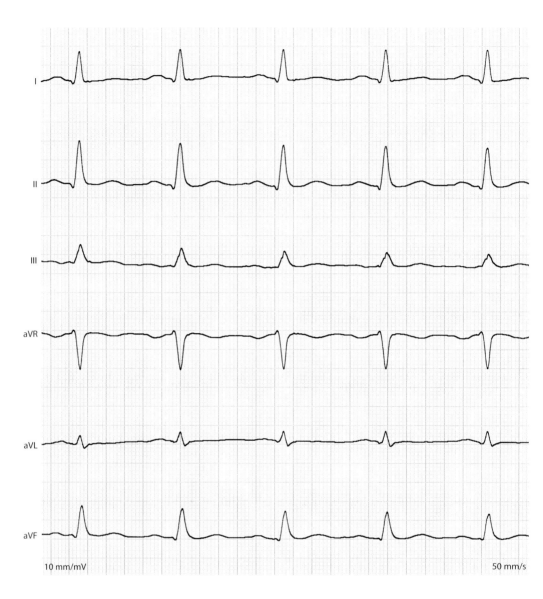

Grundrhythmus: Sinusrhythmus
Herzfrequenz (/min): 108
Lagetyp: Indifferenztyp
P-Welle: unauffällig
PQ-Dauer (ms): 130
QRS-Dauer (ms): 80
QT-Dauer (ms): 300
Path. Q-Zacken: nein
Path. S-Zacken: nein

R/S-Umschlag: V_2, vorzeitig
Sokolow-Lyon-Index (mV): 1,7
ST-Strecke: isoelektrisch
T-Welle: konkordant
U-Welle: nein
Interpretation: Tachykarder Sinusrhythmus. Keine Erregungsbildungs-, Erregungsausbreitungs- oder -rückbildungsstörung

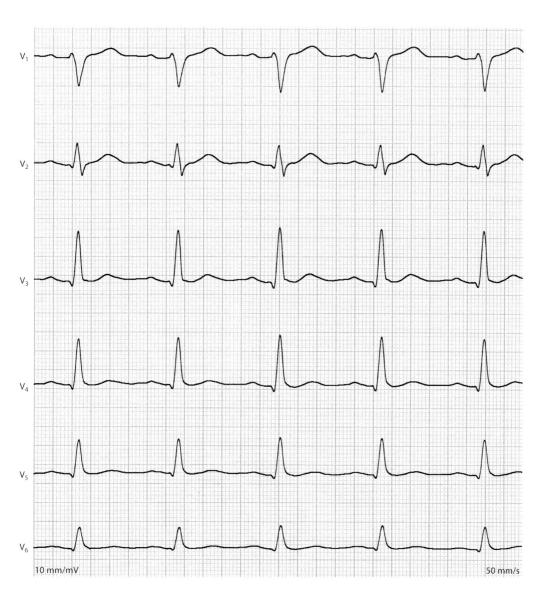

Die in I, II und aVF sichtbaren Q-Zacken sind nicht pathologisch. Es fällt lediglich ein sehr früher R/S-Umschlag in V_2 auf. Es fehlen jedoch weitere Zeichen einer Rechtsherzbelastung, so dass hier als Ursache von einer nicht idealen Platzierung der Elektroden auszugehen ist (V_2 ist vermutlich nicht direkt links parasternal gelegt, sondern etwas weiter lateral).

Ursachen einer Sinustachykardie können sein: Aufregung, Anämie und Kreislaufstörungen durch akute Erkrankungen. Eine Anamnese ist daher sinnvoll.

Zusammenfassung

Die Auswertung eines EKG sollte in fünf Schritten ablaufen. Grundrhythmus, Frequenz und P-Welle können im ersten Schritt beurteilt werden. Nach dem Lagetyp sollten die PQ-, die QRS- und die QT-Dauer gemessen werden. Dann kann die Morphologie des QRS-Komplexes, der ST-Strecke sowie der T-Welle beurteilt werden. Ein systematisches Vorgehen mit einer festen Reihenfolge erleichtert den Weg vom ersten Eindruck eines EKG bis zum Stellen der Verdachtsdiagnose.

Fragen

11.1   Zählen Sie die fünf Schritte zur Auswertung eines EKG auf!

11.2   Nennen Sie EKG-Zeichen, bei denen der Lagetyp für die Beurteilung wichtig ist!

11.3   Wie bestimmt man praktisch den Grundrhythmus im EKG?

11.4   Welche EKG-Zeichen sind in Abhängigkeit von der Herzfrequenz zu beurteilen?

11.5   Bei der Auswertung des EKG konnten Sie keine Veränderungen feststellen, die auf eine Pathologie hinweisen. Ist der Patient trotz klinischer Beschwerden gesund?

12 Koronare Herzerkrankung

Lernziel

- Folgen der koronaren Herzerkrankung
- Erkennen einer Myokardischämie
- Definition eines Herzinfarkts
- Einteilung in STEMI und NSTEMI
- Stadieneinteilung des Herzinfarkts
- Lokalisation eines Infarkts mit dem EKG
- Vorderwand-, Seitenwand- und Hinterwandinfarkt

Die **koronare Herzerkrankung** (KHK) ist zurzeit die häufigste kardiale Erkrankung und Todesursache in der Bundesrepublik Deutschland. Ursache der KHK ist eine Arteriosklerose der Herzkranzgefäße.

Strukturelle Veränderungen an den Koronarien sind im EKG nicht zu sehen. Erst wenn sie sich funktional auf die **Leitungseigenschaften** im Herzmuskel auswirken, bilden sie sich im EKG ab.

Eine Verengung der Herzkranzgefäße (**Stenose**) lässt sich im EKG nicht erkennen, solange die Durchblutung in Ruhe noch ausreichend ist. Kommt es unter Belastung zu einer Minderdurchblutung (**Ischämie**) des Myokards, können ST-Strecken-Senkungen auftauchen.

Auch eine plötzlich auftretende Ischämie, ein akuter Myokardschaden (**Herzinfarkt**) oder ein abgelaufener Infarkt (Infarktnarbe) können sich im EKG zeigen.

12.1 Ischämie

Einteilung

Eine Ischämie im Herzen entsteht durch eine Durchblutungsstörung in den Koronarien (**Koronarinsuffizienz**). Häufig wird eine Ischämie durch körperliche, aber auch durch psychische Belastung ausgelöst. Bei der belastungsabhängigen Ischämie ist eine Stenose im Bereich eines Herzkranzgefäßes die Voraussetzung. Unter Belastung steigt der Sauerstoffbedarf und es wird nicht mehr genug Blut befördert, um den gesamten Herzmuskel zu versorgen. Eine plötzlich auftretende Verengung kann dagegen auch zu einer Ischämie in Ruhe führen.

Pathophysiologie

Die Koronarien verlaufen an der äußeren Oberfläche des Herzmuskels. Die Blutversorgung des Myokards geschieht von außen nach innen (s. Abb. 12.1). Bei einer Ischämie werden die inneren Schichten des Myokards unterversorgt, da sie zuletzt erreicht werden und den größten Sauerstoffbedarf haben.

Im ischämischen Gewebe entsteht eine Leitungsverzögerung. Die inneren Schichten des Herzmuskels werden positiv geladen (s. Abb. 12.2). Während der Erregungsausbreitung wird lokal ein Spannungsgefälle von außen nach innen erzeugt, welches zu einem Fluss der Ladung nach innen führt.

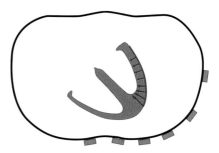

Abb. 12.1 Das Myokard wird von außen nach innen mit Blut versorgt. Hier rot eingezeichnet: das Versorgungsgebiet der linken Koronararterie (LCA)

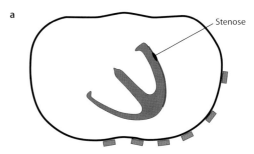
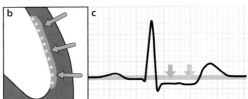

Abb. 12.2 Innenwand-Ischämie (a). Innere Schichten werden zuletzt versorgt (b). Ein Spannungsgefälle von außen nach innen ist im EKG als ST-Strecken-Senkung zu sehen (c).

Im EKG ist dieses Spannungsgefälle als **ST-Strecken-Senkung** sichtbar (s. Abb. 12.3).

Differenzialdiagnostisch muss bei ST-Strecken-Senkungen neben einer KHK auch an eine Hypertrophie (s. Kap. 16.6) gedacht werden. Bei einer Hypertrophie ist der Herzmuskel stark verbreitert. Die Verlängerung des Weges für das Blut kann zu Versorgungsengpässen der innersten Schichten mit Sauerstoff führen. Unter Belastung oder bei Bestehen einer arteriellen Hypertonie kann es dann ebenfalls zu einer Ischämie kommen. Mit dem EKG kann die Ursache der Ischämie – ob Stenose oder Hypertrophie – nicht eindeutig identifiziert werden. Beides ist durch eine Minderdurchblutung der Myokardinnenschicht bedingt, womit sich dasselbe Bild im EKG zeigt.

EKG-Zeichen
- Belastungsinduzierte Ischämie: ST-Strecken-Senkung.
- Plötzlich aufgetretene Ischämie: meist im Angina pectoris-Anfall ST-Strecken-Senkung, z. T. kommt auch eine terminale T-Negativierung vor (s. Abb. 12.4).
- Chronische Durchblutungsstörung: häufig unspezifische Veränderungen der ST-Strecke oder der T-Welle, z. B. eine präterminale T-Negativierung, die nicht spezifisch für eine KHK ist.

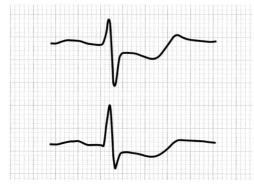

Abb. 12.3 Deszendierende ST-Senkung bei Ischämie.

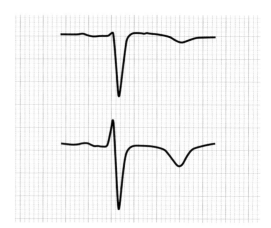

Abb. 12.4 Terminale T-Negativierung bei Vorderwandischämie.

Cave
ST-Strecken-Senkungen weisen auf eine Ischämie hin. Sie können aber auch bei einem Herzinfarkt als alleiniges Zeichen und ohne entsprechende ST-Strecken-Hebungen auftreten.

Klinik
Das Leitsymptom der kardialen Ischämie ist die **Angina pectoris**. Zu den Merkmalen der Angina pectoris gehören der Thoraxschmerz, die Belastungsabhängigkeit der Beschwerden und das Verschwinden der Schmerzen bei Nitrogabe (Nitrosensiblität). Eine typische Angina pectoris liegt nur vor, wenn alle drei Kriterien erfüllt sind.

Eine stabile (streng belastungsabhängige) Angina pectoris wird von einer instabilen Angina pectoris unterschieden. Bei letzterer ist die Angina pectoris entweder erstmalig aufgetreten, rasch zunehmend, oder bereits in Ruhe vorhanden.

Zur weiteren Abklärung der stabilen Angina pectoris eignet sich das **Belastungs-EKG**. Des Weiteren können diagnostisch auch ein Stress-Echo und eine Szintigrafie oder der Herzkatheter eingesetzt werden.

Die Angina pectoris wird medikamentös behandelt. Bei Stenosen ist eine Therapie mit Ballondilatation und Stent-Implantation möglich. Liegen schwere Durchblutungsstörungen vor, kann eine Bypassoperation notwendig werden.

12.2 Herzinfarkt

Einteilung

Ein Herzinfarkt ist eine akut auftretende Durchblutungsstörung in einem Koronargefäß, die zu einer Schädigung des Myokards führt. In der Labordiagnostik zeigt sich ein Anstieg der Herzenzyme (z. B. Troponin). Anhand des EKG unterscheidet man zwei Erscheinungsformen eines Infarkts:

1. Ein **STEMI** (**ST-E**levations-**M**yokard**i**nfarkt) ist über die im EKG sichtbaren ST-Strecken-Hebungen definiert.
2. Bei einem **NSTEMI** (**N**on-**ST-E**levations-**M**yokard**i**nfarkt) fehlen die „klassischen" ST-Strecken-Hebungen. Trotz eines kompletten Gefäßverschlusses (häufig liegt kein kompletter Verschluss vor; kritische Stenose) können im EKG jegliche pathologische Zeichen fehlen. Es können bei einem NSTEMI aber auch ST-Strecken-Senkungen mit oder ohne terminale T-Negativierungen zu sehen sein.

Pathophysiologie

Der Herzinfarkt wird nach dem zeitlichen Voranschreiten der Gewebeschädigung in Stadien eingeteilt. Stadium 0 und I entsprechen einem akuten Infarkt. Ein abgelaufener Infarkt ist den Stadien II und III zuzuordnen.

Stadium 0

Das Stadium 0 entspricht der frühesten Phase eines Herzinfarkts. Sie ist nur von kurzer Dauer und daher selten zu sehen. In diesem Anfangsstadium wird das Gewebe durch eine akute Ischämie geschädigt. Es zeigen sich hohe, spitze und symmetrische T-Wellen.

Stadium I

Im Stadium I kommt es zu einer Läsion des Gewebes. Das geschädigte Areal ist positiv geladen.

Beim gesunden Herzen sind während der Plateauphase die Herzmuskelzellen depolarisiert (entspricht der ST-Strecke, s. Kap. 1.2). Im Innern der Zelle ist die Ladung gegenüber außen positiv. Das bedeutet, dass es außerhalb der Zelle einen Überschuss an negativer Ladung gibt.

Bei einem Infarkt verschiebt sich diese negative Ladung aus der Umgebung des Infarktgebietes in Richtung des noch positiv geladenen Infarktgebietes. Hier kommt es nicht zur Depolarisation, die Zellumgebung bleibt positiv geladen. Es tritt ein steter Strom in Richtung des geschädigten Gewebes auf, der sich im EKG als eine ST-Strecken-Hebung zeigt (s. Abb. 12.5).

Stadium II

Im Stadium II ist das Infarktareal nekrotisch geschädigt. Eine Umwandlung in Narbengewebe beginnt und ist am Anfang von Stadium III meist abgeschlossen.

Das Gewebe ist nicht mehr elektrisch aktiv. Es entsteht ein „elektrisches Loch". Bei der ventrikulären Erregungsausbreitung, der im EKG der QRS-Komplex entspricht, zeichnen die Elektroden keine Aktivität des betroffenen

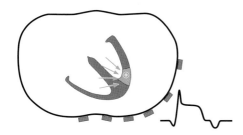

Abb. 12.5 Entstehung einer ST-Strecken-Hebung im Infarkt-Stadium I. Die grünen Pfeile zeigen eine Ladungsverschiebung in Richtung Infarktgebiet (orange). Das Beispiel zeigt einen reinen anterioren Infarkt mit ST-Elevation in Ableitung V_3 und V_4.

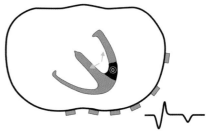

Abb. 12.6 Die Erregungsausbreitung im Septum wird durch das „elektrische Loch" des Infarkts im Stadium II hindurch gesehen. Pathologische Q-Zacke in Ableitung V_3 und V_4. Kleinere R-Zacke entsprechend der Ausdehnung des Infarkts.

Gewebes mehr auf. Stattdessen wird die elektrische Aktivität der darunter liegenden Bereiche des Herzens durch das „elektrische Loch" gesehen (s. Abb. 12.6). Normalerweise wird in den linkspräkordialen Ableitungen die elektrische Aktivität des Septums oder anderer tief gelegener Herzregionen durch die Aktivität der Herzwand verdeckt.

Im EKG führt dies zu zwei charakteristischen Zeichen eines Infarkts im Stadium II: Erstens wird die Erregungsausbreitung im Septum in den Ableitungen über dem Infarktgebiet als pathologische Q-Zacke (s. Abb. 12.6, S. 107) gesehen. Zweitens kommt es zu einer Erniedrigung der R-Zacke, weil das Infarktgebiet nicht mehr elektrisch erregt wird. Bei einer großen Infarktnarbe hat dies einen R-Verlust zur Folge.

Als Ausdruck der narbeninduzierten Repolarisationsstörung entstehen im EKG terminale T-Negativierungen.

Stadium III

Der narbige Umbau des Infarktgewebes und die damit einhergehenden Veränderungen des EKG sind meist schon im Stadium II abgeschlossen. Manchmal kann sich im weiteren Verlauf die Repolarisationsstörung aus Stadium II zurückbilden. Es kommt dann zu einer Aufrichtung der T-Welle. Pathologische Q-Zacken bleiben jedoch auch in diesem Stadium bestehen.

Herzwandaneurysma

Im Narbenstadium (Stadium II, III) kann eine massive Schädigung des Myokards zu einer Aussackung der Herzwand (Aneurysma) führen. Dies zeigt sich im EKG als ST-Strecken-Hebung mit R-Verlust.

EKG-Zeichen

Stadium 0

- Erhöhung der T-Welle. Da dies ein Zeichen der Hypoxie der Herzmuskelzellen ist, wird hier auch von einem **„Erstickungs-T"** gesprochen.

Stadium I

- ST-Strecken-Hebung in den Ableitungen, die das Infarktgebiet abbilden. Die Hebung ist als schwerwiegender Befund zu werten und stellt das typische EKG-Zeichen eines Infarkts dar.
- Eine ST-Strecken-Senkung ist bei einem Infarkt als einziges Zeichen möglich (s. Kap. 12.1).

Stadium II

- Pathologische Q-Zacke (s. Abb. 12.8) in den Ableitungen, die das Infarktgebiet abbilden.
- R-Verlust
- Terminale T-Negativierung (s. Abb. 12.7 u. 12.8). Diese Veränderung der T-Welle wird auch als **„koronares T"** bezeichnet.

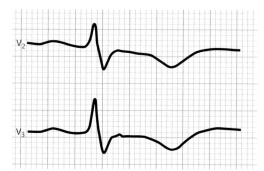

Abb. 12.7 Vorderwandinfarkt (NSTEMI) im Stadium II. Keine Q-Zacke, aber terminal negatives T.

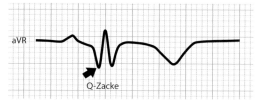

Abb. 12.8 Hinterwandinfarkt mit klassischer Q-Zacke bei Infarktnarbe und terminal negativem T.

Stadium III

- Pathologische Q-Zacke in den Ableitungen, die das Infarktgebiet abbilden.
- Terminale T-Negativierungen können noch bestehen. Die T-Welle kann sich aber auch inzwischen wieder „aufgerichtet" haben und normal erscheinen.

Herzwandaneurysma

- Über Stadium I hinaus persistierende ST-Strecken-Hebung mit R-Verlust. Die Hebung beginnt aus einem tiefen S heraus (s. Abb. 12.9).

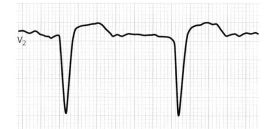

Abb. 12.9 ST-Strecken-Hebung mit R-Verlust bei einem Aneurysma nach einem Herzinfarkt.

Klinik

Ein akuter Myokardinfarkt ist immer ein Notfall. Das EKG ist das diagnostische Mittel der Wahl. Es erlaubt nicht nur eine Bestimmung der betroffenen Herzregion und des Ausmaßes des Infarkts (s. Kap. 12.3), sondern gibt auch Hinweise auf das Alter eines Infarkts.

Fehlen im EKG jegliche Infarkt-Zeichen, beweist das nicht, dass kein Infarkt vorliegt. Neben dem Labor (Herzenzyme) ist auch das klinische Erscheinungsbild und die klinische Vorgeschichte wesentlich für die Diagnosefindung.

12.3 Abbildung der Infarktregionen im EKG

Das EKG ermöglicht die Lokalisationsdiagnostik eines Infarkts. Diese ist auch prognostisch wichtig. Wir unterscheiden einen Vorderwand-, einen Seitenwand- und einen Hinterwandinfarkt (s. Kap. 12.4 bis 12.6).

Je nach betroffener Herzregion treten die typischen EKG-Zeichen eines Infarkts vorwiegend in den Ableitungen auf, welche die Erregungsausbreitung in dieser Region am besten abbilden. Wir sprechen in diesem Zusammenhang auch kurz von „Ableitungen über dem Infarktgebiet".

Eine Zuordnung von Ableitungen zu Herzregionen wurde bereits in Kap. 2.2 vorgestellt. In der Aufstellung in diesem Kapitel (s. Abb. 12.12, S. 110) gibt es kleinere Unterschiede, die den rechten Ventrikel betreffen. Einen isolierten rechtsventrikulären Infarkt im EKG zu lokalisieren, ist auf Grund der geringeren Masse des rechten Ventrikels häufig nicht möglich. Das bedeutet nicht, dass es keinen Infarkt des rechten Ventrikels gibt. Bei einem Hinterwandinfarkt kann z. B. auch der rechte Ventrikel mit betroffen sein.

Gefäßversorgung

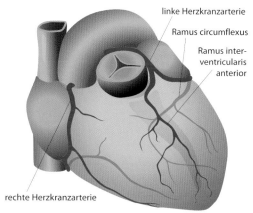

linke Herzkranzarterie

Ramus circumflexus

Ramus interventricularis anterior

rechte Herzkranzarterie

Abb. 12.10 Gefäßversorgung des Herzens.

Da ein Infarkt durch einen Verschluss eines Koronargefäßes oder eines Astes eines Gefäßes verursacht wird, lassen sich die Infarktregionen nicht immer streng einer Herzregion zuordnen. Zudem zeigt die Gefäßversorgung des Herzens individuelle Variationen.

So kann z. B. die Seitenwand und zum Teil auch die Hinterwand zu gleichen Teilen aus der rechten und der linken Herzkranzarterie (s. Abb. 12.10) bzw. als Variation nur aus der rechten oder nur aus der linken Herzkranzarterie versorgt werden.

Die in den Kapiteln 12.4 bis 12.6 genannten Gefäßversorgungen sind daher nur als Anhaltspunkt im Sinne der häufigsten Normvarianten zu verstehen.

a

b

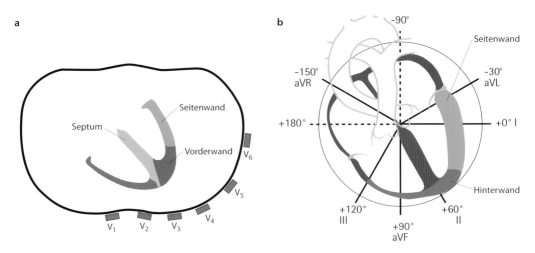

Abb. 12.11 Die Abbildung von Herzregionen im EKG beim Infarkt. **a:** Brustwandableitungen, **b:** Extremitäten-ableitungen.

I lateral	aVR	V₁ septal	V₄ anterior
II inferior	aVL lateral	V₂ septal	V₅ lateral
III inferior	aVF inferior	V₃ anterior	V₆ lateral

Abb. 12.12 Zuordnung von Infarktregion zu EKG-Zeichen in bestimmten Ableitungen:
lateral = Seitenwandinfarkt,
inferior = Hinterwandinfarkt,
anterior und septal = Vorderwandinfarkt
(aVR ist keiner Infarktregion zugeordnet).

Zur Klärung der betroffenen Gefäße bei einem Infarkt ist ein Koronarangiogramm erforderlich.

Spiegelbildliche Senkungen

Während eines Infarkts können in den Ablei-tungen über dem Infarktgebiet ST-Strecken-Hebungen zu sehen sein. In den Ableitungen, welche die Erregungsausbreitung aus der entge-gengesetzten Richtung betrachten, sind oftmals entsprechend ST-Strecken-Senkungen zu beob-achten. Beispielsweise können bei Hebungen in Ableitung III in der Ableitung aVL Senkungen zu sehen sein (s. Abb. 12.13). Die Ableitung III liegt im Cabrera-Kreis ungefähr gegenüber der Ableitung aVL. Solche spiegelbildlichen Senk-ungen sind jedoch keine obligatorischen EKG-Veränderungen bei einem Infarkt.

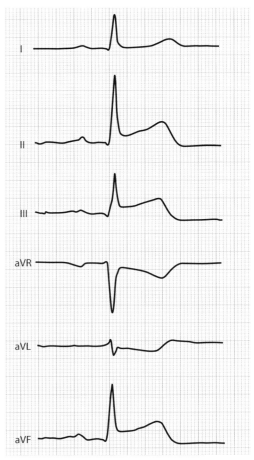

Abb. 12.13 Hinterwandinfarkt. ST-Strecken-Hebung in Ableitung III, ST-Strecken-Senkung in aVL.

Memo

Sind sowohl Hebungen als auch Senkungen der ST-Strecke in einem EKG zu finden, so muss der gravierendere Befund als der führende Befund gewertet werden: die ST-Strecken-Hebung.

12.4 Vorderwandinfarkt

Einteilung

Die Vorderwand des Herzens wird meist durch einen Ast der linken Herzkranzarterie, den Ramus interventricularis anterior (RIVA oder im angloamerikanischen Sprachraum LAD für left anterior descending), versorgt. Dieses Gefäß verläuft an der Oberfläche des Herzmuskels zwischen beiden Ventrikeln. Kleine abgehende Äste versorgen das Septum. Ein Vorderwandinfarkt ist somit meist ein anteroseptaler Infarkt: Septum und Vorderwand (anteriore Wand) sind betroffen.

Pathophysiologie

s. Kap. 12.2

EKG-Zeichen

Stadium 0
- Erhöhung der T-Welle

Stadium I
- ST-Strecken-Hebung in den Ableitungen V_1 bis V_4
- ST-Strecken-Senkung

Stadium II und III
- Q-Zacken in Ableitung V_1 sind noch nicht beweisend für einen abgelaufenen Herzinfarkt. Jedoch ist jedes Q in den Brustwandableitungen V_2 bis V_6 als pathologisch zu werten.
- In der Regel kommt es zu einem R-Verlust.
- Terminale T-Negativierung

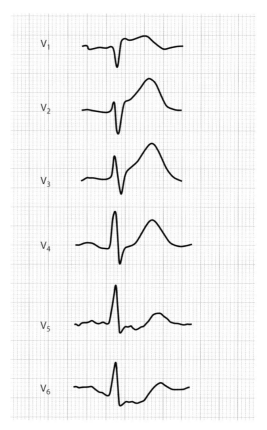

Abb. 12.14 Vorderwandinfarkt. ST-Strecken-Hebungen in V_1 bis V_3.

Klinik

Üblicherweise ist der Vorderwandinfarkt mit dem Verlust eines großen Teils des Myokards des linken Ventrikels verbunden. Dies kann im Verlauf zu einer ausgeprägten Herzinsuffizienz führen. Ein rasches Handeln zur Wiederherstellung der Durchblutung und somit der Rekanalisation des Gefäßes ist extrem wichtig. Idealerweise wird derzeit eine katheterinterventionelle Eröffnung favorisiert. Je nach Situation kann auch eine Lyse-Therapie durchgeführt werden.

12.5 Seitenwandinfarkt

Einteilung
Die Seitenwand des linken Ventrikels (Lateral-wand) wird in der Regel vom Ramus circumflexus versorgt. Die Arterie geht aus der linken Herzkranzarterie hervor und verläuft in einem Bogen um das Herz zur Seitenwand (s. Abb. 12.10, S. 109).

Pathophysiologie
s. Kap. 12.2

EKG-Zeichen

Stadium 0
- Erhöhung der T-Welle

Stadium I
- ST-Strecken-Hebung in I, aVL, V_5 und V_6. Die Hebungen fallen in diesen Ableitungen häufig sehr gering aus, so dass die Gefahr besteht, sie zu übersehen (deutliche Hebungen s. Abb. 12.15).
- ST-Strecken-Senkung

Stadium II und III
- Meist finden sich keine Q-Zacken.
- Sehr selten R-Verlust.
- In den lateralen Ableitungen I, aVL, V_5 und V_6 können terminale T-Negativierungen vorkommen.

Klinik
Häufig ist die Entwicklung einer Herzinsuffizienz im langfristigen Verlauf nicht sehr ausgeprägt. Von einer Lyse-Therapie profitiert der Patient daher geringer als bei einem Vorderwandinfarkt. Allerdings ist der Seitenwandinfarkt der Infarkt, der am leichtesten übersehen werden kann. In der Folge kann dies tödliche Komplikationen nach sich ziehen, die im Wesentlichen darauf zurückzuführen sind, dass keine adäquate Überwachung und medikamentöse Nachbehandlung des Patienten durchgeführt wurde.

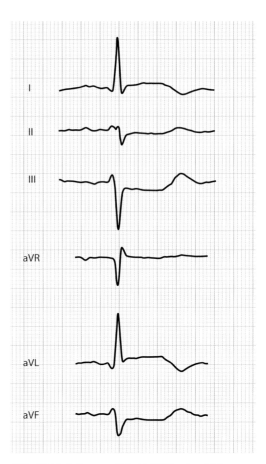

Abb. 12.15 Seitenwandinfarkt. ST-Strecken-Hebungen in den Ableitungen I und aVL, spiegelbildliche Senkungen in II, III und aVF.

12.6 Hinterwandinfarkt

Einteilung
Der Hinterwandinfarkt wird durch eine akute Stenosierung oder einen Verschluss der rechten Herzkranzarterie hervorgerufen. Die Hinterwand liegt zu einem großen Teil inferior, oberhalb des Zwerchfells. Wir besprechen hier die EKG-Veränderungen eines Infarkts in diesem inferioren Anteil der Hinterwand. Ein Infarkt im posterioren Anteil, welcher der Wirbelsäule zugewandt liegt, ist nur indirekt an spiegelbildlichen Veränderungen im EKG zu erkennen.

Pathophysiologie
s. Kap. 12.2

EKG-Zeichen

Stadium 0
- Erhöhung der T-Welle

Stadium I
- ST-Strecken-Hebung in inferioren Ablei-
  tungen II, III, aVF (s. Abb. 12.16)
- ST-Strecken-Senkung

Stadium II und III
- Pathologische Q-Zacke (s. Abb. 12.17)
- R-Verlust
- Terminale T-Negativierung in II, III, aVF

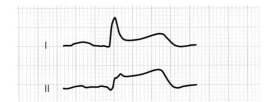

Abb. 12.16 Hinterwandinfarkt. ST-Strecken-Hebung
in den Ableitungen II und III.

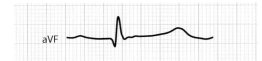

Abb. 12.17 Alter Hinterwandinfarkt mit Q-Zacke.

Klinik
Patienten mit einem Hinterwandinfarkt stellen
sich gelegentlich mit ungewöhnlichen Symptomen vor. Die Hinterwand des Herzens liegt dem
Zwerchfell an und befindet sich in der Nähe der
dorsalen Thoraxwand. Daher klagen Patienten
mit einem Hinterwandinfarkt manchmal nur
über Bauch- oder Kreuzschmerzen. Diese
Beschwerden, insbesondere in Kombination mit
Kreislaufproblemen und/oder Schweißausbrü-
chen, sollten Veranlassung sein, ein EKG zu
schreiben. Der Hinterwandinfarkt ist in diesen
Fällen meist sehr gut im EKG zu sehen.

Eine Komplikation des Hinterwandinfarkts ist
der AV-Block III°, da die rechte Koronararterie
(RCA) den AV-Knoten versorgt. Die Gabe von
Betablockern ist im Akutstadium nur mit besonderer Vorsicht geboten, da eine weitere Leitungsverzögerung zu einem Herzstillstand führen
kann.

Zusammenfassung

Die Folgen einer koronaren Herzkrankheit
können eine Ischämie oder ein Herzinfarkt
sein. Zeichen der Ischämie sind ST-Strecken-
Senkungen in den Ableitungen über der
hypoxischen Herzregion. Differenzialdiagnostisch muss an einen Infarkt oder eine
Hypertrophie gedacht werden. Klassisches
Zeichen eines akuten Myokardinfarkts ist
die ST-Strecken-Hebung. Spiegelbildlich
können ST-Strecken-Senkungen vorkommen. Ein abgelaufener Infarkt zeigt sich in
pathologischen Q-Zacken, R-Verlust und terminalen T-Negativierungen. Anhand des
Vorkommens der Veränderungen in den
Ableitungen kann auf die Infarktregion
(Seiten-, Vorder- und Hinterwandinfarkt)
geschlossen werden.

Beispiel-EKGs

Fragen

12.1 Welche EKG-Zeichen finden sich bei einem akuten Herzinfarkt? Welche davon sind obligat?

12.2 Nennen Sie Kriterien eines abgelaufenen Herzinfarkts im EKG!

12.3 Ist jede Q-Zacke ein Zeichen eines abgelaufenen Herzinfarkts?

12.4 In welchen Ableitungen sucht man sinnvollerweise nach Q-Zacken?

12.5 Wann kommt es zu ST-Strecken-Senkungen?

12.6 In welchen Ableitungen wird die Hinterwand, die Seitenwand und die Vorderwand abgebildet?

12.7 Schließen fehlende ST-Strecken-Hebungen im EKG einen Herzinfarkt aus?

12.8 Was ist beim Lateralwandinfarkt diagnostisch zu beachten?

12.9 Was sind Differenzialdiagnosen von ST-Strecken-Hebungen im Bereich der Vorderwand (Ableitungen V_1 bis V_4)?

13 Blockbilder

Lernziel

- Einteilung von Leitungsverzögerungen und -blockierungen
- Merkmale supraventrikulärer Blockbilder
- Unabhängige Rhythmen bei AV-Dissoziation
- Merkmale ventrikulärer Blockbilder
- Unterscheidung von Links- und Rechtsschenkelblock
- Kombinationen von Blockbildern

In diesem Kapitel sind die EKG-Veränderungen zusammengefasst, die allgemein bei **Leitungsverzögerungen** oder **Leitungsblockierungen** vorkommen. Wir unterscheiden hier klar zwischen den supraventrikulären und den ventrikulären Leitungsstörungen, weil ihnen verschiedene Ursachen zu Grunde liegen.

Einige supraventrikuläre Blockierungen haben wir bereits in Kap. 8 (AV-Block) kennengelernt. Obwohl die Bezeichnung AV-Block an eine vollständige Blockierung der Überleitung denken lässt, sind jedoch der AV-Block I° und II° Leitungsverzögerungen. Allen gemeinsam ist, dass die supraventrikuläre Erregungsausbreitung oder die Überleitungszeiten im EKG von den Vorhöfen auf die Ventrikel verändert sind.

Bei den ventrikulären Blockierungen ist die Erregungsausbreitung im Bereich der Ventrikel gestört. Die jeweiligen EKG-Veränderungen kann man sich z. T. selbst herleiten, wenn man ein gutes Verständnis von der Entstehung der QRS-Komplexe (s. Kap. 9.1) mitbringt. Wir setzen solche Kenntnisse hier aber nicht voraus und stellen im Einzelnen alle relevanten EKG-Zeichen und ihre Ursachen vor.

Tab. 13.1 Supraventrikuläre und ventrikuläre Leitungsverzögerungen und -blockierungen

Supraventrikuläre Blockbilder	Lokalisation
SA-Block	Überleitung von Sinusknoten auf Vorhof
AV-Block	Vorhof, AV-Knoten, His-Bündel, Tawara-Schenkel, Purkinje-Fasern
Ventrikuläre Blockbilder	**Lokalisation**
Linksanteriorer Hemiblock (LAH)	linker anteriorer Faszikel
Linksposteriorer Hemiblock (LPH)	linker posteriorer Faszikel
Linksschenkelblock (LSB)	linker Tawara-Schenkel oder beide linken Faszikel
Rechtsschenkelblock (RSB)	rechter Tawara-Schenkel
Diffuse linksventrikuläre Leitungsverzögerung	linker Ventrikel (diffus)
Inkompletter Rechtsschenkelblock	rechter Tawara-Schenkel
Diffuse intraventrikuläre Leitungsverzögerung	Erregungsleitungssystem und/oder Myokard

13.1 Supraventrikuläre Blockbilder

SA-Block

Einteilung

Die SA-Blockierung (sinuatriale Blockierung) ist eine Leitungsstörung im Übergang vom Sinusknoten auf den Vorhof.

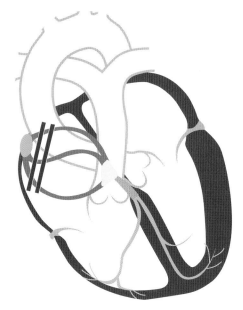

Abb. 13.1 SA-Block. Überleitung vom Sinusknoten auf den Vorhof (inklusive der internodalen Bahnen) ist verzögert oder blockiert.

Pathophysiologie

Die Erregungsbildung im Sinusknoten bleibt erhalten und läuft wie bei einem Sinusrhythmus regelmäßig ab. Jedoch ist die Überleitung des Impulses auf den rechten Vorhof und auf die internodalen Bahnen verzögert oder unterbrochen (s. Abb. 13.1). Analog zum AV-Block (s. Kap. 8.3) lässt sich auch der SA-Block in die Grade I bis III einteilen.

Die Erregung des Sinusknotens ist im EKG nicht zu sehen (s. Kap. 1.4). Daher fällt eine Verzögerung, die vor der P-Welle stattfindet, im EKG nicht auf.

Ein **SA-Block I°** kann im Ruhe-EKG nicht diagnostiziert werden.

Bei einem **SA-Block II°** kommt es intermittierend zu einem Ausfall der Überleitung, so dass eine P-Welle und nachfolgend auch ein QRS-Komplex fehlt.

Als **SA-Block III°** bezeichnet man die Situation, in der keine Impulse aus dem Sinusknoten mehr auf den Vorhof übergeleitet werden. Auch dies ist im EKG häufig schwer zu diagnostizieren. Man kann einen SA-Block III° vermuten, wenn ein langsamer Vorhofrhythmus mit untypisch negativen P-Wellen vorliegt.

Die PQ-Zeit ist bei einem SA-Block stets unverändert, weil die Verzögerung der Überleitung in die Zeit vor der P-Welle fällt und somit nicht in die PQ-Zeit eingeht.

EKG-Zeichen

SA-Block II° Typ Mobitz
- P-Wellen regelmäßig, normale Morphologie
- Intermittierender Ausfall einer P-Welle und des folgenden QRS-Komplexes, die Pause ist exakt zwei PP-Intervalle lang (s. Abb. 13.2).
- PQ-Zeit normal

SA-Block II° Typ Wenckebach
- P-Wellen regelmäßig, normale Morphologie
- Intermittierender Ausfall einer P-Welle und

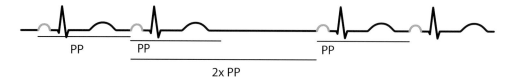

Abb. 13.2 SA-Block II° Typ Mobitz. Intermittierend fehlen P-Welle und folgender QRS-Komplex, die Pause ist zwei PP-Intervalle lang.

des folgenden QRS-Komplexes, die Pause ist kleiner als zwei PP-Intervalle.

- Der PP-Abstand wird kürzer vor dem Ausfall.
- PQ-Zeit normal

SA-Block III°

- Keine P-Welle oder retrograde P-Welle (s. Abb. 13.3)
- AV-Ersatzrhythmus, im Standard-EKG keine Unterscheidung zum AV-Knoten-Ersatzrhythmus bei Sinusbradykardie möglich. Unter Belastung sollte bei einer Sinusbradykardie mit intakter SA-Leitung die P-Welle wieder den AV-Knoten überholen, so dass dann eine normale Abfolge (P vor QRS) erscheint.

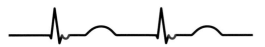

Abb. 13.3 SA-Block III°. Retrogrades P.

Klinik

Die SA-Blockierung ist eine seltene Form von Blockierungen. Oft zeigt der Patient keine Symptome, manchmal tritt eine Synkope auf.

AV-Block

Einteilung

Der Verlängerung der PQ-Dauer oder einer Blockierung zwischen P-Welle und QRS-Komplex (Vorhof und Kammer) liegt keine einheitliche Erkrankung des Reizleitungssysstems zu Grunde. Die **PQ-Dauer** im EKG setzt sich aus der Gesamtdauer der Erregungsleitung in folgenden Strukturen zusammen: Vorhof, oberer und unterer Anteil des AV-Knotens, His-Bündel, Tawara-Schenkel und Purkinje-Fasern.

Der AV-Block wurde bereits im Rahmen der Beziehung von P-Welle zum QRS-Komplex detailliert vorgestellt (s. Kap. 8). Wir wiederholen hier noch einmal das Wichtigste.

Pathophysiologie

Der AV-Block II° Typ Mobitz I entsteht durch eine Verlangsamung der Überleitung im oberen Anteil des AV-Knotens. Im Folgenden sprechen wir auch kurz von einem **„hohen AV-Block"**.

Beim AV-Block II° Typ Mobitz II kommt es manchmal zu einer Überleitung eines Impulses und manchmal zu einem Block. Der unbestimmte Wechsel von Leitung und Block ist durch eine Leitungsstörung im unteren Anteil des AV-Knotens (**„tiefer AV-Block"**) bedingt.

EKG-Zeichen

AV-Block I°

- PQ-Dauer verlängert
- Bei breiter P-Welle muss die verlängerte Dauer der P-Welle von der PQ-Dauer abgerechnet werden.
- Kein Ausfall der Überleitung

AV-Block II° Typ Mobitz I (Wenckebach-Periodik)

- Normofrequenter Sinusrhythmus
- Von Herzschlag zu Herzschlag verlängert sich die PQ-Dauer, bis es zu einem Ausfall eines QRS-Komplexes kommt. Danach ist die PQ-Dauer wieder wie zu Anfang.

AV-Block II° Typ Mobitz II (Mobitzblock)

- Normofrequenter Sinusrhythmus
- PQ-Dauer konstant
- Intermittierend fehlt nach regelrechter P-Welle ein QRS-Komplex (unerwarteter Ausfall der Überleitung).

AV-Block II° mit 2:1 Überleitung

- Normofrequenter Sinusrhythmus
- Überschreitet der Vorhof eine bestimmte Frequenz, so folgt jeder zweiten P-Welle kein QRS-Komplex.
- Außer einem Überleitungsverhältnis von 2:1 sind auch weitere Verhältnisse (z. B. 3:1) möglich. Das Verhältnis kann auch häufig wechseln.

AV-Block III° (totaler AV-Block)
- Keine feste Beziehung zwischen P-Welle und QRS-Komplex erkennbar.
- Der Ersatzrhythmus kann schmal oder breit sein.

Klinik
Bei einem tiefen AV-Block oder einer Blockierung im Bereich des His-Bündels kann nur im Bereich der Tawara-Schenkel oder des Purkinje-Systems ein Ersatzrhythmus erzeugt werden. Wegen der niedrigen Frequenz eines solchen Ersatzrhythmus und der erhöhten Wahrscheinlichkeit für eine Pause der Herzaktivität bevor der Ersatzrhythmus sich einstellt, ist die Prognose des tiefen AV-Blocks schlechter als die eines hohen AV-Blocks. Es kann zu Schwindel oder Synkopen kommen.

AV-Dissoziation

Einteilung
Der Begriff „AV-Dissoziation" ist über das gleichzeitige Vorliegen von zwei Rhythmen definiert. Auf Ebene der Vorhöfe zeigt sich anhand der regelmäßigen P-Wellen ein Sinusrhythmus im EKG. Der zweite Rhythmus ist ein Ersatzrhythmus und unabhängig vom ersten (s. Abb. 13.4).

Pathophysiologie
Eine AV-Dissoziation kommt vor, wenn ein (schneller) Ersatzrhythmus aus dem AV-Knoten einen (langsamen) Sinusrhhythmus überholt. Die andere Ursache ist der AV-Block III°, bei dem die Überleitung vom Vorhof in die Ventrikel vollständig blockiert ist.

Wird der Sinusrhythmus schneller (z. B. unter Belastung), sollte bei einer normalen Überleitung der Erregung vom Sinusknoten bis in die Ventrikel wieder zu jeder P-Welle ein nachfolgender QRS-Komplex auftauchen. Bleiben die Rhythmen auch bei einer höheren Frequenz unabhängig voneinander, handelt es sich um einen AV-Block III°.

EKG-Zeichen
- Zwei voneinander unabhängige Rhythmen: ein Sinusrhythmus und ein Ersatzrhythmus

Klinik
Eine AV-Dissoziation kann bei einem langsamen Sinusrhythmus als Normalbefund auftreten. In allen anderen Fällen wird die Klinik von der Grunderkrankung bestimmt, die zur Entkopplung der beiden Rhythmen geführt hat.

13.2   Ventrikuläre Blockbilder

Im Bereich der Ventrikel gibt es mehrere Blockbilder, die es zu unterscheiden gilt. Eine Leitungsblockierung liegt beim Hemiblock, beim Linksschenkelblock und beim Rechtsschenkelblock vor. Die inkompletten Blockbilder sind Ausdruck einer verzögerten Erregungsleitung, wie sie auch bei der diffusen intraventrikulären Leitungsverzögerung vorliegt. Beim bifaszikulären und trifaszikulären Block handelt es sich um Kombinationen aus mehreren Blockbildern.

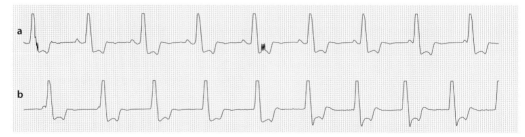

Abb. 13.4 AV-Dissoziation.
a: PQ-Dauer nimmt ab, die P-Welle rückt näher an den QRS-Komplex heran. Nach dem ersten und fünften QRS-Komplex findet sich ein Artefakt.
b: Vor den ersten beiden QRS-Komplexen ist die P-Welle noch zu sehen. Dann verschwindet die P-Welle unter dem QRS-Komplex.

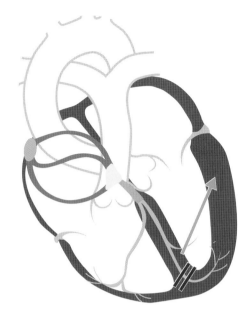

Abb. 13.5 Linksanteriorer Hemiblock. Der Pfeil zeigt die Hauptrichtung der Erregungsausbreitung im linken Ventrikel.

Linksanteriorer Hemiblock

Einteilung
Der Funktionsverlust eines Faszikels des linken Tawara-Schenkels wird als **Hemiblock** bezeichnet. Fällt der linksanteriore Faszikel aus, handelt es sich um einen **linksanterioren Hemiblock (LAH)**. Der LAH ist die häufigste intraventrikuläre Erregungsausbreitungsstörung.

Pathophysiologie
Der linksanteriore Faszikel (s. Abb. 13.5) verläuft von der Herzspitze nach anterior und kranial, in Richtung Herzbasis. Ein Verlust der normalen Erregungsleitung über diesen Faszikel bedeutet, dass die anterioren Anteile des Myokards nicht mehr rasch depolarisiert werden können. Die Erregung muss im Myokard von Zelle zu Zelle weitergeleitet werden. Dabei wird die anteriore Wand des linken Ventrikels zunächst lateral und in der Nähe der Herzspitze erreicht. Von dort breitet sich die Erregung verzögert nach kranial und zur Herzbasis hin aus.

Die verzögerte Ausbreitung im muskelstarken linken Ventrikel läuft daher von den inferioren Ableitungen II, III und aVF weg. Der QRS-Komplex erscheint in diesen Ableitungen überwiegend negativ und erst in Richtung der Ableitung I positiv (s. Abb. 13.6, S. 120). Gegen Ende des QRS-Komplexes wird der basale und anteriore Anteil des linken Ventrikels von lateral her erreicht. Dies erzeugt im EKG in der Ableitung V_6 eine S-Zacke (in der Regel jedoch schmal). In den Brustwandableitungen bleiben die R-Zacke und ein normaler R/S-Umschlag trotz der Verzögerung erhalten, weil das Septum und die laterale Herzwand, wie sonst auch, rasch depolarisiert werden.

Im Gegensatz zum kompletten Block des linken Tawara-Schenkels (Linksschenkelblock) ist der QRS-Komplex nicht verbreitert (< 120 ms). Eine unmittelbare Auswirkung auf den Herzrhythmus ist nicht zu erwarten.

Wichtigste Differenzialdiagnose des linksanterioren Hemiblocks ist die Linksherzhypertrophie, da dort auf Grund der linksseitigen Zunahme der Muskelmasse die elektrische Herzachse ebenfalls weit nach links gedreht sein kann (überdrehter Linkstyp).

Auch bei einem Hinterwandinfarkt mit Ausbildung von Q-Zacken (s. Kap. 12.6) kann ein überdrehter Linkstyp entstehen, insbesondere wenn ein kompletter R-Verlust vorliegt. Meist liegt jedoch keine S-Zacke in V_6 vor. Letztlich kann in dieser Situation ein linksanteriorer Hemiblock trotz fehlender S-Zacke in V_6 nicht ausgeschlossen werden. Die Q-Zacken sollten aber als alte Infarktnarbe erkannt werden, da dies von klinischer Bedeutung ist.

EKG-Zeichen
- Überdrehter Linkstyp (QRS-Komplex in II und III negativ)
- S-Zacke in V_6 (R/S-Umschlag normal)
- QRS-Dauer < 120 ms
- Keine Linksverspätung: letzter oberer Umschlagpunkt in den linkspräkordialen Ableitungen (V_4–V_6) normal; liegt als Ursache des LAH eine Linksherzhypertrophie vor, so

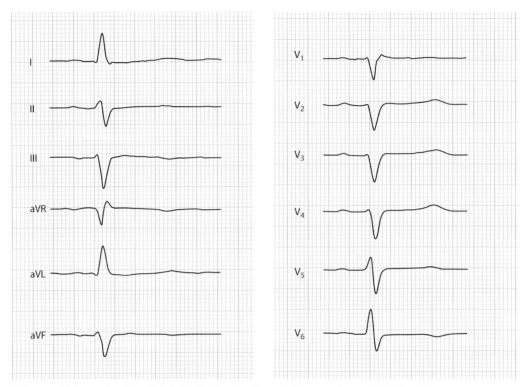

Abb. 13.6 Linksanteriorer Hemiblock, hier in Kombination mit einem verzögerten R/S-Umschlag.

ist der endgültige Negativitätsdurchbruch in Ableitung V_6 verzögert (> 30 ms).

Memo

Liegt ein überdrehter Linkstyp vor, so ist ein linksanteriorer Hemiblock sehr wahrscheinlich.

Klinik

Ein LAH kommt relativ häufig vor und ist einfach zu erkennen. Einen Hemiblock zu übersehen ist problematischer, als eine „falsche" Verdachtsdiagnose. Während beim isolierten Vorliegen eines linksanterioren Hemiblocks in der Regel der Patient nicht akut gefährdet ist, kann das Übersehen eines solchen mittelfristig schwerwiegende Folgen haben. Wird der LAH von einer weiteren Blockierung begleitet (bifaszikulärer Block, s. S. 129) und kommt es durch Medikamente zu einer weiteren Verlangsamung der Erregungsleitung, so kann der Übergang in einen AV-Block III° drohen.

Cave

Der linksanteriore Hemiblock kommt auch im Anfangsstadium einer Schädigung des Herzens vor (z. B. Hypertrophie, KHK). Bei Patienten mit überdrehtem Linkstyp (als Hinweis auf einen LAH) besteht deswegen statistisch gesehen ein erhöhtes Risiko für das Vorliegen einer Herzkrankheit.

Linksposteriorer Hemiblock

Einteilung

Der **linksposteriore Hemiblock (LPH)** ist durch den Funktionsverlust des linksposterioren Faszikels definiert.

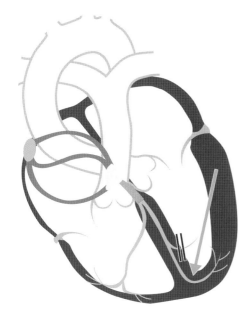

Abb. 13.7 Linksposteriorer Hemiblock. Der Pfeil zeigt die Hauptrichtung der Erregungsausbreitung im linken Ventrikel.

Pathophysiologie

Normalerweise sorgt der linksposteriore Faszikel für die schnelle Erregung der inferioren und posterolateralen Herzwand. Bei einem Ausfall findet die Erregungsausbreitung dort nur langsam von Zelle zu Zelle statt.

Zu Beginn der ventrikulären Depolarisation läuft der Großteil der Erregung zunächst über den intakten linksanterioren Faszikel zur Basis des linken Ventrikels (s. Abb. 13.7). Dies erzeugt eine kleine Q-Zacke in Ableitung III.

Daraufhin breitet sich die Erregung in der inferioren und lateralen Wand aus. Die Richtung der Ausbreitung ist dabei in der Frontalebene von links oben nach rechts unten. Vereinfachend kann man sich hierbei vorstellen, wie die Erregung aus einer oben liegenden Vorderwand über die Seitenwand nach unten zur inferioren Wand wandert. In den Ableitungen I und aVL entsteht eine S-Zacke, während die inferioren Ableitungen (II, aVF, III) einen positiven QRS-Komplex zeigen. Es entsteht das Bild eines rechten oder sagittalen Lagetyps.

In den Brustwandableitungen wird die Leitungsverzögerung nicht abgebildet. Die EKG-Kurven in V_1 bis V_6 sind unverändert.

Die Veränderungen im Bereich der Extremitätenableitungen sind ebenfalls bei einer Rechtsherzhypertrophie zu finden. Im Gegensatz zum LPH liegen hierbei auch Veränderungen in den Brustwandableitungen vor, da das gesamte Herz in der Sagittalebene verlagert ist. Die Zeichen der Rechtsherzhypertrophie in den Brustwandableitungen, wie ein inkompletter RSB, ein vorzeitiger R/S-Umschlag, Kammerendteilveränderungen in V_2 und V_3 oder ein S in V_6, sind beim LPH nicht zu finden.

EKG-Zeichen

- Rechtstyp, überdrehter Rechtstyp oder S_I-Q_{III}-Typ
- Brustwandableitungen unverändert

Klinik

Der LPH ist eine sehr seltene EKG-Diagnose und hat keine pathologische Bedeutung.

> **Memo**
>
> Ursache eines S_I-Q_{III}-Typs oder eines Rechtstyps kann bei Erwachsenen ein LPH sein. Der LPH ist in diesem Fall eine Ausschlussdiagnose: Bei Zeichen einer Rechtsherzhypertrophie (s. Kap. 9.9) liegt kein LPH vor.

Linksschenkelblock

Einteilung

Beim **Linksschenkelblock (LSB)** ist die Erregungsleitung im linken Tawara-Schenkel oder im linksanterioren und linksposterioren Faszikel unterbrochen (s. Abb. 13.8, S. 122). Ob der Schenkel oder beide Faszikel betroffen sind, lässt sich anhand des EKG nicht unterscheiden. Ein Block

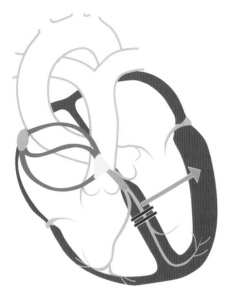

Abb. 13.8 Linksschenkelblock. Der Pfeil zeigt die Hauptrichtung der Erregungsausbreitung im linken Ventrikel.

von zwei der insgesamt drei Faszikel wird auch als **bifaszikulärer Block** (s. S. 129) bezeichnet.

Beim LSB ist der QRS-Komplex im Gegensatz zu den Hemiblockbildern (LAH, LPH) breit.

Pathophysiologie

Durch die Blockierung der schnellen Erregungsleitung im linken Ventrikel kann die Depolarisation nur langsam von Zelle zu Zelle voranschreiten. Die Myokardmasse des linken Ventrikels ist im Vergleich zum rechten Ventrikel groß. Im EKG bestimmt daher die verzögerte Erregungsausbreitung im linken Ventrikel die Form und die Dauer des QRS-Komplexes.

Die Hauptrichtung der Erregungsausbreitung läuft in den Brustwandableitungen linkspräkordial (V_4–V_6) auf die Elektroden zu und rechtspräkordial (V_1–V_2) von den Elektroden weg. Es entsteht ein breiter, plump wirkender **QRS-Komplex**, der positiv (V_5–V_6) oder negativ (V_1–V_3, teilweise bis V_5) erscheint (s. Abb. 13.10). Häufig wird davon gesprochen, dass der QRS-Komplex eine M-förmige Konfiguration in den linkspräkordialen Ableitungen hat, in Wirklichkeit ist der QRS-Komplex jedoch meist **monophasisch** in V_6. Allenfalls findet sich ein kleines

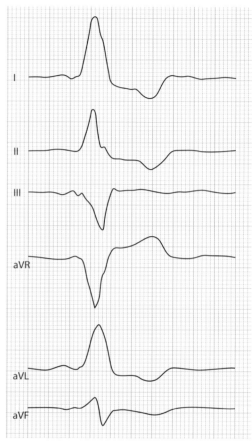

Abb. 13.9 Linksschenkelblock: Extremitätenableitungen.

Dellchen in V_6 und manchmal ein etwas tieferes Dellchen in V_5 des QRS-Komplexes. Eine klassische M-Konfiguration findet sich manchmal beim kompletten RSB. Die Erregung des rechten Ventrikels zeigt sich manchmal in einer kleinen R-Zacke in V_1 bis V_2.

In den Extremitätenableitungen wird der linke Ventrikel von den Ableitungen I und aVL abgebildet. Ableitung I und teilweise auch aVL zeigen ähnlich zu V_6 einen monophasischen und breit wirkenden positiven Ausschlag (s. Abb. 13.9; morphologisch gleicht Ableitung V_6 der Ableitung I). Trotz der tiefgreifenden Störung der Erregungsausbreitung werden der Herzrhythmus und die Herzfrequenz durch einen LSB nicht beeinflusst.

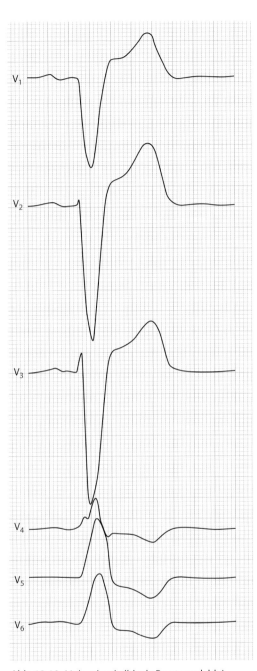

Abb. 13.10 Linksschenkelblock: Brustwandablei-tungen.

EKG-Zeichen

- QRS-Dauer ≥ 120 ms
- Positiver monophasischer QRS-Komplex in V_5 bis V_6, I und teilweise auch in aVL

- Negativer QRS-Komplex in V_1 bis V_3 (eventuell bis V_5); häufig nur ein QS-Komplex
- Linksverspätung; der letzte obere Umschlagspunkt in V_6 erfolgt später als 30 ms (häufig > 60 ms).

Klinik

Der LSB ist immer pathologisch und Ausdruck einer Schädigung des Herzens. Zu den Ursachen zählen koronare Herzkrankheit, Myokarditis, Hypertrophie und angeborene Herzfehler.

Bei einem LSB können Veränderungen der ST-Strecke nicht diagnostisch gewertet werden. Insbesondere sind linkspräkordial ST-Strecken-Hebungen aus einem tiefen S häufig. Diese können grundsätzlich nicht als Hinweis auf einen Herzinfarkt oder andere Erkrankungen dienen.

Memo

In den Ableitungen I und V_6 (beide „links") sind beim LSB im Gegensatz zum Rechts-schenkelblock **keine** S-Zacken zu finden. Sind dort tiefe S-Zacken zu sehen, muss an eine diffuse intraventrikuläre Leitungsverzögerung gedacht werden. Ursache kann eine lebensbedrohliche Hyperkaliämie sein! Die tiefe S-Zacke in Ableitung I und V_6 deutet auf eine verspätete Erregung im rechten Ventrikel hin.

Rechtsschenkelblock

Einteilung

Das Bild eines **Rechtsschenkelblocks (RSB)** entsteht bei einem Ausfall der Erregungsleitung über den rechten Tawara-Schenkel. Wie beim LSB ist der QRS-Komplex breit.

Pathophysiologie

Der rechte Tawara-Schenkel sorgt für die rasche Erregungsausbreitung im rechten Ventrikel. Bei einem Ausfall wird zunächst der linke Ventrikel rasch erregt (s. Abb. 13.11, S. 124). Daher sieht der erste Anteil des QRS-Komplexes noch normal aus. Dies wird in den Ableitungen V_5, V_6, I und aVL besonders deutlich, da diese die linke

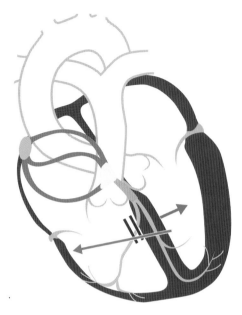

Abb. 13.11 Rechtsschenkelblock: Hauptrichtungen der Erregungsausbreitung. Die Pfeillänge deutet die Dauer der Ausbreitung an: im linken Ventrikel rasche (blau), im rechten Ventrikel langsame (rot) Ausbreitung.

Kammer gut darstellen. Nach 70–80 ms ist die linksseitige Erregungsausbreitung beendet. Im EKG wird danach die verlangsamte Ausbreitung im rechten Ventrikel sichtbar, die zu diesem Zeitpunkt noch nicht abgeschlossen ist.

Der QRS-Komplex ist breit und hat in V_1 und häufig auch in V_2, zwei R-Zacken. Die zweite R-Zacke entsteht durch die Erregungsausbreitung im rechten Ventrikel, die in Richtung auf die rechtsseitig gelegenen Brustwandelektroden verläuft (s. Abb. 13.13). In den übrigen Ableitungen ist häufig statt einer zweiten R-Zacke nur eine breite, tiefe **S-Zacke** als Zeichen der verzögerten rechtsventrikulären Erregungsausbreitung zu sehen. Der rechte Ventrikel liegt von ventral betrachtet teilweise unter und vor dem linken Ventrikel. Die inferioren Extremitätenableitungen (II, III und aVF) zeichnen deswegen die nach unten gerichtete Ausbreitung der Erregung im rechten Ventrikel als deutliche S-Zacke auf (s. Abb. 13.12).

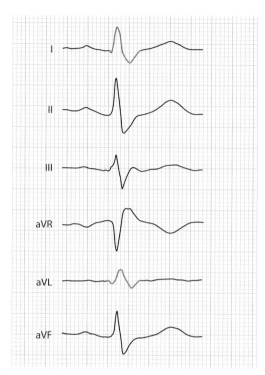

Abb. 13.12 Rechtsschenkelblock: Extremitätenableitungen. Breiter QRS-Komplex in I und aVL zunächst positiv (blau, linker Ventrikel), dann negativ (rot, rechter Ventrikel).

In V_1 (z. T. auch in V_2) ist der letzte obere Umschlagspunkt (s. Kap. 9.7) deutlich verspätet. Herzrhythmus und -frequenz sind unverändert.

EKG-Zeichen
- QRS-Dauer $\geq$ 120 ms
- RR'-Konfiguration in V_1, z. T. auch in V_2 („häufig M-Form" s. Abb. 13.14 u. Kap. 9.10)
- Rechtsverspätung: Letzter oberer Umschlagspunkt in V_1, (V_2) verspätet, in der Regel liegt der Wert weit über 30 ms.

Klinik
Der RSB ist eine häufige Erregungsleitungsstörung. Wie beim LSB gibt es zahlreiche Ursachen, zu denen unter anderem die Koronare Herzkrankheit (KHK) und die Hypertrophie gehören. Es gibt auch Fälle, in denen isoliert der rechte Tawara-Schenkel geschädigt und keine weitere organische Ursache zu finden ist.

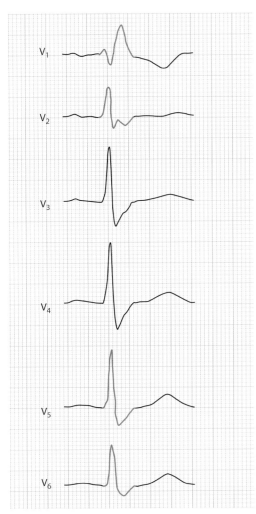

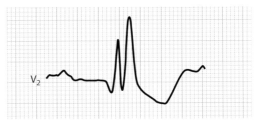

Abb. 13.14 Rechtsschenkelblock: **Klassische M-Form** (RsR'-Konfiguration).

tiv, wird der rechte Ventrikel verzögert erregt. Es handelt sich dann um einen Rechtsschenkelblock.

Ist der QRS-Komplex in V_2 negativ, handelt es sich um einen Linksschenkelblock. Es sollte hier aber noch die S-Zacke in den Ableitungen I und V_6 betrachtet werden, um nicht einen in den Ableitungen diffus verteilten breiten QRS-Komplex (s. S. 128) zu übersehen. Eine der wichtigsten Ursachen einer diffusen Verbreiterung des QRS-Komplexes ist die potenziell gefährliche Hyperkaliämie.

Abb. 13.13 Rechtsschenkelblock: Brustwandableitungen. In V_1 zweite R-Zacke. Blau = vorwiegend linksventrikuläre Erregungsausbreitung. Rot = rechtsventrikuläre Erregungsausbreitung.

Unterscheidung von Links- und Rechtsschenkelblock

Im Folgenden stellen wir eine Möglichkeit vor, wie man schnell die häufigsten Ursachen eines breiten QRS-Komplexes (ohne Vorliegen einer Tachykardie) differenzieren kann (s. Abb. 13.15).

Am leichtesten lassen sich Rechtsschenkelblock und Linksschenkelblock anhand der Ableitung V_2 unterscheiden. Ist der QRS-Komplex in der rechtspräkordialen Ableitung V_2 positiv

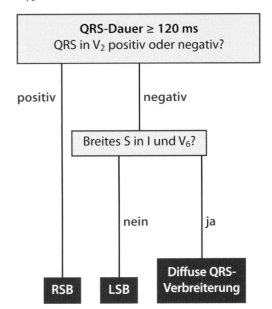

Abb. 13.15 Vorgehen zur Differenzierung von RSB, LSB und diffuser QRS-Verbreiterung. Die diffuse ORS-Verbreiterung ist in der Praxis weniger häufig als der LSB zu sehen.

Diffuse linksventrikuläre Leitungs-verzögerung (Inkompletter Linksschenkelblock)

Einteilung

Eine Verbreiterung des QRS-Komplexes auf Werte zwischen 100 und 120 ms erfüllt weder die Kriterien eines normalen QRS-Komplexes noch die eines kompletten Schenkelblockes. Es handelt sich zunächst um eine unspezifische ventrikuläre Erregungsausbreitungsstörung. Kommen zur Verbreitung noch Zeichen wie bei einem Linksschenkelblock auf (Zeichen der verzögerten linksventrikulären Erregungsausbreitung), handelt es sich in der Regel um eine krankhafte Veränderung des Herzmuskels im linken Ventrikel. Dies wird daher als **diffuse linksventrikuläre Leitungsverzöge-rung** oder auch als **inkompletter Linksschenkel-block** bezeichnet.

Pathophysiologie

Die QRS-Dauer liegt im Gegensatz zum Linksschenkelblock nicht über 120 ms. Der letzte obere Umschlagspunkt (die letzte endgültige Negativitäts-bewegung) in V_6 ist bei Werten über 30 ms erhöht.

Im abgebildeten Beispiel (s. Abb. 13.16) liegt der letzte obere Umschlagspunkt bei 40 ms. Außerdem ist dort die R-Progression verzögert, so dass der R/S-Umschlag erst in V_5 erfolgt. In V_1 bis V_4 sind aszendierende ST-Strecken-Hebungen und in V_6 eine T-Negativierung zu sehen. Die linksschenkelblockartige Veränderung des QRS-Komplexes (QRS-Dauer, Linksverspätung) spricht zusammen mit den anderen Zeichen für das Vorliegen einer fortgeschrittenen Linksherzhypertrophie (s. Kap. 16.6).

EKG-Zeichen

- QRS-Dauer 100–120 ms
- Linksverspätung: letzter oberer Umschlags punkt in V_6 ist größer als 30 ms, in der Regel zwischen 30 und 60 ms.

Klinik

Eine **diffuse linksventrikuläre Leitungsverzö-gerung** ist ein unspezifischer Befund, der allge-

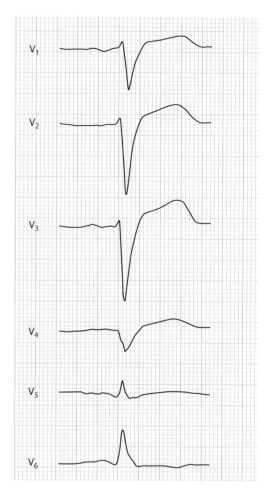

Abb. 13.16 Diffuse linksventrikuläre Leitungsverzö-gerung: Brustwandableitungen. Grenzwertige QRS-Dauer bei unscharfem J-Punkt ca. 120 ms.

mein bei einer chronischen Schädigung des linken Ventrikels bzw. einer diffusen Erregungsaus-breitungsstörung im linken Ventrikel vorkommt. Die häufigste Ursache ist eine Linksherzhyper-trophie. Das bedeutet, dass man auch nicht auf eine bestimmte Herzerkrankung schließen kann. Dennoch ist eine Belastung des Herzens anzu-nehmen. Die weitere Abklärung sollte sich an der Klinik orientieren. Man kann mit der Auskulta-tion und Blutdruckmessung beginnen.

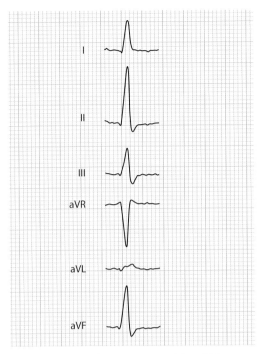

Abb. 13.17 Inkompletter RSB: Extremitätenableitungen.

Inkompletter Rechtsschenkelblock

Einteilung
Der inkomplette Rechtsschenkelblock entspricht einer Leitungsverzögerung in einem Teil des rechten Tawara-Schenkels. Der QRS-Komplex ist jedoch schmal und nicht wie beim kompletten RSB über 120 ms verbreitert. Die QRS-Breite liegt in der Regel sogar unter 100 ms, womit sich dieses EKG-Kriterium von der diffusen linksventrikulären Erregungsausbreitungsstörung (inkompletter Linksschenkelblock) unterscheidet.

Pathophysiologie
Beim inkompletten Rechtsschenkelblock finden sich zwei R-Zacken in V_1, manchmal auch in V_2. Der letzte obere Umschlagspunkt ist rechtspräkordial (V_1) verspätet (> 30 ms).

In Abb. 13.18 sieht man eine typische RR'-Konfiguration in V_1 und V_2. Der QRS-Komplex ist, anders als beim kompletten RSB, schmal (80 ms).

Eine mögliche Ursache eines neu aufgetretenen inkompletten Rechtsschenkelblocks ist eine Rechtsherzbelastung. Im gezeigten Beispiel sind

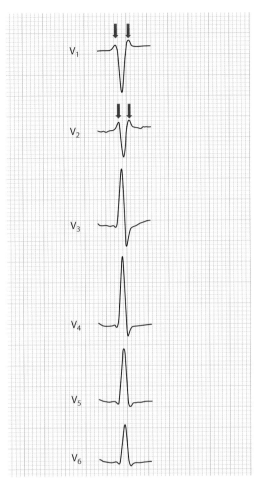

Abb. 13.18 Inkompletter RSB: Brustwandableitungen. Pfeile: RR'-Konfiguration in V_1 und V_2.

der R/S-Umschlag bei V_3 bis V_4 und der Lagetyp (Indifferenztyp, s. Abb. 13.17) aber normal. Auch weitere Zeichen einer Rechtsherzbelastung fehlen.

EKG-Zeichen
- QRS-Dauer < 120 ms
- RR'-Konfiguration in V_1, teilweise auch in V_2
- Rechtsverspätung: letzter oberer Umschlagspunkt in V_1 > 30 ms

Klinik
Bei einem neu aufgetretenen inkompletten Rechtsschenkelblock sollte an eine Rechtsherzbelastung gedacht werden. Hier ist der Vergleich mit früheren EKG-Untersuchungen wichtig.

Bei Kindern, Jugendlichen und jungen Erwachsenen sowie bei Personen mit Trichterbrust kann auf Grund des steil stehenden Herzens ein inkompletter RSB ohne klinisch relevante Veränderungen vorliegen. Dann handelt es sich meist um einen Sagittal- oder Rechtstyp.

Auch bei Erwachsenen ist häufig der inkomplette RSB ohne weitere klinische Bedeutung. Wenn der Lagetyp normal ist (Indifferenztyp, Linkstyp) und zudem keine Zeichen einer Rechtsherzbelastung vorhanden sind, kann aus dem Vorliegen eines inkompletten RSB keine weitere Aussage getroffen werden. Es handelt sich dann um einen unspezifischen Befund, der sowohl eine Normvariante als auch ein Hinweis auf eine Erkrankung sein könnte.

Diffuse intraventrikuläre Leitungsverzögerung

Einteilung
Bei der **diffusen intraventrikulären Leitungsverzögerung** ist die Erregungsausbreitung in beiden Ventrikeln gestört. Im EKG macht sich dies als eine Kombination von Veränderungen bemerkbar, wie sie beim Links- und Rechtsschenkelblock auftreten. Der QRS-Komplex ist pathologisch verbreitert (> 120 ms). Wegen des diffusen Auftretens der Veränderungen in vielen Ableitungen spricht man auch kurz von einer „diffusen QRS-Verbreiterung". Dieser Block wird auch **Arborisationsblock** genannt.

Pathophysiologie
Der Großteil der Depolarisationen läuft über den muskelstarken linken Ventrikel. Wegen der verzögerten Erregungsausbreitung ergibt dies im EKG das Bild eines LSB mit tiefen S-Zacken oder QS-Komplexen in V_1 bis V_3 (s. Abb. 13.19).
    Die Ausbreitung im rechten Ventrikel wird ähnlich wie beim RSB als tiefe und breite S-Zacke in den Ableitungen I, aVL und V_6 sichtbar, da in diesen Ableitungen der späte Anteil der Erregung von den Elektroden wegläuft. Diese Veränderung erlaubt eine einfache Unterscheidung zum LSB (s.

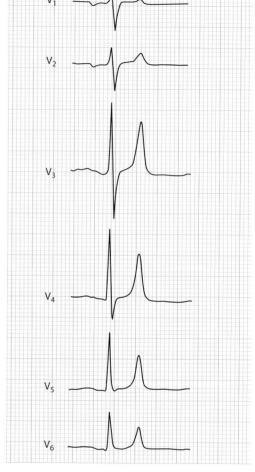

Abb. 13.19 EKG bei Hyperkaliämie. Die ersten Veränderungen betreffen die T-Welle. Hier zeigt sich in den Ableitungen V_3–V_5 eine symmetrische hohe, spitze T-Welle. Der QRS-Komplex selbst ist noch nicht verändert.

S. 121 ff.), weil dort in den Ableitungen I und V_6 keine großen S-Zacken zu erwarten sind.

EKG-Zeichen
- QRS-Dauer $\geq$ 120 ms
- Breite, tiefe S-Zacken oder QS-Komplex in V_1 bis V_3
- Pathologische (breite, tiefe) S-Zacke in Ableitung I und V_6

Klinik

Die Kombination von Zeichen eines LSB mit denen eines RSB ist immer verdächtig für eine Elektrolytentgleisung. Meist handelt es sich dann um eine Hyperkaliämie, die für den Patienten gefährlich sein kann. Ein hoher Kaliumspiegel kann tödliche Arrhythmien provozieren. Eine Elektrolytbestimmung ist dringend angeraten. Bis zum Beweis oder Ausschluss einer Elektrolytentgleisung sollte der Patient überwacht werden.

Bifaszikulärer und trifaszikulärer Block

Einteilung

Bei einem **bifaszikulären Block** ist die Erregungsleitung in zwei der insgesamt drei Faszikel des Herzens blockiert. Es gibt hierfür mehrere Kombinationsmöglichkeiten. Eine davon haben wir bereits als Linksschenkelblock (s. S. 121 ff.) kennen gelernt. Bei diesem ist davon auszugehen, dass sowohl der linksanteriore als auch der linksposteriore Faszikel betroffen sind. Der LSB gehört demnach zu den bifaszikulären Blockbildern (s. Abb. 13.20).

Die andere Möglichkeit ist, dass der rechte Tawara-Schenkel zusammen mit dem linksanterioren oder mit dem linksposterioren Faszikel (s. Abb. 13.21, 13.22) blockiert ist.

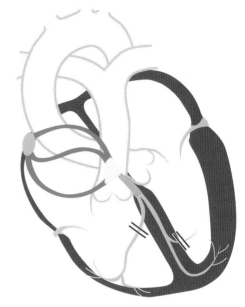

Abb. 13.21 Bifaszikulärer Block. RSB und LPH.

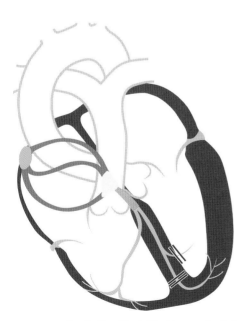

Abb. 13.20 Bifaszikulärer Block. Blockierung des linksanterioren und linksposterioren Faszikels (LSB).

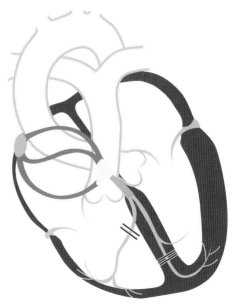

Abb. 13.22 Bifaszikulärer Block. RSB und LAH.

Ein **trifaszikulärer Block** entspricht einem AV-Block III°, weil durch den Block in allen drei Faszikeln die Überleitung der Erregung vom Vorhof in die Ventrikel nicht mehr möglich ist.

Beim trifaszikulären Block kann im EKG nicht unterschieden werden, ob tatsächlich die Leitungsfunktion in allen Faszikeln ausgefallen ist, denn Blockierungen im His-Bündel führen zum gleichen Bild des AV-Block III°.

Pathophysiologie

Das Zustandekommen der EKG-Zeichen wurde bereits in den vorangehenden Kapitelabschnitten beschrieben. Die Ursachen der bi- und trifaszikulären Blockierungen sind die gleichen wie die der zugrundeliegenden einzelnen Blockbilder.

EKG-Zeichen

Block der linksanterioren und linksposterioren Faszikel

- s. LSB

Block des rechten Tawara-Schenkels und des linksanterioren Faszikels

- s. RSB und LAH (überdrehter Linkstyp, s. Abb. 13.24 u. 13.25)

Block des rechten Tawara-Schenkels und des linksposterioren Faszikels

- s. RSB und LPH (Rechtstyp). Hier ist anzumerken, dass die Definition des LPH unveränderte Brustwandableitung voraussetzt. Das führt zusammen mit dem Vorliegen eines RSB zu einem Widerspruch, dem man durch den Befund des bifaszikulären Blocks begegnen kann.

Trifaszikulärer Block

- AV-Block III°
- QRS-Komplex breit
- Ersatzrhythmus, Kammerfrequenz liegt in der Regel unter 40/min.

Klinik

Die Klinik entspricht den jeweiligen Blockbildern, die bereits im Einzelnen beschrieben wurden. Die Kombination aus RSB und LPH ist selten.

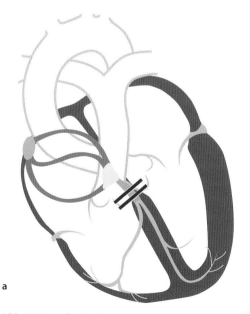
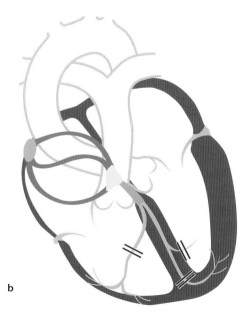

a   b

Abb. 13.23 Trifaszikulärer Block. **a:** Block im unteren AV-Knoten, **b:** Block in allen drei Faszikeln.

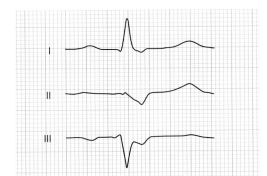

Abb. 13.24 Bifaszikulärer Block. Hier Extremitätenableitungen I bis III (LAH).

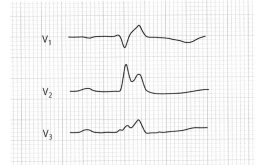

Abb. 13.25 Bifaszikulärer Block. Hier Brustwandableitungen V_1 bis V_3 (RSB).

Besondere Aufmerksamkeit verdient die Kombination aus bifaszikulärem Block und AV-Block I°. Beim AV-Block I° ist die Erregungsleitung verzögert. Liegt die Verzögerung im unteren AV-Knoten oder gar in einem späteren Abschnitt, kann ein Totalausfall der Überleitung der Erregung zu einem AV-Block III° im Sinne eines trifaszikulären Blocks führen. Synkopen in der Ananmese sollten erfragt und bradykardisierende Medikamente abgesetzt werden.

Beispiel-EKGs

- 35 LSB → S. 270
- 36 RSB → S. 272
- 37 Inkompletter RSB → S. 274
- 38 Bifaszikulärer Block → S. 276

Zusammenfassung

Der SA-Block und der AV-Block sind supraventrikuläre Erregungsleitungsstörungen. Blockierungen oberhalb des Ventrikels führen in der Regel nicht zu Bradykardien. Es sei denn, es liegt ein Sinusarrest (z. B. beim SA-Block III°) oder ein AV-Block III° vor. Es kann jedoch zu Pausen im Herzrhythmus kommen, die beim Patienten zu einer Synkope führen können.

Hemiblock und Schenkelblock sind ventrikuläre Blockbilder. Sie verändern den Grundrhythmus oder die Frequenz nicht. Der QRS-Komplex ist beim Hemiblock oder beim inkompletten Schenkelblock schmal, während er beim (kompletten) Schenkelblock breit ist. Beim Linksschenkelblock findet sich eine monophasische Verbreiterung des QRS-Komplexes in V_6 ohne eine S-Zacke. Die Erregungsrückbildung ist gestört, so dass Veränderungen der ST-Strecke nicht mehr zur Diagnostik einer Ischämie verwendet werden können. Beim Rechtsschenkelblock finden sich häufig „M"-förmig deformierte QRS-Komplexe (RSR'-Konfiguration) in den rechtspräkordialen Ableitungen (V_1 – V_2). Sind breite, negative QRS-Komplexe in V_2 (LSB-typisch) und tiefe, breite S-Zacken in I und V_6 (RSB-typisch) zu sehen, sollte eine Hyperkaliämie ausgeschlossen werden.

Fragen

13.1 Welche QRS-Dauer wird bei einem Hemiblock nicht überschritten?

13.2 Welcher ist häufiger: der linksanteriore oder der linksposteriore Hemiblock?

13.3 Wie erkennt man den linksanterioren Hemiblock (LAH)?

13.4 Wie erkennt man den linksposterioren Hemiblock (LPH)?

13.5 Ist der inkomplette Rechtsschenkelblock pathologisch?

13.6 Was sollte bei einer QRS-Dauer von mehr als 120 ms und einer Herzfrequenz über 100/min getan werden?

13.7 In einem EKG ist der QRS-Komplex über die Dauer von 120 ms verbreitert. Auf welche Ableitung schauen Sie als nächstes?

13.8 In welchen Ableitungen findet sich beim RSB eine breite S-Zacke?

13.9 Nennen Sie außer dem Schenkelblock weitere wichtige Differenzialdiagnosen für einen breiten QRS-Komplex.

13.10 Was ist der Unterschied zwischen einem AV-Block I° und einem AV-Block II°?

13.11 Sind die Herzaktionen beim AV-Block III° für gewöhnlich unregelmäßig oder regelmäßig?

13.12 Was ist ein bifaszikulärer Block?

13.13 Woran sollte man denken, wenn im EKG eine Kombination aus einem bifaszikulären Block und einem AV-Block I° vorliegt?

14 Bradykarde und supraventrikuläre Arrhythmien

Lernziel

- Ursachen von bradykarden Arrythmien
- Ursachen von supraventrikulären Tachykardien
- Erscheinungsformen des Vorhofflimmerns
- Erkennen des Vorhofflatterns und die kausale Therapie
- Erkennen einer AV-Knoten-Reentrytachykardie
- Differenzierung der AV-Reentrytachykardien
- Definition des WPW-Syndroms
- Erkennen von supraventrikulären Extrasystolen

Supraventrikuläre Arrhythmien sind Herzrhythmusstörungen, die auf der Ebene der Vorhöfe oder des AV-Knotens entstehen. Die Vorsilbe „supra" (oberhalb) bedeutet, diese Arrhythmien entstehen im Vorhof oder in der Klappenebene (AV-Knoten-abhängige Arrhythmien). Die ventrikulären Arrhythmien (s. Kap. 15) entstehen unterhalb der Klappenebene. Die Veränderungen im EKG und deren Ursachen sind bei supraventrikulären und ventrikulären Arrhythmien verschieden.

In der Regel sind die **QRS-Komplexe** bei supraventrikulären Arrhythmien schmal, weil die Erregungsausbreitung innerhalb der Ventrikel nicht beeinflusst wird. Es gibt jedoch Ausnahmen. Bei manchen AV-Reentrytachykardien (s. Kap. 14.6) können die Ventrikel vorzeitig erreicht werden. Dort wandert dann die Depolarisation im Myokard von Zelle zu Zelle und der QRS-Komplex ist breit.

Memo

Ein tachykarder Rhythmus mit einem schmalen QRS-Komplex ist supraventrikulären Ursprungs.

Wir behandeln im Folgenden zunächst die **bradykarden Arrhythmien**. Sie gehören streng genommen nicht zu den supraventrikulären Arrhythmien, sondern bilden eine eigenständige Einheit. Wir stellen sie dennoch hier vor, weil sie bis auf eine Ausnahme (trifaszikulärer Block) supraventrikuläre Ursachen haben.

Thematisch sind die **supraventrikulären Tachykardien** der Schwerpunkt dieses Kapitels. In den letzten beiden Abschnitten stellen wir die **supraventrikulären Extrasystolen** vor. Extrasystolen sind vorzeitig eintreffende Erregungen, die spontan auftreten und zu einem zusätzlichen Herzschlag oder einer Pause im normalen Rhythmus führen können. Sie werden nach ihrem Entstehungsort benannt. Supraventrikuläre Extrasystolen (SVES) entstehen auf der Ebene der Vorhöfe oder im AV-Knoten. Die ventrikulären Extrasystolen werden in Kap. 15 beschrieben.

14.1 Bradykarde Arrhythmien

Einteilung

Bei einer **bradykarden Arrhythmie (Bradykardie)** liegt die Herzfrequenz unter 50/min.

Pathophysiologie

Eine Ursache für eine Bradykardie kann ein kranker Sinusknoten sein, der eine Herzfrequenz von unter 50/min erzeugt. Solange sich kein Ersatzrhythmus ausbildet, geht im EKG dann jedem QRS-Komplex eine positive P-Welle voraus. Es entsteht das Bild einer **Sinusbradykardie**.

Übernimmt ein anderer Bereich des Myokards oder des Erregungsleitungssystems die Erregungsbildung, kann man das an der P-Welle und ihrer Beziehung zum QRS-Komplex erkennen. Wenn dem QRS-Komplex negative P-Wellen vorangehen, handelt es sich um einen ektopen **Vorhofersatzrhythmus**. Der Vorhofrhythmus entsteht hierbei im Vorhofmyokard. Fehlt die P-Welle oder folgt sie dem QRS-Komplex, wird der Rhythmus von einem tiefer liegenden Areal bestimmt. Die Entstehung und Einteilung solcher **Ersatzrhythmen** ist in Kap. 7.5 beschrieben. Auch bei Vorhofflimmern kann eine Bradykardie vorliegen. Man spricht von langsam übergeleitetem Vorhofflimmern, weil der AV-Knoten die Überleitung stark verzögert.

Prinzipiell könnte man SA- und AV-Blockierungen ebenfalls den bradykarden Arrhythmien zuordnen. Allerdings fällt die resultierende Kammerfrequenz meist nicht unter 50/min. Bei diesen Blockierungen (z. B. AV-Block II°) können Patienten klinisch auffällig werden. Dies liegt dann häufig nicht an der zu niedrigen Herzfrequenz, sondern an Pausen im Rhythmus, die zu Schwindel oder Synkopen (Bewusstseinsverlust) führen. Zu den SA- und AV-Blockierungen sei auf Kap. 13 verwiesen.

EKG-Zeichen

- Herzfrequenz < 50/min

Klinik

Klinisch bedeutsam wird eine bradykarde Arrhythmie durch die Unterversorgung des Körpers mit Sauerstoff. Bei einer dauerhaft zu niedrigen Herzfrequenz, wie auch bei wiederkehrenden längeren Pausen im Rhythmus, kann der Einsatz eines Herzschrittmachers (s. Kap. 18) erwogen werden.

14.2 Sinustachykardie

Einteilung

Die **Sinustachykardie** ist eine supraventrikuläre Tachykardie. Sie entsteht durch einen schnellen Sinusrhythmus. Der Sinusknoten erzeugt eine schnelle Vorhoffrequenz von mehr als 100 Schlägen pro Minute.

Pathophysiologie

Physiologisch kommt eine Sinustachykardie unter Belastung vor. Schmerzen und starke psychische Erregung sind funktionale Ursachen. Auch eine akute Belastung des Herzens (Lungenembolie), eine akute Schädigung der Herzfunktion (Herzinfarkt), Flüssigkeitsmangel, Medikamente oder eine Schilddrüsenüberfunktion können die Tachykardie auslösen.

EKG-Zeichen

- Sinusrhythmus, Frequenz > 100/min

Klinik

Die Sinustachykardie unter Belastung ist physiologisch. Bei einer Sinustachykardie in Ruhe sollte nach einer Ursache gesucht werden. Das EKG selbst gibt hierüber meist keine Antwort, wenn nicht gerade ein Herzinfarkt oder eine Lungenembolie vorliegen. Daher ist meist eine Anamnese und Untersuchung notwendig (psychische Ursachen, Flüssigkeitsmangel, bekanntes Schilddrüsenleiden oder Schilddrüsenmedikation).

14.3 Vorhofflimmern

Einteilung

Das **Vorhofflimmern** ist eine supraventrikuläre Arrhythmie. Wir hatten es bereits kurz im Rahmen der Rhythmusstörungen vorgestellt (s. Kap. 7.1).

Das Vorhofflimmern ist die häufigste Arrhythmie des Erwachsenenalters. Je nach Herzfrequenz werden die in Tab. 14.1 aufgeführten Bezeichnungen verwendet.

Pathophysiologie

In den Vorhöfen laufen unregelmäßige, unkoordinierte Erregungen ab. Die Frequenz der Erregungen liegt oberhalb von 300 Schlägen pro Minute. Allerdings ist die Bestimmung der Vorhoffrequenz meist nicht möglich, und auch nicht sinnvoll, weil eine regelrechte Kontraktion der Vorhöfe nicht mehr zu Stande kommt. Nur wenige der vielen Vorhoferregungen erreichen die Ventrikel. Zu schnell aufeinander folgende Impulse werden im AV-Knoten gefiltert.

Daher wird die Herzfrequenz durch die Leitungseigenschaften des AV-Knotens bestimmt (s. Kap. 8.7). Die Leitungseigenschaften hängen wiederum von mehreren Faktoren ab:

- Vom AV-Knoten selbst (z. B. langsamere Leitung im Alter)
- Von Katecholaminen (Ausschüttung unter Belastung, beschleunigen Leitung)

Tab. 14.1 Einteilung von Vorhofflimmern nach der Herzfrequenz		
Herzfrequenz	**Bezeichnung**	**Weitere Bezeichnungen**
< 50/min	Vorhofflimmern mit bradykarder Überleitung	Bradyarrhythmia absoluta, bradykardes Vorhofflimmern
50–100/min	Vorhofflimmern mit normofrequenter Überleitung	normofrequentes Vorhofflimmern
> 100/min	Vorhofflimmern mit tachykarder Überleitung	Tachyarrhythmia absoluta, tachykardes Vorhofflimmern

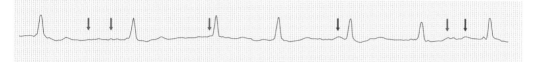

Abb. 14.1 Vorhofflimmern. Die roten Pfeile zeigen auf Wellen, die wegen ihrer Form und Größe an eine P-Welle denken lassen. Diese Wellen sind aber nur dort zu sehen (nicht regelmäßig) und es gibt keine Beziehung zum QRS-Komplex (die „PQ-Zeit" ist stark unterschiedlich). Die blauen Pfeile zeigen auf einzelne Beispiele für die zahlreichen Flimmerwellen.

- Von einigen Medikamenten (Verlangsamung, s. Kap. 16.5)

Dadurch kann bei einem Patienten z. B. ein normofrequentes Vorhofflimmern entstehen, bei einem anderen hingegen ein tachykardes Vorhofflimmern.

Die Impulse aus dem Vorhof treffen unregelmäßig und sehr schnell im AV-Knoten ein. Diese Unregelmäßigkeit und die Leitungseigenschaften des AV-Knotens führen gemeinsam zu einem unregelmäßigen Herzschlag. Im EKG sind die RR-Intervalle (fast) alle untereinander verschieden (s. Abb. 14.1).

EKG-Zeichen
- Flimmerwellen: Zittern der Grundlinie mit niedriger Amplitude, es sind keine P-Wellen mehr erkennbar.
- RR-Intervalle sind unterschiedlich lang.

Klinik
Nicht jeder Mensch nimmt das Vorhofflimmern und den daraus resultierenden unregelmäßigen Herzschlag wahr. Wahrgenommen wird dies in der Regel bei einer langsamen (bradykarden)

Cave
- Gerade bei Vorhofflimmern mit tachykarder Überleitung können die RR-Intervalle durch die Filterfunktion des AV-Knotens sehr regelmäßig aussehen, so dass hier die Diagnose erschwert wird.
- Ein zuvor bestehender Schenkelblock wird durch das Vorhofflimmern nicht beeinflusst. Ein breiter Kammerkomplex schließt demnach Vorhofflimmern keinesfalls aus.

oder schnellen (tachykarden) Überleitung auf die Herzkammern. Der Verlust der Vorhofkontraktionen kann sich hämodynamisch (geringeres Herzminutenvolumen) auswirken. Das Frequenzverhalten unter Belastung kann erheblich verändert sein, was mit einer Abnahme der Belastbarkeit einhergeht. Beim chronischen Vorhofflimmern sind Thromboembolien eine häufige Komplikation.

Therapeutisch können Medikamente (Antiarrhythmika) oder eine elektrische Kardioversion eingesetzt werden (Regulierung des Rhythmus mit Stromstoß aus Gleichstrom oder neuerdings auch biphasisch).

> **Tipp**
>
> Ein unregelmäßiger Puls ist immer verdächtig für das Vorliegen von Vorhofflimmern. Jedoch können auch supraventrikuläre Extrasystolen (s. Kap. 14.9) den Eindruck eines unrhythmischen Pulses erzeugen. Daher sollte im EKG in allen Ableitungen nach P-Wellen gesucht werden. Finden sich klar abgrenzbare P-Wellen, denen QRS-Komplexe folgen, liegt kein Vorhofflimmern vor. Fehlen die P-Wellen, so ist die Diagnose Vorhofflimmern wahrscheinlich.

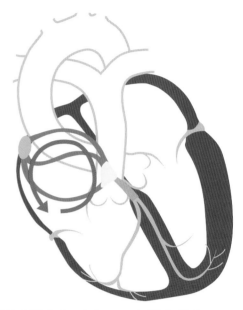

Abb. 14.3 Kreisende Erregung bei Vorhofflattern.

14.4 Vorhofflattern

Einteilung

Das **Vorhofflattern** zählt zu den supraventrikulären Tachykardien, genauer zu den atrialen Tachykardien. Im Kap. 7.2 hatten wir das Vorhofflattern bereits kurz beschrieben. Hier gehen wir näher auf die Ursachen und deren Bedeutung für die Therapie ein.

Früher unterschied man zwischen typischem und atypischem (oder im und gegen den Uhrzeigersinn verlaufendem) Vorhofflattern. Dies ist jedoch nicht mehr sinnvoll.

Heute definiert man Vorhofflattern als eine **kreisende Erregung** im rechten Vorhof, die einer definierten Bahn folgt.

Pathophysiologie

Im Bereich des rechten Vorhofs findet eine kreisende Erregung statt. Es resultieren Vorhoffrequenzen von 240–300 Schlägen pro Minute, die im EKG das charakteristische Bild eines Sägezahnmusters ergeben (s. Abb. 14.2).

Durch die Leitungseigenschaften des AV-Knotens erreichen nicht alle Impulse die Ventrikel. Häufig besteht eine **2:1-Überleitung**. Auch andere Überleitungsmodi (3:1, 4:1) und unregelmäßige Überleitungen kommen vor.

Die **kreisende Erregung** verläuft bei Vorhofflattern durch eine Engstelle **(Isthmus)** im Vorhofmyokard, die zwischen anderen, nicht leitenden Strukturen liegt. Zwischen der Vena cava inferior, dem Sinus coronarius und der Trikuspidalklappe existiert eine Gewebsbrücke des Myokards. Über diese Brücke verläuft die Erregung, die nach einem Weg über den restlichen Vorhof wieder zu dieser Engstelle zurückkehrt (s. Abb. 14.3). Die Dauer einer Runde der Erregungsausbreitung beträgt ca. 250 ms, woraus dann eine stabile Vorhoffrequenz von z. B. 250/min entstehen kann. Aktuell wird eine Vorhoftachykardie, die den Isthmus passiert, als Vorhofflattern bezeichnet.

Der Erregungsablauf beschreibt im Gewebe einen Kreis. Dies ist grundsätzlich vom Mecha-

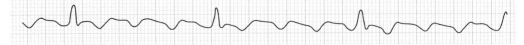

Abb. 14.2 Vorhofflattern. „Sägezahnmuster" der P-Wellen.

nismus einer gesteigerten Bereitschaft zur spontanen Erregung (erhöhte Automatie) zu unterscheiden (s. auch Kap. 14.7).

EKG-Zeichen

- Vorhoffrequenz 240–300/min
- Flatterwellen, P-Wellen sind am deutlichsten in Extremitätenableitungen zu sehen und die P-Welle ist in der Regel in den Ableitungen II, III und aVF negativ.
- Häufig typisches Sägezahnmuster (keine isoelektrischen Abschnitte zwischen den P-Wellen).

Cave

Bei 2:1-Überleitungen können die P-Wellen jeder zweiten Vorhofaktion unter dem QRS-Komplex verschwinden. Insbesondere bei einer Tachykardie mit schmalen QRS-Komplexen sollte an diese Möglichkeit gedacht werden, wenn eine Frequenz um 130/min vorliegt.

Klinik

Eine medikamentöse Therapie ist beim Vorhofflattern möglich. Meist ist das Vorhofflattern jedoch schwierig medikamentös einstellbar. Heutzutage wird stattdessen meist eine Katheterablation durchgeführt, da diese Therapie Vorhofflattern dauerhaft verhindern kann. Bei einer Ablation wird das Gewebe erwärmt und vernarbt dadurch. Beim Vorhofflattern wird der Isthmus mit dieser Methode verödet. Er ist wegen seiner unmittelbaren Nähe zur Vena cava inferior leicht mit einem Katheter über die Leistenvene erreichbar. Nach der Verödung ist der Kreis der Erregung dauerhaft unterbrochen.

14.5 AV-Knoten-Reentrytachykardie

Einteilung

Die AV-Knoten-Reentrytachykardie ist eine supraventrikuläre Tachykardie. Der Begriff Reentry (Wiedereintritt) wird für eine Erregung verwendet, die sich innerhalb des Gewebes (Lei-

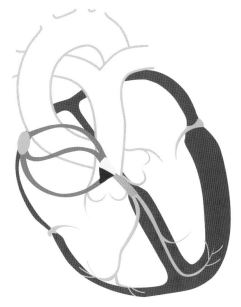

Abb. 14.4 AV-Knoten. In dem Fasergeflecht leitet ein Teil der Fasern langsam (rot), der andere schnell leitet (gelb).

tungssystem, Myokard) fortsetzt und dabei immer wieder zum Anfangsort zurückkehrt (kreisende Erregung). Die Abkürzung **AVNRT** leitet sich von der englischen Bezeichnung **AV Nodal Reentrant Tachycardia** ab.

Bei der AVNRT kreist die Erregung im AV-Knoten. Dies führt zu einer schnellen, regelmäßigen Depolarisation der Vorhöfe und der Ventrikel.

Man unterscheidet anhand der Richtung der kreisenden Erregung zwei Formen der AVNRT. Die AVNRT vom **„slow-fast-Typ"** ist häufig, die vom **„fast-slow-Typ"** selten. Die Begriffe langsam (slow) und schnell (fast) beziehen sich dabei auf Bahnen im AV-Knoten.

Pathophysiologie

Bei der AVNRT lassen sich im Fasergeflecht des AV-Knotens zwei Gruppen von Fasern unterscheiden. Anhand der Leitungsgeschwindigkeit der Fasern unterteilt man den AV-Knoten in zwei Bereiche (s. Abb. 14.4): in eine schnell leitende Bahn **(fast pathway)**, und eine langsam leitende Bahn **(slow pathway)**.

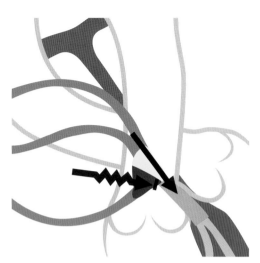

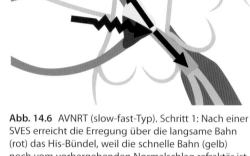

Abb. 14.5 Erregungsleitung im AV-Knoten bei AVNRT. Normalerweise trifft die Erregung aus der langsamen Bahn (rot) auf das refraktäre His-Bündel.

Abb. 14.6 AVNRT (slow-fast-Typ). Schritt 1: Nach einer SVES erreicht die Erregung über die langsame Bahn (rot) das His-Bündel, weil die schnelle Bahn (gelb) noch vom vorhergehenden Normalschlag refraktär ist. Dann wird retrograd die schnelle Bahn erregt, die inzwischen nicht mehr refraktär ist.

Diese funktionale Unterteilung ermöglicht unter bestimmten Umständen die Entstehung einer kreisenden Erregung im AV-Knoten und dem unmittelbar benachbarten Vorhofmyokard.

Normalerweise stellen die langsam leitenden Fasern im AV-Knoten kein Problem dar. Denn eine Erregung aus dem Sinusknoten erreicht über die Vorhöfe den AV-Knoten und wird dort über den schnell leitenden Anteil an das His-Bündel weitergeleitet. In der Folge kommt es zur normalen Depolarisation der Ventrikel. Die Erregungsleitung aus dem langsamen Anteil des AV-Knotens trifft verzögert auf das refraktäre His-Bündel und bleibt somit ohne Wirkung (s. Abb. 14.5).

Liegen jedoch zwei zusätzliche Bedingungen vor, kann sich eine kreisende Erregung ausbilden, die sich dann selbst aufrecht erhält.

Erstens muss ein Teil des AV-Knotens auch **retrograd** leiten können, also rückwärts vom AV-Knoten in Richtung Vorhofmyokard.

Zweitens muss eine supraventrikuläre Extrasystole zu einem ungünstigen **Zeitpunkt** auf den AV-Knoten treffen. Und zwar dann, wenn eine Leitungsbahn (und zwar nur eine des AV-

Knotens) vom vorherigen, normalen Herzzyklus noch refraktär ist und die andere leiten kann.

Liegen nun beide dieser Bedingungen vor, wird die Erregung bei Erreichen des His-Bündels (s. Abb. 14.6) nicht nur in die Ventrikel weitergeleitet, sondern kann zusätzlich über den inzwischen nicht mehr refraktären Teil des AV-Knotens rückwärts in Richtung Vorhöfe geleitet werden (s. Abb. 14.7). Die Konsequenz ist, dass sowohl die Vorhöfe als auch die Ventrikel depolarisiert werden. Die Erregungswelle aus dem Vorhofmyokard erreicht etwas später wieder den AV-Knoten: Der rückwärts leitende Anteil ist noch refraktär, der andere leitet wieder. Der Kreislauf erhält sich selbst aufrecht und verursacht eine Tachykardie. Die kreisende Erregung ist dabei schneller als der Sinusrhythmus, so dass sich die Erregung aus dem Sinusknoten nicht mehr auf die Vorhöfe auswirken kann.

Bei der AV-Knoten-Reentrytachykardie vom **slow-fast-Typ (orthodrome AVNRT)** läuft die Erregung über die langsame Bahn in Richtung Ventrikel (antegrade Erregung) und kehrt retrograd über die schnelle Bahn zu den Vorhöfen

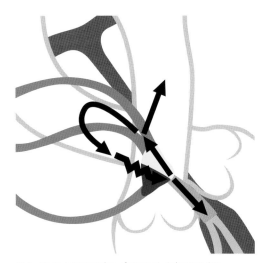

Abb. 14.7 AVNRT (slow-fast-Typ). Schritt 2: Die Erregung breitet sich im Vorhofmyokard aus und erreicht wieder die langsame Bahn des AV-Knotens (rot). Der Kreis ist geschlossen.

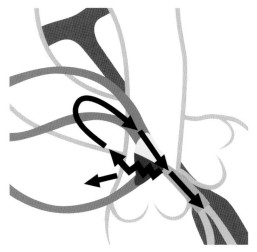

Abb. 14.9 AVNRT (fast-slow-Typ). Die kreisende Erregung erreicht antegrad über die schnelle Bahn (gelb) das His-Bündel, die retrograde Leitung erfolgt über die langsame Bahn (rot).

zurück. Dadurch werden Vorhöfe und Ventrikel in etwa gleichzeitig erregt und im EKG verschwindet die P-Welle unter dem QRS-Komplex (s. Abb. 14.8).

Die seltenere AVNRT vom **fast-slow-Typ (antidrome AVNRT)** ist durch die antegrade Erregung in der schnellen Bahn und die retrograde Ausbreitung in der langsamen Bahn charakterisiert (s. Abb. 14.9). Die kreisende Erregung erreicht über die langsame Bahn die Vorhöfe deutlich später als die Ventrikel, so dass die P-Welle hinter dem QRS-Komplex erscheint (s. Abb. 14.10).

EKG-Zeichen
- Herzfrequenz 140–290/min, RR-Intervalle regelmäßig
- QRS-Komplexe schmal

AVNRT vom slow-fast Typ
- P-Wellen verschwinden unter QRS-Komplex.

AVNRT vom fast-slow-Typ
- P-Wellen hinter QRS-Komplex
- Jedem QRS-Komplex folgt genau eine P-Welle.

Klinik
Das Auftreten der AVNRT hat keinen Bezug zum Lebensalter. Die Tachykardie tritt paroxysmal auf, ist aber in der Regel nicht lebensbedrohlich. Als Therapie kommt eine abwartende Haltung, eine medikamenöse Therapie oder eine **Katheterablation** (s. auch Kap. 14.4) in Frage. Dabei wird die langsame Bahn im AV-Knoten lokal verödet.

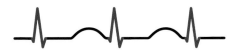

Abb. 14.8 Orthodrome AVNRT (slow-fast). Die P-Welle ist unter dem QRS-Komplex nicht zu sehen.

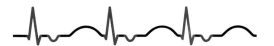

Abb. 14.10 Antidrome AVNRT (fast-slow) mit retrograder und negativer P-Welle.

14.6 AV-Reentrytachykardien

Einteilung

Die **AV-Reentrytachykardien** gehören zu den supraventrikulären Tachyarrhythmien. Die Abkürzung **AVRT (Atrioventrikuläre Reentrytachykardie)** sollte nicht mit AVNRT (s. Kap. 14.5) verwechselt werden, da es sich um unterschiedliche anatomische Strukturen handelt, die eine kreisende Erregung unterhalten.

Bei der AVRT läuft die kreisende Erregung nicht ausschließlich im AV-Knoten, sondern über den Weg einer zusätzlichen (akzessorischen) Bahn zwischen den Vörhofen und den Ventrikeln.

Wenn die kreisende Erregung aus dem Vorhofmyokard die Ventrikel in der normalen Richtung über den AV-Knoten, also vorwärts (orthodrom) erreicht, spricht man von einer **orthodromen AVRT** (s. Abb. 14.11). Der Kreis wird durch die Leitung über die zusätzliche Bahn zu den Vorhöfen vervollständigt. Bei der **antidromen AVRT** kreist die Erregung in der entgegengesetz-ten Richtung, nämlich rückwärts (antidrom) über den AV-Knoten (s. Abb. 14.12).

Das **Wolff-Parkinson-White-Syndrom (WPW-Syndrom** oder **Präexzitationssyndrom)** gehört zu den AV-Reentrytachykardien und ist durch zwei Merkmale definiert: Zum einen muss eine supraventrikuläre Tachykardie vorliegen, zum anderen muss im EKG außerhalb der Tachykardie die **Delta-Welle** zu sehen sein. Eine solche Welle entsteht durch die frühe Depolarisation der Ventrikel bei einer schnellen Leitung der Erregung aus der Vorhofebene über eine akzessorische Leitungsbahn. Eine Delta-Welle bei gleichzeitiger Tachykardie ist das WPW-Syndrom, eine Deltawelle ohne klinische Tachykardie ist nur eine Delta-Welle, die zu einem WPW-Syndrom führen kann.

Pathophysiologie

Ein Impuls aus dem Sinusknoten oder dem Vorhofmyokard kann die Klappenebene des Herzens normalerweise nur im AV-Knoten passieren. Die Klappenebene besteht aus nicht leitendem Bindegewebe. Existieren aber Einschlüsse von elektrisch leitenden Fasern inner-

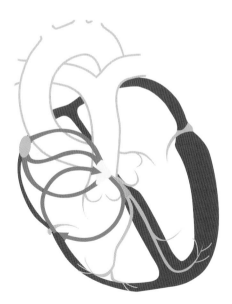

Abb. 14.11 Orthodrome AVRT. Erregung kreist über AV-Knoten und kehrt retrograd über eine akzessorische Bahn zur Vorhofebene zurück.

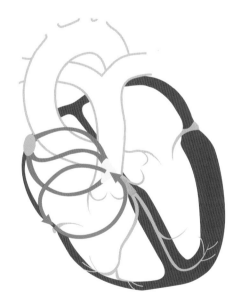

Abb. 14.12 Antidrome AVRT. Ventrikel werden über Kent-Bündel verfrüht erregt. Kreisende Erregung durch retrograde Leitung im AV-Knoten.

halb dieser Ebene, können elektrische Impulse auch unabhängig vom AV-Knoten von der Vorhof- auf die Ventrikelebene (oder umgekehrt) wechseln. Die zusätzliche Leitungsbahn wird als **akzessorische Bahn** bezeichnet (s. Abb. 14.13). Wenn eine solche Bahn nicht den AV-Knoten benutzt, also z. B. nicht in den unteren Anteil des AV-Knotens mündet, wird sie auch **Kent-Bündel** genannt. Im Allgemeinen ist eine akzessorische Bahn angeboren.

Eine **kreisende Erregung** kann über den AV-Knoten in die Ventrikelebene eintreten und über die akzessorische Bahn zur Vorhofebene zurückkehren (**orthodrome AVRT**). Im Falle der **antidromen AVRT** kommt es über das Kent-Bündel zu einer frühen Erregung der Ventrikel. Die akzessorische Bahn verzögert im Gegensatz zum AV-Knoten nicht die Überleitung, so dass es zu einer Präexzitation kommt (Tachykardie mit breitem QRS-Komplex). Im EKG außerhalb der Tachykardie zeigt sich eine verkürzte PQ-Zeit, die Delta-Welle und Veränderungen der T-Welle. Die **Delta-Welle** (s. Abb. 14.14) ist ein früher,

träger Anstieg zu Beginn des QRS-Komplexes. Sie kann positiv oder negativ erscheinen. Das Ende der Delta-Welle verschmilzt mit dem normalen raschen Anstieg des QRS-Komplexes, der etwas später über die gleichzeitige Erregungsausbreitung durch den AV-Knoten und die Tawara-Schenkel einsetzt (s. Abb. 14.13). Die T-Wellen-Veränderungen sind Ausdruck der gestörten Abfolge der Repolarisationen, die als Folge der abnormen Depolarisation der Ventrikel zu sehen ist.

Das Fehlen einer Delta-Welle schließt das Vorliegen einer akzessorischen Bahn nicht aus. Es besteht die Möglichkeit, dass die akzessorische Bahn nur retrograd leitet (**verstecktes WPW-Syndrom**). Dies ist auch eine Form der AVRT.

EKG-Zeichen

Orthodrome AVRT
- Tachykardie mit regelmäßigen RR-Intervallen
- P-Wellen erscheinen hinter dem QRS-Komplex (Erregung der Vorhöfe über akzessorische Bahn).
- Keine Delta-Welle
- QRS-Komplex schmal

Antidrome AVRT
- Tachykardie mit regelmäßigen RR-Intervallen
- Delta-Welle
- QRS-Komplex breit

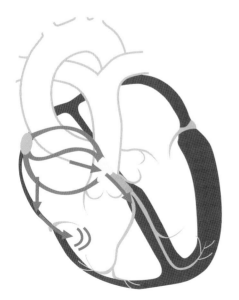

Abb. 14.13 Entstehungsmechanismus der Delta-Welle: Beim Sinusrhythmus leitet sowohl der AV-Knoten wie auch die akzessorische Bahn die Erregung in die Ventrikel über. Die vorzeitige Erregung von Teilen des Ventrikelmyokards erzeugt die Delta-Welle.

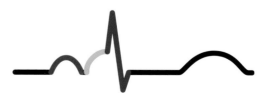

Abb. 14.14 Delta-Welle. Präexzitation der Ventrikel führt zur initialen Deformierung des QRS-Komplexes. Verkürzung der PQ-Dauer. Manchmal kommt es zur Deformierung oder Negativierung der T-Welle.

Akzessorische Bahn oder WPW-Syndrom bei Sinusrhythmus

- PQ-Zeit verkürzt
- Delta-Welle (nicht bei verstecktem WPW-Syndrom)
- QRS-Komplex breit
- T-Negativierungen

WPW-Syndrom bei Vorhofflimmern

- Tachykardie mit absoluter Arrhythmie, unregelmäßige RR-Intervalle
- Keine P-Wellen
- Delta-Welle
- Breite des QRS-Komplexes variabel (kann mit jedem Herzschlag wechseln)

Klinik

In günstigen Fällen kann die akzessorische Bahn bereits im EKG erkannt werden (Delta-Welle), bevor eine Tachykardie auftritt. Die Symptome reichen von paroxysmalem Herzrasen bis zur Synkope oder Herzstillstand. Therapeutisch ist eine **Katheterablation** der akzessorischen Bahn meist Mittel der Wahl.

> **Cave**
>
> Die akzessorische Bahn kann deutlich schneller leiten und höhere Frequenzen überleiten als der AV-Knoten. Bei schnellen Vorhofrhythmen (z. B. Vorhofflimmern) kann es deshalb zum Teil zu lebensbedrohlichen Tachykardien kommen.

14.7 Ektope atriale Tachykardie

Einteilung

Die **ektope atriale Tachykardie (EAT)** ist eine seltene supraventrikuläre Tachykardie. Sie entsteht innerhalb des Vorhofmyokards. Als ektop werden alle Orte außerhalb des Sinusknotens bezeichnet, in denen spontan eine rasche Depolarisation erfolgt.

Pathophysiologie

Es gibt zwei Entstehungsmechanismen der EAT. Der häufiger anzutreffende Fall ist eine erhöhte Automatie einzelner Areale des Vorhofs **(arrythmogene Foki)**. Mindestens ein Fokus im Vorhofmyokard depolarisiert regelmäßig schneller als der Sinusknoten. Die Erregung breitet sich über die Vorhöfe aus und erreicht auch den AV-Knoten.

Der andere, seltenere Entstehungsmechanismus ist eine **kreisende Erregung**. Ähnlich wie beim Vorhofflattern kreist die Erregung im Bereich der Vorhöfe. Allerdings ist hier der Isthmus als natürlich vorkommende Engstelle nicht Teil der Kreisbahn. Stattdessen sind meist narbige Gewebsveränderungen Ursache einer solchen Bahn, wie sie z. B. nach Eröffnung des linken Vorhofs im Rahmen einer Operation an der Mitralklappe vorkommen.

Generell sind bei der EAT im EKG **P-Wellen** zu sehen. Je nachdem, wo die Depolarisation entsteht, ist auch die Richtung der Erregungsausbreitung in den Vorhöfen gegenüber dem Normalfall verändert, so dass die P-Welle negativ sein kann. Auch leichte Deformierungen der P-Welle oder eine geringfügig verkürzte PQ-Zeit können beobachtet werden.

EKG-Zeichen

- Tachykardie, regelmäßige RR-Intervalle
- P-Welle vor jedem QRS-Komplex, die P-Wellen können negativ oder leicht deformiert sein
- QRS-Komplex schmal

Klinik

Im Gegensatz zum Vorhofflattern ist bei der EAT auf Grund einer kreisenden Erregung eine Therapie mit Katheterablation schwieriger durchzuführen. Bei der EAT auf dem Boden arrhythmogener Foki führt eine Katheterablation jedoch häufig zur dauerhaften Beseitigung der Ursache.

14.8 Unterscheidung supraventrikulärer Tachykardien

Tachykardien mit **schmalem QRS-Komplex** sind supraventrikulären Ursprungs. Die **Differenzierung** der Formen der **supraventrikulären Tachykardien** kann mitunter schwierig sein. Wir geben hier zwei praktische Hinweise, die im Zusammenhang mit dem bereits Beschriebenen die Unterscheidung erleichtern können.

Herzfrequenz

Da bei **Vorhofflattern** die Vorhoffrequenz 240–300/min beträgt und in der Regel höchtens jeder zweite Schlag (2:1 Überleitung) den AV-Knoten passieren kann, ist die Kammerfrequenz kleiner als 150/min. Deswegen kann man davon ausgehen, dass Tachykardien mit einer **Frequenz** von mehr als 150/min kein Vorhofflattern sind.

der Unterbrechung setzt die Tachykardie unverändert wieder ein.

Bevor man einem Patienten Adenosin verabreicht, sollten die **Kontraindikationen** und **Komplikationen** beachtet werden. Es sollte bei obstruktiven Lungenerkrankungen (Asthma oder COPD) nur mit besonderer Vorsicht gegeben werden, weil eine pulmonale Spastik ausgelöst werden kann („Asthmaanfall"). Generell kann die Gabe ventrikuläre Arrhythmien und Salven (s. Kap. 15.1) auslösen. Die Unterbrechung der Leitung im AV-Knoten mit Asystolie kann bis zu 30 Sekunden andauern. Bei einem Patienten mit WPW-Syndrom und Vorhofflimmern kann ein AV-Block dazu führen, dass die Impulse aus dem Vorhof über die schnell leitende akzessorische Bahn übergeleitet werden, was eine lebensbedrohliche Tachykardie zur Folge haben kann.

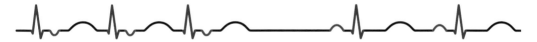

Abb. 14.15 Gabe von Adenosin bei AVNRT. Zunächst Tachykardie mit retrograden P-Wellen. Nach Adenosin-Gabe Unterbrechung der kreisenden Erregung im AV-Knoten, anschließend schneller Sinusrhythmus.

Gabe von Adenosin

Eine intravenöse Bolus-Gabe von **Adenosin** bewirkt ein kurze Unterbrechung der Erregungsleitung im AV-Knoten. Es kommt innerhalb von Sekunden nach der Gabe vorübergehend zu einem **AV-Block III°**.

Bei Tachykardien, die den AV-Knoten als Teil ihres Reentrykreislaufs haben (die **AV-Knoten-Reentrytachykardie** und **AV-Reentrytachykardien**), wird dadurch die Tachykardie unterbrochen. Nach einer Pause, in der keine QRS-Komplexe zu sehen sind, bildet sich häufig ein Sinusrhythmus (s. Abb. 14.15).

Bei den Tachykardien, welche ihren Ursprung oberhalb des AV-Knotens haben (**Sinustachykardie, Vorhofflattern, Vorhofflimmern, ektope atriale Tachykardie**), entsteht auch eine Pause der Überleitung, so dass die Vorhofaktionen sichtbar werden, weil sie nicht mehr von QRS-Komplexen überlagert werden. Nach

14.9 Supraventrikuläre Extrasystolen

Einteilung

Supraventrikuläre Extrasystolen (SVES) sind spontane, vorzeitige Erregungen, die im Vorhofmyokard, im AV-Knoten oder selten auch im Sinusknoten entstehen.

Der Begriff **Extrasystole** leitet sich aus einer zusätzlichen, außerhalb des normalen Rhythmus („extra"), stattfindenden Kontraktion der Ventrikel („Systole") ab. Tatsächlich lösen jedoch nicht alle Formen von Extrasystolen auch einen vorzeitigen Herzschlag aus, weil die Erregung nicht die Ventrikel erreicht oder weil Abschnitte des Erregungsleitungssystems noch refraktär sind.

Meist treten Extrasystolen als einzelne Ereignisse auf. Manchmal sind aber auch mehrere in Serie anzutreffen.

Pathophysiologie

Durch eine Extrasystole, die außerhalb des Sinusknotes beginnt, wird die P-Welle leicht deformiert. Sie kann in manchen Ableitungen auch negativ sein. Vor allem Impulse, die im linken Vorhof entstehen, können zu negativen P-Wellen führen. Der QRS-Komplex ist generell schmal, weil die ventrikuläre Erregungsausbreitung nicht betroffen ist.

Wir unterscheiden drei Formen von supraventrikulären Extrasystolen, die sich hinsichtlich des Zeitpunkts ihres Auftretens und ihres Entstehungsorts im EKG unterscheiden.

- **SVES:** Eine vorzeitige Erregung aus dem Vorhofmyokard breitet sich über die Vorhöfe aus und depolarisiert auch den Sinusknoten. Die im Sinusknoten bereits begonnene langsame diastolische Depolarisation wird unterbrochen und eine rasche Depolarisation durchgeführt.
  Dadurch wird der **Sinusrhythmus** zum Zeitpunkt des Eintreffens der extrasystolischen Erregungswelle **neu begonnen**. Alle folgenden Herzzyklen sind normal, aber zeitlich vorgezogen. Nur das RR-Intervall vor der Extrasystole ist verkürzt. Die nachfolgenden RR-Intervalle haben eine normale Dauer.
- **Geblockte SVES:** Auch bei dieser Extrasystole (s. Abb. 14.16) wird der Sinusknoten depolarisiert, so dass nach der Extrasystole der Sinusrhythmus von neuem beginnt. Die Extrasystole fällt jedoch so früh in den normalen Erregungsablauf ein, dass der **AV-Knoten** und/oder der überwiegende Teil des **Vorhofmyokards** noch **refraktär** sind. Das bedeutet, dass sich diese Strukturen noch in der Plateauphase der Erregung befinden und noch nicht depolarisiert werden können. Eine Extrasystole bei refraktärem AV-Knoten hat keinen QRS-Komplex. Ist das Vorhofmyokard noch refraktär, ist im EKG

keine P-Welle der Extrasystole zu sehen. Letztlich kann man sich an den **RR-Intervallen** orientieren. Zählt man das RR-Intervall vor der Extrasystole und das danach zusammen, ergibt sich ein Gesamt-Intervall, das kleiner als zwei normale RR-Intervalle ist.
  Bei einer plötzlichen Pause im Rhythmus, die kleiner als ein RR-Intervall ist, sollte man immer an eine geblockte supraventrikuläre Extrasystole denken.
- **SVES mit kompensatorischer Pause:** Der Sinusknoten wird durch die retrograde Erregung erreicht, aber nicht depolarisiert. Der auf die Extrasystole folgende Herzzyklus beginnt zum regulären Zeitpunkt, ganz so, als hätte davor keine Extrasystole stattgefunden. Die Erregung trifft auf refraktäres Gewebe (bedingt durch die Extrasystole), somit fällt der nächste Schlag aus. Im EKG ist das Gesamt-Intervall aus RR-Intervall vor der Extrasystole und dem danach zwei RR-Intervalle lang. Dies bezeichnet man als **kompensatorische Pause**. Bei den beiden anderen Typen der SVES ist hingegen das Gesamt-Intervall kürzer als zwei RR-Intervalle.

EKG-Zeichen

- Unterbrechung des vorliegenden Rhythmus (meist Sinusrhythmus) durch eine vorzeitig eintreffende P-Welle oder durch eine Pause.
- Die P-Welle der Extrasystole ist leicht deformiert, je nach Entstehungsort der Extrasystole in manchen Ableitungen als negative P-Welle.

SVES

- Die Extrasystole ist als P-Welle mit folgendem QRS-Komplex sichtbar.
- Das RR-Intervall vor der Extrasystole ist verkürzt.

Geblockte SVES

- Die P-Welle der Extrasystole kann unter dem vorhergehenden QRS-Komplex versteckt sein.

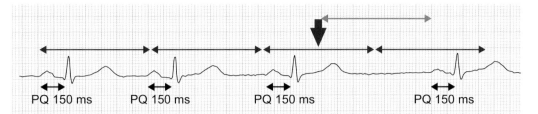

Abb. 14.16 Geblockte Supraventrikuläre Extrasystole. Sinusrhythmus mit einer Pause, die kleiner als ein RR-Intervall ist. Gezeigt sind hier die PP-Intervalle, um die Extrasystole zu lokalisieren. Dazu wurde von der P-Welle nach der Pause ein PP-Intervall nach links abgetragen (oberes Intervall).

- Das RR-Intervall vor und das nach der Extrasystole sind gemeinsam weniger als zwei RR-Intervalle lang.

SVES mit kompensatorischer Pause
- Die Extrasystole ist als P-Welle mit folgendem QRS-Komplex sichtbar.
- Das RR-Intervall vor und das nach der Extrasystole sind gemeinsam zwei RR-Intervalle lang.

Klinik
SVES werden von den Patienten subjektiv unterschiedlich wahrgenommen. In der Regel ist keine Therapie erforderlich.

Zusammenfassung

Bradykarde Arrhythmien werden fast immer durch eine Störung in der supraventrikulären Erregungsbildung oder -ausbreitung verursacht.

Supraventrikuläre Tachykardien entstehen durch einen schnellen Sinusrhythmus, durch eine kreisende Erregung oder durch gesteigerte Automatie. Tachykardes Vorhofflimmern ist hierbei ein Sonderfall, weil die Erregung in den Vorhöfen völlig unkoordiniert abläuft. Eine kreisende Erregung kann innerhalb des Vorhofmyokards (Vorhofflattern, EAT), im AV-Knoten (AVRNT) oder über AV-Knoten und eine akzessorische Bahn (AVRT) verlaufen. Der seltenen EAT liegt meist eine gesteigerte Automatie im Vorhof zu Grunde. Das WPW-Syndrom ist als supraventrikuläre Tachykardie mit Delta-Wellen definiert. Eine Delta-Welle in Kombination mit einer Tachykardie ist Ausdruck eines Präexzitationssyndroms, bei dem die Ventrikel über ein Kent-Bündel verfrüht depolarisiert werden. Supraventrikuläre Extrasystolen fallen als intermittierend vorkommende frühe Herzaktionen oder als Pausen im Sinusrhythmus auf.

Beispiel-EKGs

- 39 SVES → S. 278
- 40 AVNRT → S. 280
- 41 AVNRT mit Pause → S. 282
- 42 Deltawelle → S. 284

145

Fragen

14.1 Gibt es nur tachykarde supraventrikuläre Arrhythmien?

14.2 Wann ist Vorhofflimmern besonders gefährlich?

14.3 Was ist eine AV-Knoten-Reentrytachykardie?

14.4 Was ist der Unterschied zwischen einer AV-Knoten-Reentrytachykardie und einer AV-Reentrytachykardie?

14.5 Was ist eine Delta-Welle?

14.6 Woran erkennt man ein WPW-Syndrom?

14.7 Sie bemerken beim Lesen eines EKG, dass ein bis zwei RR-Intervalle deutlich kürzer sind als die anderen. Ist das ein wichtiger Befund?

14.8 Was versteht man unter einer kompensatorischen Pause?

15 Ventrikuläre Extrasystolen und Tachykardien

15.1 Ventrikuläre Extrasystolen

Einteilung

Ventrikuläre Extrasystolen (VES) sind vorzeitig einfallende, zusätzliche Herzaktionen, die im Erregungsleitungssystem ab den Tawara-Schenkeln oder im Ventrikelmyokard entstehen. Ursächlich kann eine erhöhte Automatie einzelner Areale der Ventrikel oder eine lokale kreisende Erregung sein.

Eine Besonderheit der VES ist der Zusammenhang zu den ventrikulären Tachykardien (s. Kap. 15.2). Wenn mehr als sechs ventrikuläre Extrasystolen in Folge (im angloamerikanischen Raum mehr als drei) auftreten, wird nicht mehr von VES gesprochen, sondern von einer ventrikulären Tachykardie.

Die VES unterscheiden sich hinsichtlich ihrer Morphologie, ihrer Anzahl und ihrem Verhältnis zu normalen QRS-Komplexen. Einen Überblick über die Nomenklatur der VES gibt Tab. 15.1. Einen Ausschnitt aus einer Langzeit-EKG-Registrierung zeigt Abb. 15.1. Der QRS-Komplex der Extrasystole fällt vorzeitig ein und ist breit. Weitere EKG-Beispiele sind auf S. 148 in den Abb. 15.2 bis 15.6 zu sehen.

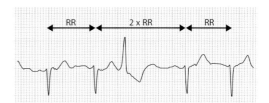

Abb. 15.1 Einzelne ventrikuläre Extrasystole mit kompensatorischer Pause. Die Pause zwischen den beiden normalen QRS-Komplexen ist genau zwei RR-Intervalle lang (s. auch S. 149). Herzfrequenz 86/min.

Tab. 15.1 Nomenklatur der VES	
Bezeichnung	**Beschreibung**
monomorphe VES	VES mit gleicher Morphologie *
polymorphe VES	VES mit mehr als einer Morphologie
Bigeminus (repetitive VES)	Wiederholung von: ein Normalschlag, dann eine VES
Trigeminus (2:1-VES, repetitive VES)	Wiederholung von: zwei Normalschläge, dann eine VES
Couplet	zwei VES in Reihe (direkt hintereinander)
Triplet	drei VES in Reihe
Salve	mehr als drei VES in Reihe
Ventrikuläre Tachykardie	mehr als sechs VES in Reihe
R auf T-Phänomen	VES beginnt während der T-Welle

* : Monomorphe VES können aus ein und demselben Areal entstanden sein und wären dann auch „monotope VES". Dies kann allerdings nur vermutet, aber nicht bewiesen werden.

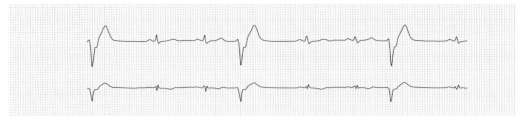

Abb. 15.2 Trigeminus. Auf zwei normale QRS-Komplexe folgt jeweils eine VES.

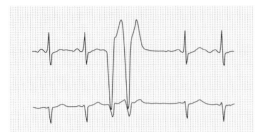

Abb. 15.3 Couplet. Zwei VES in Reihe.

Abb. 15.4 Triplet. Drei VES in Reihe.

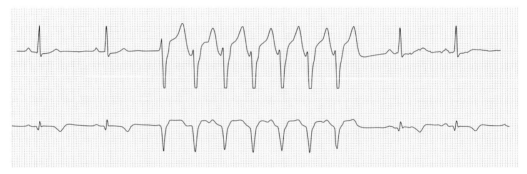

Abb. 15.5 Ventrikuläre Trachykardie. Mehr als sechs VES in Reihe.

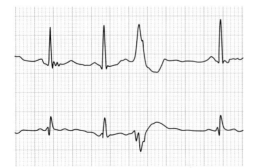

Abb. 15.6 R auf T-Phänomen. VES fällt sehr früh ein, noch während der T-Welle des vorigen Herzzyklus.

Die **Lown-Klassifikation** der VES (s. Tab. 15.2) wurde aufgestellt, um das Risiko von VES bei Patienten mit einer koronaren Herzerkrankung zu bewerten. Weil sich seit ihrer Erstellung die Risikobewertung geändert hat, gilt die höchstgradige Klasse nicht mehr als größtes Risiko. Dennoch findet die Lown-Klassifikation noch Verwendung, weil anhand der Tabelle die höchstgradige Klasse von VES bei der Befundung eines EKG dokumentiert werden kann. Die Angabe einer Lown-Klasse ist nur bei langer Aufzeichnungszeit, zum Beispiel im Rahmen eines Langzeit-EKG, sinnvoll.

Tab. 15.2 Lown-Klassifikation	
Lown-Klasse	**Extrasystolie**
0	keine Extrasystolie
I	einzelne monomorphe VES (< 30/Stunde)
II	viele monomorphe VES (> 30/Stunde)
IIIa	polymorphe VES
IIIb	repetitive VES (Bigeminus)
IVa	Couplet
IVb	Triplet, Salve oder ventrikuläre Tachykardie
V	R auf T-Phänomen *

* : Das R auf T-Phänomen bedeutet nach heutigem Kenntnisstand im Vergleich zur Lown-Klasse I, II oder IIIa kein erhöhtes Risiko.

Pathophysiologie

Ventrikuläre Extrasystolen entstehen im Bereich der Ventrikel. Die Entstehungsmechanismen sind die gleichen wie bei der ventrikulären Tachykardie (s. Kap. 15.2) und werden dort eingehend beschrieben.

Die Erregungsausbreitung erfolgt nicht über das His-Bündel und die Tawara-Schenkel, so dass häufig schenkelblockartige Bilder entstehen. Der **QRS-Komplex** ist breit, und ihm geht keine P-Welle voraus. Die Form des QRS-Komplexes ist gegenüber den normalen QRS-Komplexen verändert, weil die Ausbreitungsrichtung im Myokard eine andere ist. Man spricht auch von einem veränderten **Vektor** der QRS-Komplexe und meint damit eine geänderte Hauptrichtung der Erregungsausbreitung.

Wie bei den supraventrikulären Extrasystolen erscheint eine VES früher als der nächste normale Herzschlag. Das **RR-Intervall** zwischen dem letzten Herzzyklus und der Extrasystole ist verkürzt. Der entscheidende Unterschied zu den SVES liegt hierbei in der Länge des nachfolgenden RR-Intervalls. Bei den SVES kommt es nur sehr selten zu einer **kompensatorischen Pause** nach der Extrasystole (s. Kap. 14.9). Bei den VES ist eine kompensatorische Pause die Regel. Eine ventrikuläre Extrasystole erreicht meistens nicht den Sinusknoten, ist also nicht in der Lage, den Rhythmus zu verändern oder neu zu starten.

Der nächste normale Herzschlag nach einer VES findet daher genau zwei RR-Intervalle nach dem letzten normalen Herzschlag statt (s. Abb. 15.1, S. 147). In dieser Zeit hätte normalerweise ein Impuls aus dem Sinusknoten eine ventrikuläre Kontraktion auslösen müssen. Diese entfällt aber meist, weil durch die VES sowohl das ventrikuläre Erregungsleitungssystem als auch das Myokard noch refraktär sind. Sie können noch nicht wieder erregt werden, so dass dieser normale Herzzyklus ausfällt. Nur bei sehr langsamem Sinusrhythmus kann eine VES zwischen zwei Sinusschlägen vorkommen, ohne dass ein Schlag ausfällt. Dies nennt man **interponierte VES** (s. Abb. 15.7).

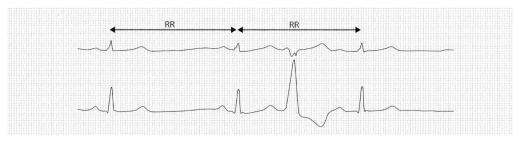

Abb. 15.7 Interponierte VES. Zwischen zwei normalen QRS-Komplexen (schmal, Steiltyp) tritt eine Extrasystole (breit, Rechtstyp) auf, ohne dass ein normaler Herzzyklus ausfällt.

Das **R auf T-Phänomen** (R on T, s. Abb. 15.6, S. 148) galt früher als wichtiges Kriterium für eine schlechte Prognose von VES. Dies ist mittlerweile widerlegt worden. Beim R auf T-Phänomen fällt die Extrasystole sehr früh ein, noch während der T-Welle des vorigen Herzzyklus. Zeitlich entspricht das der Repolarisationsphase der Herzmuskelzellen. Das Membranpotenzial der Zellen ist noch nicht vollständig zum Ruhepotenzial (s. Kap. 1.2) zurückgekehrt. Dennoch ist bereits eine erneute, rasche Depolarisation möglich. Man bezeichnet dies als die **relative Refraktärzeit**. Die Prognose von Patienten mit VES hängt **nicht** vom R auf T-Phänomen ab.

EKG-Zeichen
- Vorzeitiger QRS-Komplex, RR-Intervall vor der Extrasystole verkürzt, danach kompensatorische Pause (Ausnahme: interponierte VES)
- QRS-Komplex breit und deformiert, andere Hauptrichtung der Erregungsausbreitung
- Keine P-Welle vor der Extrasystole

Klinik
Ventrikuläre Extrasystolen werden nur bei ausgeprägter Symptomatik therapiert. VES haben keinen Einfluss auf die Prognose eines Patienten, außer es liegt bereits eine Herzerkrankung vor. Dann sind die auftretenden Extrasystolen zusammen mit anderen Kriterien hinsichtlich des Risikos für den Patienten zu bewerten.

15.2 Ventrikuläre Tachykardie

Einteilung
Eine **ventrikuläre Tachykardie (VT)** entsteht im Bereich der Ventrikel. Die **QRS-Komplexe** sind breit ($\geq$ 120 ms), die **Herzfrequenz** beträgt mehr als 100 Schläge/min und der Rhythmus auf Ebene der Ventrikel ist in der Regel unabhängig vom Rhythmus in den Vorhöfen (**AV-Dissoziation**).

Eine Folge von mindestens sechs ventrikulären Extrasystolen, die direkt hintereinander auftreten, gilt ebenfalls als ventrikuläre Tachykardie.

Man unterscheidet eine anhaltende VT ($>$ 30 s Dauer) von einer nicht anhaltenden VT ($<$ 30 s Dauer).

Ventrikuläre Tachykardien sind potenziell lebensbedrohlich, somit gelten Tachykardien mit breitem QRS-Komplex bis zum Beweis des Gegenteils als Notfall. Deren rasche Erkennung ist ein primäres Ziel bei der Befundung eines EKG. Ein Schema zum **Vorgehen** bei Tachykardie wurde bereits in Kap. 7.4 vorgestellt. Schmale QRS-Komplexe schließen eine VT aus. Bei breiten QRS-Komplexen geht man zunächst von einer ventrikulären Ursache der Tachykardie aus und überwacht den Patienten unverzüglich.

Nach Behandlung der Akutsituation ist die wichtigste **Differenzialdiagnose** einer VT die supraventrikuläre Tachykardie mit breiten QRS-Komplexen (z. B. antidrome AVRT oder Tachykardie mit Schenkelblock). Die Unterscheidung kann mitunter schwierig sein. Brugada und Mitarbeiter haben hierzu Kriterien veröffentlicht, mit denen eine VT von einer SVT mit Hilfe

---

Tipp

Wie erkennt man am schnellsten eine Tachykardie? Es gibt bei einer Papiergeschwindigkeit von **50 mm/s** zwei Möglichkeiten zur Schätzung. Sie sollten erstmalig außerhalb eines Notfalls durchgespielt werden, um das Ergebnis mit einem EKG-Lineal überprüfen zu können.

- **RR-Intervall < 3 cm.** Bei einer Herzfrequenz von $>$ 100/min sind die RR-Intervalle kürzer als 600 ms (60 s/100 Schläge = 0,6 s). Das entspricht bei 200 ms je cm genau 3 cm auf dem Papier.
- Auf einem **DIN A4 EKG-Papier** sind **mehr als 10 QRS-Komplexe**. Das DIN A 4 Papier ist etwa 30 cm breit, was 6 Sekunden entspricht. Bei 10 QRS-Komplexen in 6 s liegt die Herzfrequenz bei ca. 100/60 s (100/min).

Wenn der EKG-Schreiber nicht die gesamte Papierbreite bedruckt, muss man die „fehlenden" QRS-Komplexe hinzurechnen.

eines einheitlichen Schemas unterschieden werden kann. Diese so genannten **Brugada-Kriterien** werden bei den EKG-Zeichen beschrieben.

Pathophysiologie

Ventrikuläre Tachykardien können aufgrund einer **gesteigerten Automatie** oder eines **ventrikulären Reentrys** entstehen. Die hier beschriebenen Entstehungsmechanismen gelten in gleicher Weise für die ventrikulären Extrasystolen (s. Kap. 15.1).

Gesteigerte Automatie

Bei einer **gesteigerten Automatie** depolarisieren einige Zellen spontan rascher als der Sinusknoten oder ein möglicher Erzeuger eines Ersatzrhythmus, wie der AV-Knoten oder das His-Bündel. Die Erregung beginnt ektop, außerhalb des Sinusknotens und breitet sich auf die Ventrikel aus. Es kann ein einzelnes **ektopes Zentrum** oder auch mehrere vorliegen. Im sehr seltenen letzteren Fall entstehen meist polymorphe Komplexe im EKG, weil die Erregungsausbreitung an verschiedenen Stellen beginnt. Da die Erregung nicht wie normal vom His-Bündel ausgeht, kann sie sich nur langsam über beide Ventrikel ausbreiten. Die QRS-Komplexe sind daher generell breit. Wenn die Erregung im linken Ventrikel beginnt, erreicht sie erst verspätet den rechten Ventrikel. Im EKG erzeugt dies QRS-Komplexe, die ähnlich wie beim Rechtsschenkelblock deformiert sind. Beginnt umgekehrt die Erregung rechtsseitig, wird der linke Ventrikel verspätet depolarisiert. Daraus resultiert ein Bild wie beim Linksschenkelblock.

Ektope Zentren sind häufig im Ausflusstrakt der Ventrikel zu finden. Der Ausflusstrakt liegt unterhalb der Pulmonal- bzw. der Aortenklappe. Dieses Gebiet ist eine Übergangszone zwischen dem Myokard und den Gefäßen. Eine gesteigerte Automatie tritt hier besonders häufig auf. Weil der Ausflusstrakt in der Nähe der Herzbasis und des Septums liegt, breitet sich eine Erregungswelle von rechts her auf den linken Ventrikel aus. Im EKG zeigt sich eine Konfiguration wie beim **Linksschenkelblock**.

In den Extremitätenableitungen findet sich zumeist ein **Steil- bis Rechtstyp**. Die Herzbasis liegt anatomisch kranial und posterior, so dass sich die Erregungsausbreitung von dort in Richtung auf die inferioren Ableitungen (II, III und aVF) zu bewegt.

Ein weiterer Ort, an dem sich häufig eine gesteigerte Automatie ausbildet, sind die linksseitigen Faszikel. Eine Erregungsbildung im Bereich des linksposterioren oder linksanterioren Faszikels führt im EKG zum Bild eines **Rechtsschenkelblocks**. Der Lagetyp ist ein **überdrehter Linkstyp** (linksposteriorer Faszikel) oder ein **Rechtstyp** (linksanteriorer Faszikel). Diese ektopen Zentren werden mit der **idiopathischen linksventrikulären Tachykardie** assoziiert. Die genauen Ursachen der idiopathischen linksventrikulären Tachykardie sind jedoch noch nicht geklärt. Sie ist als VT ohne gleichzeitiges Vorliegen einer Herzerkrankung definiert.

Ventrikulärer Reentry

Der **ventrikuläre Reentry** als Ursache einer VT hat eine **schlechtere Prognose** als die gesteigerte Automatie. Der grundlegende Mechanismus ist der gleiche bei wie den supraventrikulären Tachykardien: Eine Leitungsstruktur leitet so langsam, dass bei Wiedereintritt der Erregung in das normale Myokard dieses nicht mehr refraktär ist. Es kommt zu einer erneuten Erregung des gesamten Myokards, die auch wieder die langsam leitende Struktur erreicht. Eine **kreisende Erregung**, ein Reentry, hat sich gebildet.

Meistens entstehen solche **Zonen langsamer Erregung** im Bereich der Ventrikel durch eine **Schädigung** des Myokards oder der Leitungsstrukturen. Die Schädigung kann akut, wie bei einem akuten Herzinfarkt, oder chronisch, wie bei einer koronaren Herzerkrankung oder einer Kardiomyopathie entstanden sein. Der Reentry ist damit Ausdruck einer strukturellen Herzerkrankung und das Risiko eines plötzlichen Herztods ist wesentlich größer als bei den ektop oder idiopathisch entstandenen ventrikulären Tachykardien.

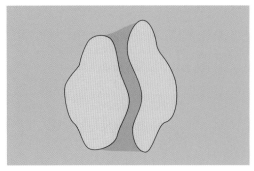

Abb. 15.8 Narbe (braun, nicht leitend) nach Myokardinfarkt. Mittig eine Zone (rot) mit langsamer Erregungsleitung. In der Umgebung normales Ventrikelmyokard.

Ein Beispiel für eine Zone mit langsamer Erregung ist in den Abb. 15.8 bis 15.12 gezeigt. Die Zone ist hier von nicht leitendem **Narbengewebe** umgeben, das nach einem Herzinfarkt seine Funktion verloren hat. Herzinfarktnarben sind eine häufige Ursache von Reentries. Die Geschwindigkeit, mit der die Ventrikel kontrahieren wird nicht mehr supraventrikulär oder durch einen Ersatzrhythmus bestimmt. Vielmehr besteht eine sehr schnelle Erregungsbildung durch den wiederholten Umlauf der Erregung um das Narbengewebe.

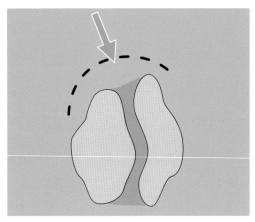

Abb. 15.9 Der Ventrikel wird erregt. Die Depolarisation erreicht die Zone langsamer Erregung in der Narbe.

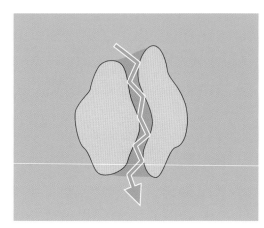

Abb. 15.10 Langsame Erregungsleitung in der Narbe. Das Ventrikelmyokard ist refraktär.

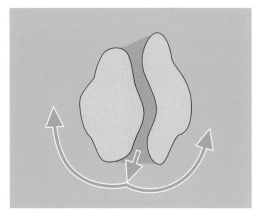

Abb. 15.11 Depolarisation aus der Zone der langsamen Erregung tritt wieder in das normale Ventrikelmyokard ein, welches nicht mehr refraktär ist.

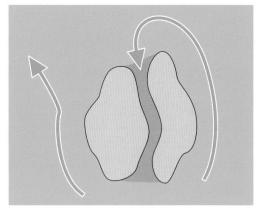

Abb. 15.12 Das Ventrikelmyokard wird erneut erregt. Ein ventrikulärer Reentry hat sich gebildet. Die Depolarisation erreicht wieder die Narbe.

Memo

Eine ventrikuläre Tachykardie entsteht nicht immer durch einen Reentry. Die Morphologie der Herzzyklen im EKG kann eine Bestimmung der Ursache erleichtern. Deshalb sollte auch im Notfall immer ein 12-Kanal-EKG geschrieben werden. In der Akutsituation hilft dies nicht weiter, kann aber später die Entscheidung über eine Therapie ermöglichen. Außerdem sollte nach der akuten Behandlung grundsätzlich eine Aufarbeitung der Ursachen erfolgen.

EKG-Zeichen

- **Tachykardie mit breiten QRS-Komplexen**
  Alleine aufgrund dieser Zeichen ist eine Handlungsweise wie bei einer ventrikulären Tachykardie notwendig, selbst wenn sich nachträglich herausstellen sollte, dass es keine war!
- Kammerfrequenz < 250/min
- AV-Dissoziation (wird in ca. 50% der Fälle sichtbar)
- QRS-Dauer häufig ≥ 140 ms
- Häufig schenkelblockartige Konfiguration; LSB bei ektopem Zentrum oft im Ausflusstrakt, RSB bei Ektopie in den linksseitigen Faszikeln
- Positive oder negative Konkordanz in den Brustwandableitungen V_1 bis V_6 (Hauptrichtung der QRS-Komplexe in diesen Ableitungen gleich, kein R/S-Umschlag)

Tab. 15.3 Klassische Morphologie-Kriterien der QRS-Komplexe in V_1, V_2 und V_6

Bild eines LSB	charakteristisch für VT	charakteristisch für SVT
V_1, V_2	R-S Intervall (s. Abb. 15.3) > 60 ms, S mit Kerbung	kleines R mit schnell abfallendem S
V_6	Q-Zacke	keine Q-Zacke
Bild eines RSB		
V_1, V_2	mono- bis biphasischer QRS-Komplex (z. B. R, qR oder R)	triphasische QRS-Komplexe (z. B. rSR)
V_6	R < S	R > S

a

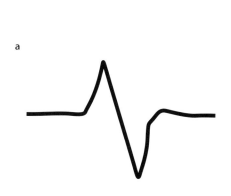

b

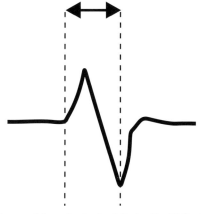

Abb. 15.13 a: R-S Komplex. **b:** R-S Intervall. Beginn der R-Zacke bis zum tiefsten Punkt der S-Zacke. Der Pfeil zeigt die Vermessung des R-S Intervalls.

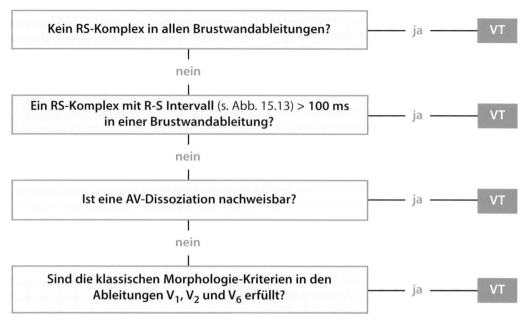

Abb. 15.14 Brugada-Kriterien. In vier Schritten wird eine Tachykardie mit breitem Kammerkomplex analysiert. VT: ventrikuläre Tachykardie, RS-Komplex und R-S Intervall: s. Abb. 15.3, S. 153.

Brugada-Kriterien

Zur Differenzierung der VT von der SVT können die Brugada-Kriterien (s. Abb. 15.13 u. Tab. 15.3, S. 153 sowie Abb. 15.14) verwendet werden.

Klinik

In der Akutsituation ist eine **Überwachung** des Patienten (EKG, Blutdruck, Atmung) erforderlich. Bei hämodynamisch instabilen Patienten kann eine **elektrische Kardioversion** durchgeführt werden. Therapie der Wahl ist die intravenöse Gabe von **Amiodaron**, **Ajmalin** oder **Lidocain**. Es sollte ein 12-Kanal-EKG aufgezeichnet werden. Es sei auf die jeweils aktuelle Richtlinie zur Reanimation hingewiesen.

15.3 Kammerflattern

Einteilung

Kammerflattern ist eine **regelmäßige** ventrikuläre **Tachykardie**. Die Herzfrequenz liegt bei über 250/min (s. Abb. 15.15).

Pathophysiologie

Da Kammerflattern zu den ventrikulären Tachykardien zählt, sind die Ursachen die gleichen wie in Kap. 15.2 beschrieben. In der Regel entsteht Kammerflattern nach einem abgelaufenen Herzinfarkt, der eine Narbe hinterlassen hat.

Trotz der hohen Herzfrequenz handelt es sich um eine **regelmäßige Tachykardie**, die noch zu einer Kontraktion des Herzens führen kann. Der Auswurf an Blut ist jedoch geringer als im Sinusrhythmus, so dass im Laufe der Zeit der Körper, insbesondere das Gehirn, nicht mehr ausreichend versorgt werden. Es kommt dann rasch zur Bewusstlosigkeit. Bei längerer Dauer des Kammerflatterns führt dies zum Tode. Es besteht zusätzlich die Gefahr des Übergangs in Kammerflimmern.

EKG-Zeichen

- Tachykardie mit einer Frequenz von 250–350/min
- Intervalle zwischen den Komplexen sind regelmäßig
- Komplexe sind breit und deformiert
- Keine ST-Strecken mehr sichtbar

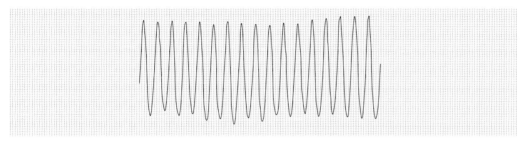

Abb. 15.15 Kammerflattern mit einer Kammerfrequenz von ca. 270/min (Papiergeschwindigkeit 25 mm/s).

Klinik

In der Regel gehen Tachykardien mit dieser Frequenz mit einem Bewusstseinsverlust einher. Wenn noch eine Kontraktion der Ventrikel stattfindet, kann aber auch eine solch hochfrequente Arrhythmie bei Bewusstsein erlebt werden.

Die akute Behandlung erfordert in der Regel eine elektrische Kardioversion oder eine Defibrillation.

15.4 Kammerflimmern

Einteilung

Kammerflimmern ist die schnellste Form der ventrikulären Arrhythmien (s. Abb. 15.16). Eine koordinierte Kontraktion der Ventrikel findet bei dieser **unregelmäßigen Tachykardie** nicht mehr statt. Es kommt unmittelbar zu einem Kreislaufstillstand.

Pathophysiologie

Im **Ventrikelmyokard** findet beim Kammerflimmern keine reguläre Erregungsausbreitung mehr statt. Viele lokale Erregungen, die zum Teil kreisen können, machen eine Pumpfunktion der Ventrikel unmöglich. Die Herzmuskelzellen werden an unterschiedlichen Stellen **gleichzeitig** und **unkoordiniert erregt**.

Es kommt zu einem Zusammenbruch der Blutversorgung des Patienten. In der Folge tritt ein Verlust des Bewusstseins auf und innerhalb von zehn Minuten entstehen irreversible Schäden, die mit dem Leben nicht mehr vereinbar sind. Dies wird als **plötzlicher Herztod** bezeichnet.

Die Wahrscheinlichkeit, dass bei einem Patienten Kammerflimmern auftritt, steigt mit der Vorschädigung des Herzens durch chronische Erkrankungen (Herzinfarktnarbe, Kardiomyophatie, Herzinsuffizienz). Dabei wirkt sich z. B. die Größe einer Narbe oder die Einschränkung der linksventrikulären Funktion negativ aus. Aber auch akute Erkrankungen, wie der akute Myokardinfarkt oder eine Perimyokarditis, können zum Kammerflimmern führen.

EKG-Zeichen

- Tachykardie mit einer Frequenz von > 350/min
- Einzelne QRS-Komplexe können nicht mehr abgegrenzt werden.
- Wellenförmige Linie, die mit niedriger, wechselnder Amplitude um die isoelektrische Linie wandert.

Klinik

Kammerflimmern geht beim Patienten sehr rasch - nach Sekunden - mit einer Bewusstlosigkeit einher. Hier hilft nur die sofortige elektrische Therapie mit einer **Defibrillation** sobald die Bewusstlosigkeit eingetreten ist. Die Erfolgswahrscheinlichkeit der Überführung in einen

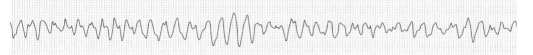

Abb. 15.16 Kammerflimmern.

normalen Rhythmus mit dem Defibrillator sinkt mit der Dauer des Bestehens der Arrhythmie. Mit anhaltendem Kammerflimmern findet eine weitere Gewebeschädigung statt, so dass nach etwa zehn Minuten die Erfolgsaussicht einer Überführung in einen stabilen Rhythmus nur noch marginal ist.

Bei der Defibrillation wird durch einen Stromstoß über die Elektroden des Defibrillator-Gerätes eine gleichzeitige Depolarisation aller Herzmuskelzellen erreicht. Danach kann der Sinusknoten wieder einen normalen Rhythmus einleiten.

Beispiel-EKGs

Zusammenfassung

Ventrikuläre Extrasystolen und ventrikuläre Tachykardien entstehen durch eine gesteigerte Automatie oder durch einen Reentry im Bereich der Ventrikel. Die QRS-Komplexe sind breit und meist schenkelblockartig deformiert.

Die ventrikuläre Tachykardie ist ein Notfall. Deshalb wird die genaue Differenzialdiagnostik und Ursachenforschung dieser Tachykardie erst nach Behandlung der Akutsituation durchgeführt.

Kammerflattern ist eine regelmäßige, sehr schnelle Tachykardie, bei der monomorphe oder polymorphe QRS-Komplexe abgrenzbar sind. Beim Kammerflimmern kommt es zu unregelmäßigen schnellen Schwankungen der Grundlinie, ohne dass einzelne Herzzyklen erkannt werden können. Beide Krankheitsbilder erfordern ein sofortiges Handeln, um die lebensbedrohliche Tachykardie zu beenden.

Fragen

15.1   Was versteht man unter einer ventrikulären Extrasystole?

15.2   Was ist ein Couplet? Was ist ein Triplet?

15.3   Was unterscheidet eine ventrikuläre Tachykardie von Kammerflattern?

15.4   Ab wann ist eine VT anhaltend?

15.5   Was ist ein Trigeminus?

15.6   Wodurch können Sie supraventrikuläre von ventrikulären Extrasystolen unterscheiden?

15.7   Ein Patient stellt sich in ihrer Praxis mit neu aufgetretenem Herzrasen und Schwindel vor. Der Puls des Patienten ist regelmäßig, aber tachykard und in der Vorgeschichte ist ein Herzinfarkt bekannt. Lassen Sie den Patienten warten?

15.8   Woran erkennt man Kammerflimmern?

15.9   Wie kann im Ventrikelmyokard eine kreisende Erregung entstehen?

16 Gobale Erkrankungen des Herzens

Lernziel

- Erkennen einer Perikarditis
- Erkennen von Hyper- und Hypokaliämie
- Bedeutung des Long-QT-Syndroms
- Erkennen einer Torsade de pointes-Tachykardie
- ST-Strecken-Hebungen beim Brugada-Syndrom
- EKG-Veränderungen durch Medikamente
- EKG-Zeichen der Hypertrophie und Kardiomyopathie

16.1 Hypertrophie

Einteilung

Eine **Hypertrophie** des Herzmuskels ist die Folge einer chronischen Belastung oder einer Myopathie. Der Umbau des Gewebes führt im EKG zu charakteristischen Veränderungen (s. auch Kap. 9.9), die allerdings nicht obligat sind. Dies betrifft insbesondere die Rechtsherzhypertrophie, bei der im EKG sämtliche Zeichen fehlen können.

Man unterscheidet die **Links**- von der **Rechtsherzhypertrophie**. Es kommen jedoch auch schwere Verläufe mit einer biventrikulären Hypertrophie (z. B. bei Mitralinsuffizienz oder Kardiomyopathien) vor.

Pathophysiologie

Die häufigste Ursache einer Hypertrophie ist eine chronische **Druckbelastung**, die zweithäufigste eine **Volumenbelastung**. Diese können entweder nur den linken oder rechten Ventrikel oder beide gemeinsam betreffen. Auch die Vorhöfe können beteiligt sein. Häufig liegt eine kombinierte Druck- und Volumenbelastung vor. Unter einer **Druckbelastung** reagieren die Muskelzellen mit einem Größenwachstum. Es kommt zu einer Zunahme der Herzmuskelmasse. Darüber hinaus werden durch ein übermäßiges Wachstum die Leitungseigenschaften beeinträchtigt. Eine fortgeschrittene Hypertro-

phie kann deshalb auch das Erregungsleitungssystem und die Repolarisation betreffen: Tawara-Schenkel und Purkinje-Fasern leiten langsamer. Die Repolarisation wird durch eine verzögerte Erregungsausbreitung und durch die zellulären Veränderungen gestört.

Eine **Volumenbelastung** führt neben einer Zunahme der Herzmuskelmasse auch zu einer Dilatation der Ventrikel bzw. Vorhöfe. Im Zuge dieser Veränderungen kommt es auch hier zu Störungen der Erregungsausbreitung.

Die größere Muskelmasse führt im EKG (s. auch Kap. 9.9) zu einer Zunahme der Amplitude des **QRS-Komplexes**. Eine verzögerte oder veränderte Erregungsausbreitung kann den QRS-Komplex verbreitern und eine Verzögerung des letzten oberen Umschlagpunktes verursachen (s. Abb. 16.1). Repolarisationsstörungen zeigen sich in der **ST-Strecke** und der **T-Welle**. Der Lagetyp als Ausdruck der Hauptrichtung der Erregungsausbreitung ändert sich wegen der einseitigen Zunahme der Muskelmasse.

Ursachen der Linksherzhypertrophie
- Arterielle Hypertonie
- Aortenstenose
- Aorteninsuffizienz
- Mitralinsuffizienz
- Hypertrophierende Kardiomyopathien wie die hypertrophe obstruktive Kardiomyopathie (HOCM)

Ursachen der Rechtsherzhypertrophie
- Pulmonale Hypertonie
- Mitralinsuffizienz und Mitralstenose (indirekt über pulmonalen Kreislauf)
- Pulmonalklappenstenose

EKG-Zeichen

Linksherzhypertrophie
- P-sinistroatriale in I und II
- Linkstyp bis überdrehter Linkstyp
- QRS-Dauer verlängert (≤ 120 ms)
- Sokolow-Lyon-Index links positiv, R in V_5 oder V_6 plus in $V_1 > 3,5$ mV

- R/S-Umschlag verspätet (R < S in V_4), träge R-Progression
- Letzter oberer Umschlagspunkt in V_6 mit 45–55 ms verspätet, in V_1 normal
- ST-Strecken-Senkungen in V_5 und V_6
- Präterminale T-Negativierungen V_5, V_6, z. T. auch in I und aVL

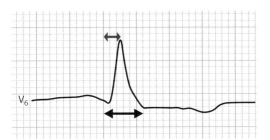

Abb. 16.1 Linksherzhypertrophie. Diffuse QRS-Verbreiterung (hier nur V_6 gezeigt, QRS-Dauer 120 ms, schwarzer Pfeil). Letzter oberer Umschlagspunkt, mit 50 ms verzögert (roter Pfeil). Präterminale T-Negativierung.

Rechtsherzhypertrophie

- P-dextrokardiale in II, III, aVF
- Rechtstyp (rS, QS oder selten RS Konfiguration in I und aVL) oder Sagittaltyp (S_I-S_{II}-S_{III}-Typ oder S_I-Q_{III}-Typ)
- Pathologische S-Zacke in V_6, insbesondere wenn Lagetyp nicht ein überdrehter Linkstyp ist.
- Sokolow-Lyon-Index rechts positiv, R in V_1 plus S in V_5 oder V_6 > 1,05 mV
- Vorzeitiger R/S-Umschlag
- Letzter oberer Umschlagspunkt in V_1 verspätet
- ST-Strecken-Hebungen in V_2 und V_3
- Präterminale T-Negativierung in V_2 und V_3
- Inkompletter bis kompletter Rechtsschenkelblock

Klinik

In der Regel ist mit einer langsamen Zunahme der strukturellen Veränderungen im Myokard zu rechnen. Manche seltenen Kardiomyopathien können jedoch auch zu einem vergleichsweise raschen Voranschreiten des Krankheitsbildes führen.

16.2 Elektrolyt-Störungen

Kalium

Einteilung

Sowohl ein Mangel an Kalium (**Hypokaliämie**) wie auch ein Überschuss an Kalium (**Hyperkaliämie**) kann zu Veränderungen im EKG führen. Weil sich der Kaliumspiegel aber nicht zuverlässig im EKG zeigt, ist das primäre diagnostische Verfahren die Laboruntersuchung.

Sollten sich durch das EKG Hinweise auf eine Veränderung des Kaliumhaushaltes ergeben, so ist eine Elektrolyt-Bestimmung dringend anzuraten, da eine Hypo- oder eine Hyperkaliämie zu Arrhythmien mit tödlichem Ausgang führen kann.

Pathophysiologie

Die häufigsten Ursachen einer **Hypokaliämie** sind rezidivierendes Erbrechen und die Gabe von Diuretika. Die Hypokaliämie bewirkt eine Abflachung der T-Welle und eine leichte ST-Strecken-Senkung (s. Abb. 16.2, S. 160). Die U-Welle hebt sich deutlicher hervor und kann mit der T-Welle verschmelzen.

Eine **Hyperkaliämie** kann durch eine Funktionsstörung der Nieren (Niereninsuffizienz) oder die Gabe von kaliumsparenden Diuretika (z. B. Spironolacton) verursacht werden. Im EKG zeigt sich zunächst eine symmetrische Erhöhung der T-Wellen (s. Abb. 16.3, S. 160). Später manifestiert sich die Hyperkaliämie durch breite QRS-Komplexe im Sinne einer diffusen intraventrikulären Leitungsverzögerung (s. Kap. 13.2). Tiefe S-Zacken in V_1 bis V_4 erinnern an einen Linksschenkelblock. Zusätzlich persistieren aber auch S-Zacken in den Ableitungen I und V_6. Das tiefe S in den links gelegenen Ableitungen ist Ausdruck einer allgemein verlangsamten Erregungsausbreitung, wodurch Anteile der Erregung des rechten Ventrikels im EKG sichtbar werden.

EKG-Zeichen

Hypokaliämie
- Abflachung der T-Welle
- Geringe ST-Strecken-Senkung
- Prominente U-Welle, manchmal mit T-Welle verschmolzen

Hyperkaliämie
- Symmetrische Erhöhung der T-Welle
- Diffuse intraventrikuläre Leitungsverzögerung (LSB und S in I, V_6)

Klinik
Veränderungen des Kaliumhaushaltes können zu gefährlichen Arrhythmien führen. Findet man im EKG das charakteristische Bild einer diffusen intraventrikulären Leitungsverzögerung, sollte der Patient überwacht werden, bis das Ergebnis einer Elektrolyt-Untersuchung vorliegt.

Kalzium

Einteilung
Veränderungen des Kalziumhaushaltes sind nicht so häufig wie Entgleisungen des Kaliumhaushaltes.

Pathophysiologie
Die Hyper- und Hypokalziämie zeigen sich als Repolarisationsstörung in einer Veränderung der ST-Strecke (s. Abb. 16.4 bis 16.6). Durch die Verkürzung bzw. Verlängerung der ST-Strecke ist auch die QT-Zeit verkürzt bzw. verlängert.

EKG-Zeichen

Hypokalziämie
- QT-Zeit verlängert
- ST-Strecke verlängert (T-Welle erscheint spät)

Hyperkalziämie
- QT-Zeit verkürzt
- ST-Strecke verkürzt, die T-Welle kann aus dem abfallenden Schenkel des QRS-Komplexes entspringen.

Klinik
Bei einer Hypokalziämie ist eine Kalzium- und Vitamin-D-Substitution möglich. Die Therapie der Hyperkalziämie richtet sich nach der jeweiligen Grunderkrankung (z. B. primärer Hyperparathyreoidismus, Tumorerkrankung).

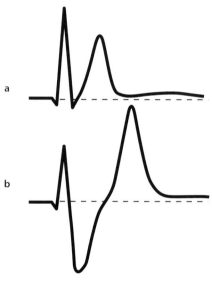

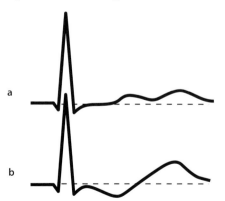

Abb. 16.2 Hypokaliämie. **a:** Geringfügig ausgeprägt. T-Abflachung, U-Welle. **b:** Hochgradig ausgeprägt. ST-Strecken-Senkung. T- und U-Welle verschmolzen.

Abb. 16.3 Hyperkaliämie. **a:** Geringfügig ausgeprägt. Symmetrische T-Erhöhung. **b:** Hochgradig ausgeprägt. QRS-Komplex breit, mit tiefer S-Zacke und starker T-Erhöhung.

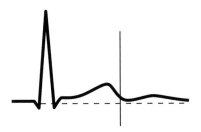

Abb. 16.4 Normaler Herzzyklus. Der Strich markiert das Ende der T-Welle.

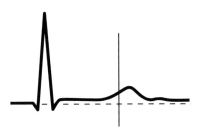

Abb. 16.5 Hypokalziämie. Die ST-Strecke ist verlängert, die T-Welle erscheint spät.

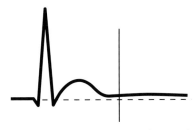

Abb. 16.6 Hyperkalziämie. Die ST-Strecke ist verkürzt, die T-Welle folgt früh nach dem QRS-Komplex.

16.3 Long-QT-Syndrom

Einteilung
Das **Long-QT-Syndrom** (langes QT-Syndrom) ist über eine verlängerte QT-Dauer definiert. Die Normwerte der **QT-Dauer** sind frequenzabhängig (s. Kap. 4.7).

Pathophysiologie
Eine Verlängerung der QT-Dauer kann **angeboren** und autosomal vererbt sein. Häufig wird sie auch **iatrogen** induziert (medikamentös, z. B. durch Antiarrhythmika) oder durch **Elektrolyt-Störungen** (Hypokaliämie, Hypokalziämie) hervorgerufen. Ursächlich ist eine Verzögerung der Erregungsrückbildung.

Eine Verlängerung der QT-Dauer ist im EKG ein wichtiger Befund (s. Abb. 16.7), weil sich **Torsade de pointes-Tachykardien** (Spitzenumkehr-Tachykardien) entwickeln können. Diese ventrikuläre Tachykardie ist potenziell lebensbedrohlich.

Typisch für Torsade de pointes-Tachykardien sind schmale und spitze QRS-Komplexe, deren Hauptrichtung (Vektor) periodisch wechselt. Nach wenigen QRS-Komplexen kann sich die Richtung von positiv zu negativ umkehren. Die Amplitude kann dabei ansteigen und nach einigen Herzschlägen wieder abnehmen, so dass sich spindelförmige Bilder ergeben können. Die Tachykardien entstehen durch verlängerte Depolarisationen, die eine Bereitschaft zu so genannten frühen Nachdepolarisationen haben.

EKG-Zeichen
- QT-Dauer verlängert

Torsade de pointes-Tachykardie
- QT-Dauer verlängert (bei Normalschlag)
- Ventrikuläre Tachykardie
- QRS-Komplexe mit wechselndem Vektor und Amplitude

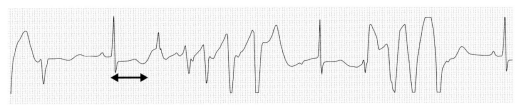

Abb. 16.7 Long-QT-Syndrom. QT-Zeit mit 600 ms stark verlängert (Papiergeschwindigkeit 25 mm/s. Breite des Pfeils 15 mm). Gezeigt sind zwei kurze Torsade de pointes-Tachykardien mit ansteigender Amplitude der QRS-Komplexe.

Klinik

Die Symptomatik des Long-QT-Syndroms reicht von Schwindel über Synkopen bis zu einem Herzstillstand (bei Übergang einer Torsade de pointes-Tachykardie in ein dauerhaftes Kammerflimmern). Meist ist die Torsade de pointes-Tachykardie jedoch selbstterminierend.

16.4 Brugada-Syndrom

Einteilung

Das Brugada-Syndrom ist eine genetisch determinierte Erkrankung, die familiär oder als sporadische Mutation vorkommt.

Pathophysiologie

Beim Brugada-Syndrom ist das Herz strukturell (anatomisch) gesund, jedoch sind die elektrischen Eigenschaften der Zellen verändert. Im EKG finden sich vorwiegend in den rechtspräkordialen Ableitungen Hebungen der ST-Strecke. Diese können durch Gabe von Ajmalin verstärkt werden (Ajmalin-Test, s. Abb. 16.8 u. 16.9).

EKG-Zeichen

- ST-Strecken-Hebungen in den Ableitungen V_1 bis V_3 (> 0,2 mV)

Klinik

Patienten mit Brugada-Syndrom werden durch Synkopen oder Kammerflimmern auffällig. Aus der familiären Umgebung wird manchmal über eine Häufung von Fällen mit plötzlichem Herz-

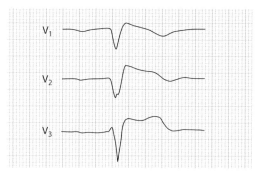

Abb. 16.9 Brugada-Syndrom unter Ajmalin. ST-Strecken-Hebungen (in V_2 und V_3 > 0,2 mV).

tod berichtet. Eine frühe Erkennung des Syndroms kann im Allgemeinen die Prognose von Patienten verbessern.

16.5 Medikamentöse Einflüsse

Einteilung

Bestimmte Medikamentengruppen können auch ohne eine kardiale Erkrankung im EKG zu deutlichen Veränderungen führen.

Pathophysiologie

Je nach Medikament wird die **Erregungsbildung** und/oder die **Erregungsausbreitung** beeinflusst. Medikamente mit indirekter Wirkung (z. B. Störung des Elektrolythaushaltes) oder toxischer Wirkung (z. B. bei Überdosierung), sind hier aus Gründen der Übersichtlichkeit nicht aufgeführt.

EKG-Zeichen

In Tab. 16.1 sind den EKG-Zeichen bestimmte Wirkstoffgruppen zugeordnet, die als Auslöser der Veränderungen in Frage kommen.

Klinik

Bei der Frage, ob eine Veränderung im EKG durch ein Medikament oder eine Herzerkrankung herbeigeführt wurde, ist ein früheres EKG häufig wegweisend.

Die Auswahl und Verschreibung eines Medikaments muss gegebenenfalls in Abwägung von Nutzen und Risiko für den jeweiligen Patienten geschehen. Bei manchen Erkrankungen des Herzens können bestimmte Medikamente die

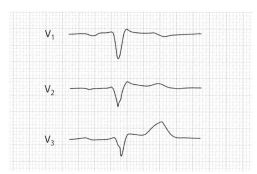

Abb. 16.8 Brugada-Syndrom. ST-Strecken-Hebungen rechtspräkordial (deutlich in V_3).

Tab. 16.1 EKG-Veränderungen und typische auslösende Medikamente

EKG-Veränderung	Medikamentengruppe (Beispiele)	Bemerkung
Sinusbradykardie	▪ Betablocker ▪ (Alphablocker)	Alphablocker: häufiger initial Tachykardie durch Blutdruckabfall
AV-Block	▪ Betablocker, Kalziumantagonisten ▪ Digitalis ▪ Alphablocker ▪ weitere Antiarrhythmika	Vor Implantation eines Schrittmachers ist evtl. ein Absetzen zu erwägen (s. Kap. 18.2). Bei bereits bestehendem (asymptomatischem) AV-Block ist mit einer Zunahme des AV-Blocks zu rechnen.
breite QRS-Komplexe	▪ Antiarrhythmika	insbesondere bei Kombination von Antiarrhythmika
ST-Strecken-Senkung	▪ Digitalis	muldenförmige ST-Strecken-Senkungen, z. T. erst unter Belastung
QT-Verlängerung	▪ Antiarrhythmika ▪ Antibiotika ▪ Psychopharmaka ▪ Antihistaminika	Eine aktualisierte Liste wird im World-Wide-Web („http://www.torsades.org") von der University of Arizona zur Verfügung gestellt. **Cave:** Nur bei wenigen Patienten führen diese Medikamente zum Long-QT-Syndrom.

Prognose der Erkrankung verschlechtern oder erstmals eine Erkrankung in Erscheinung treten lassen (Demaskierung). Für eine genaue Aufschlüsselung der Wirkungen, vor allem der verschiedenen Antiarrhythmika, verweisen wir auf die einschlägige Literatur aus der Pharmakologie.

16.6 Myokarditis und Perikarditis

Einteilung
Zu den entzündlichen Erkrankungen des Herzens zählen die Myokarditis (Entzündung des Myokards), die Perikarditis (Entzündung des Herzbeutels) und die Kombination aus beiden, die Perimyokarditis.

Pathophysiologie
Eine **Myokarditis** beeinträchtigt akut die Funktion des Myokards und des Erregungsleitungssystems. Die Veränderungen im EKG sind nicht spezifisch und bilden sich nach Abklingen der Entzündung meist vollständig zurück. Häufig kommt es zu Erregungsrückbildungsstörungen, die im EKG als ST-Strecken-Senkungen und T-Negativierungen zu sehen sein können. Auch Arrhythmien und Blockbilder können aufreten.

Die **Perikarditis** verursacht im EKG zunächst ST-Strecken-Hebungen (s. Abb. 16.10, S. 162). Die Hebungen beginnen häufig aus einer S-Zacke heraus und zeigen eine frühe Repolarisation (Rückkehr zur isoelektrischen Linie). Nach Übergang in eine chronische Perikarditis kommt es zur Abflachung bis Negativierung der T-Welle. Die terminale T-Negativierung kann auch Jahre nach einer Perikarditis erhalten bleiben. In der Akutsituation sollte eine Niedervoltage im EKG an einen Perikarderguss denken lassen.

Differenzialdiagnostisch sind T-Wellen-Veränderungen und ST-Strecken-Hebungen von einer Myokardischämie abzugrenzen. Bei der Peri- und/oder Myokarditis sind die Veränderungen oft nicht auf die Ableitungen einer Herzregion begrenzt, sondern diffus verteilt.

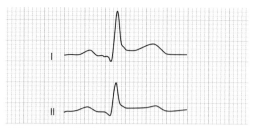

Abb. 16.10 Perikarditis. ST-Strecken-Hebung aus dem abfallenden Schenkel der R-Zacke heraus.

EKG-Zeichen

Myokarditis
- T-Negativierung
- Arrhythmien
- Blockbilder

Perikarditis
- ST-Strecken-Hebungen, oft aus der R- oder S-Zacke heraus, mit früher Repolarisation; diffuse Verteilung über alle Ableitungen
- Arrhythmien
- Chronische Perikarditis: terminale T-Negativierung

Klinik
Meist gehen die entzündlichen Erkrankungen mit thorakalen Schmerzen einher. Arrhythmien jeglicher Form sind in diesem Zusammenhang gefürchtet. Selten kann es zur Ausbildung einer schweren Herzinsuffizienz kommen. Im Rahmen einer Perikarditis kann ein Perikarderguss entstehen.

16.7 Dilatative Kardiomyopathie

Einteilung
Die **dilatative Kardiomyopathie (DCM)** ist eine Erkrankung, die zu einer Vergrößerung des Herzens und einer Erweiterung der Herzhöhlen führt (Dilatation). Dies geht mit einer zunehmenden Herzschwäche einher.

Pathophysiologie
Mit Fortschreiten der Erkrankung kommt es auch zu einer zunehmenden Schädigung des Herzens.

EKG-Zeichen
- Linkstyp oder überdrehter Linkstyp
- Hypertrophiezeichen; meist Linksherzhypertrophie mit positivem Sokolow-Lyon-Index, seltener Rechtsherzhypertrophie
- Linksschenkelblock; teilweise mit tiefem S in V_6 (Differenzialdiagnose: Hyperkaliämie)
- AV-Block I°
- Arrhythmien (Vorhofflimmern, SVES, VES)

Klinik
Die Veränderungen im EKG sind nicht spezifisch für eine DCM und können auch bei anderen Erkrankungen oder bei herzgesunden Patienten auftreten. Die ventrikulären Arrhythmien bei DCM sind eine häufige Todesursache.

Zusammenfassung

Die Links- und Rechtsherzhypertrophie zeigen sich durch Veränderung des Lagetyps und der QRS-Komplexe. Im fortgeschrittenen Stadium können Zeichen der Links- bzw. Rechtsherzschädigung im Sinne einer Störung der Leitung (inkompletter bis kompletter Schenkelblock) und Repolarisation (ST-Strecke, T-Welle) auftreten.
ST-Strecken-Hebungen, die anders als bei einer Myokardischämie nicht regional, sondern diffus über die Ableitungen verteilt sind, sprechen für eine Perikarditis.
Elektrolyt-Störungen von Kalium bzw. Kalzium sind an Veränderungen der T-Welle und U-Welle bzw. der Länge der ST-Strecke erkennbar. Beim Long-QT-Syndrom mit seinen vielfältigen Ursachen, besteht die Gefahr einer Torsade de pointes-Tachykardie. Diese Tachykardie ist durch typische QRS-Komplexe mit wechselnder Richtung und Amplitude gekennzeichnet.
Auf das angeborene Brugada-Syndrom weisen meist nur diskrete ST-Strecken-Hebungen rechtspräkordial hin, welche durch den Ajmalin-Test verstärkt werden.

Beispiel-EKGs

Fragen

16.1 Ist der LSB die Folge einer bestimmen Erkrankung?

16.2 Welche EKG-Veränderungen finden sich bei entzündlichen Erkrankungen?

16.3 Wie kann sich eine Elektrolyt-Entgleisung im EKG bemerkbar machen?

16.4 Welches sind Zeichen einer schweren Hyperkaliämie? Was macht die Hyperkaliämie so gefährlich?

16.5 Was ist ein Long-QT-Syndrom?

16.6 Was ist der Sokolow-Lyon-Index?

16.7 Welche T-Wellen-Veränderungen sind bei der Hypertrophie anzutreffen?

16.8 Geben Sie Beispiele für Medikamente an, welche die Leitung im AV-Knoten verzögern.

16.9 Ist die Torsade de pointes-Tachykardie eine ventrikuläre, regelmäßige Tachykardie?

17 Notfälle

Lernziel

- Notfall-EKG
- Ventrikuläre Tachykardien
- Bradykardie
- Ischämie und Herzinfarkt
- Akute Rechtsherzbelastung
- Kardiale Synkope

17.1 Notfall-EKG

Es gibt eine Reihe von EKG-Befunden, die einen Notfall darstellen. Da mit einem EKG Veränderungen der Herzaktivität befundet werden, handelt es sich sinngemäß häufig um **kardiale Notfälle**.

Andererseits wird das EKG bei vielen klinischen Notfällen eingesetzt, weil es rasch Anhaltspunkte für die Ursache eines Notfalls liefern kann. Häufig muss eine kardiale Genese von anderen Ursachen abgegrenzt werden oder es soll gezielt das kardiale Geschehen untersucht werden.

Einsatz des EKG

Das EKG wird notfallmäßig vor allem bei folgenden Symptomen eingesetzt:

- **Akuter Thoraxschmerz**
- **Luftnot**
- **Kreislaufstörungen**
- **Bewusstseinsstörung**
- **Synkope**

Darüber hinaus gehört das EKG während einer **Reanimation** (bei Herz-Kreislaufstillstand) und bei einer **metabolischen Entgleisung** zu den diagnostischen Standardverfahren.

Allgemeines Vorgehen

Es sollte immer ein 12-Kanal-EKG und nicht nur ein Monitor-EKG (s. Kap. 19.2) geschrieben werden. Wenn mit Hilfe des EKG ein Notfall erkannt wird, spielen die Einzelheiten der EKG-Befundung zwar häufig keine entscheidende Rolle, im Nachhinein kann jedoch eine genauere Analyse des geschriebenen EKG wichtige zusätzliche Informationen liefern.

Bei einem Notfall ist rasches und gezieltes Vorgehen wichtig, welches auf die Stabilisierung des Patienten und die Beseitigung der Ursache gerichtet ist. Eine ausführliche Beschreibung der klinischen Vorgehensweise bei den verschiedenen Notfällen würde den Rahmen dieses Buches sprengen. Hier geht es vor allem darum, gezielt und rasch Notfälle im EKG zu erkennen.

17.2 Kammerflimmern

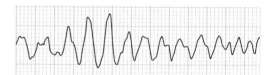

Abb. 17.1 Kammerflimmern im Monitor-EKG.

Kammerflimmern (s. Abb. 17.1) ist eine sehr schnelle ventrikuläre Tachykardie, die mit einem **Kreislaufstillstand** einhergeht.

EKG-Zeichen

- Tachykardie mit einer Frequenz von mehr als 350/min
- Keine sichere Abgrenzung einzelner QRS-Komplexe mehr möglich
- Spitze Zacken oder auch eine wellenförmige Linie, die mit niedriger, wechselnder Amplitude um die isoelektrische Linie wandert.

Differenzialdiagnosen

Eine schwankende, verzittert aussehende Grundlinie kann auch als Artefakt durch gelöste Elektroden-Kontakte entstehen.

Praxis

Kammerflimmern wird meist in einem Monitor-EKG gesehen. Der Patient ist in der Regel bewusstlos und hat keinen tastbaren Puls. Ziel ist die sofortige Beendigung des Kammerflimmerns und die Überführung in einen normalen Rhythmus. Hierzu dient die elektrische Defibrillation. Diese ist im Rahmen eines Reanimationsschemas durchzuführen.

Weitere Informationen: s. Kap. 15.4 (Kammerflimmern).

17.3 Ventrikuläre Tachykardie

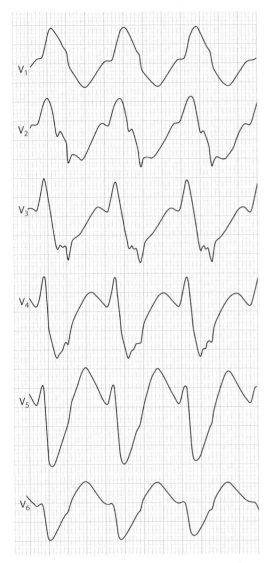

Abb. 17.2 Ventrikuläre Tachykardie mit einer Herzfrequenz von 158/min.

Eine **ventrikuläre Tachykardie (VT)** entsteht im Bereich der Ventrikel. Eine Tachykardie (Herzfrequenz > 100/min) mit regelmäßigen, breiten QRS-Komplexen ist bis zum Beweis des Gegenteils ein Notfall (s. Abb. 17.2).

EKG-Zeichen

- Tachykardie (> 100 Schläge/min)
- Breite QRS-Komplexe (QRS-Dauer ≥ 120 ms)

Zwei ventrikuläre Tachykardien erzeugen ein ganz charakteristisches Bild:
- Bei Kammerflattern Herzfrequenz von 250–350/min, keine ST-Strecken mehr sichtbar
- Bei Torsade de pointes-Tachykardie rascher Wechsel von Amplitude und Richtung der QRS-Komplexe

Differenzialdiagnosen

Auch supraventrikuläre Tachykardien können mit breiten QRS-Komplexen einhergehen.

Praxis

Der Patient sollte **überwacht** werden. Eine Beendigung der VT kann bei Bedarf mit einer elektrischen **Kardioversion** oder **Amiodaron** i.V. bzw. einem Klasse-I-Antiarrhythmikum, **Ajmalin** oder **Lidocain** i.V., versucht werden. Vor einem kombinierten Einsatz sei gewarnt. Es ist sinnvoll, die aktuellen Leitlinien zur Reanimation hierzu heranzuziehen.

Die von automatischen Analyse-Systemen errechnete Herzfrequenz kann falsch sein. Es ist daher unabdingbar, die EKG-Kurve zu betrachten. Bei einer Papiergeschwindigkeit von 50 mm/s sind die RR-Intervalle bei mehr als 100 Schlägen pro Minute maximal 3 cm lang. Bei 25 mm/s beträgt der Abstand maximal 1,5 cm. Hier sollte man im Zweifelsfall die RR-Intervalle ausmessen.

Supraventrikuläre Tachykardien können sich im EKG ähnlich darstellen wie die VT. Die genauere Differenzierung kann zeitaufwändig sein, und sie benötigt gegebenenfalls eine weitergehende Diagnostik, so dass man in der Akutsituation zunächst von der schwerwiegenderen Diagnose ausgeht.

Weitere Informationen: s. Kap. 7.4 (Tachykardie), Kap. 15.2 (Ventrikuläre Tachykardie), Kap. 15.3 (Kammerflattern) u. Kap. 16.3 (Torsade de pointes-Tachykardie).

17.4 Bradykardie

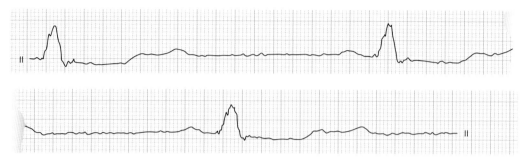

Abb. 17.3 Bradykardie. AV-Block II°; 2:1-Block mit resultierender Herzfrequenz 34/min.

Eine **Bradykardie** (s. Abb. 17.3) kann zu einer Minderdurchblutung (Herzinsuffizienz) des Körpers führen. Eine **akute Herzinsuffizienz** oder eine **Synkope** als Folge der Bradykardie sind Notfälle.

EKG-Zeichen

- Bradykardie (< 50 Schläge/min)
- Möglich: Sinusrhythmus oder bradykardes Vorhofflimmern
- AV-Block III°, SA-Block, AV-Block II° führen in der Regel **nicht** zu Bradykardien mit einer Herzfrequenz von unter 50 Schlägen pro Minute, können aber bei Pausen ebenfalls Schwindel und Synkopen verursachen. **Ausnahme:** 2:1-Block (s. Abb. 17.3)

Differenzialdiagnosen

Bei gesunden Patienten kann insbesondere in Ruhephasen eine langsame Herzfrequenz normal sein. Zum Beispiel ist bei Sportlern in Ruhe der Sinusrhythmus häufig bradykard.

Praxis

Akut kann eine symptomatische Bradykardie mit **Atropin** behandelt werden. Kann die Ursache nicht beseitigt werden, wird zur langfristigen Therapie eine **Schrittmacherimplantation** (s. Kap. 18.2) durchgeführt.

Eine Bradykardie kann auch iatrogen durch Medikamente (Kap. 16.5) oder durch eine Fehlfunktion (selten) oder eine dem aktuellen Zustand nicht adäquat angepasste Programmierung eines implantierten Schrittmachers (s. Kap. 18.6) verursacht werden.

Weitere Informationen: s. Kap. 7.3 (Bradykardie), Kap. 13 (Blockbilder), Kap. 14.1 (Bradykarde Arrhythmien) und Kap. 18.6 (Pausen im Schrittmacher-EKG).

17.5 Ischämie

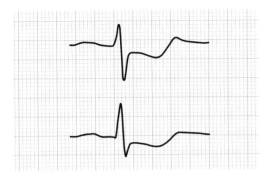

Abb. 17.4 Deszendierende ST-Senkung bei Ischämie.

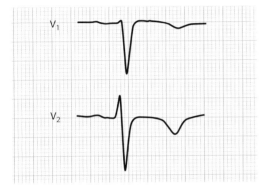

Abb. 17.5 Terminale T-Negativierung bei Vorderwand-ischämie.

Die **Myokardischämie** (s. Abb. 17.4 u. 17.5) ist eine Minderdurchblutung des Herzens. Es besteht prognostisch die Gefahr des Übergangs in einen Herzinfarkt.

EKG-Zeichen
- Horizontale oder deszendierende ST-Strecken-Senkung über den betroffenen Herzregionen
- Häufig terminale T-Negativierung

Differenzialdiagnosen
ST-Strecken-Senkungen können auch alleiniges Zeichen eines Herzinfarkts (NSTEMI) sein. Die T-Negativierung ist nicht spezifisch für eine Ischämie. Sie kann auch bei einem Myokardinfarkt und einer Vielzahl weiterer Erkrankungen vorkommen.

Praxis
Leitsymptom der Myokardischämie ist die **Angina pectoris**. Wird anamnestisch eine Angina pectoris vermutet, wird immer ein 12-Kanal-EKG geschrieben. Typische EKG-Veränderungen können jedoch auch bei Vorliegen einer Ischämie fehlen. Andererseits ist eine Ischämie auch ohne eine Angina pectoris möglich.

Häufig tritt die Ischämie während einer akuten Belastung auf. Zu der Ischämie kommt es meist auf Grundlage von strukturellen Veränderungen der Koronarien oder des Myokards, wie sie bei der Koronaren Herzerkrankung bzw. einer fortgeschrittenen Hypertrophie vorkommen.

Zusätzlich zum EKG ist eine **Labordiagnostik** und eine **Überwachung** des Patienten erforderlich. Die Therapie und das weitere Vorgehen hängen vom EKG- und Laborbefund sowie dem klinischen Bild des Patienten ab.

Weitere Informationen: s. Kap. 12.1 (Myokardischämie), Kap. 12.3 (Lokalisationsdiagnostik), Kap. 16.1 (Hypertrophie).

17.6 Infarkt

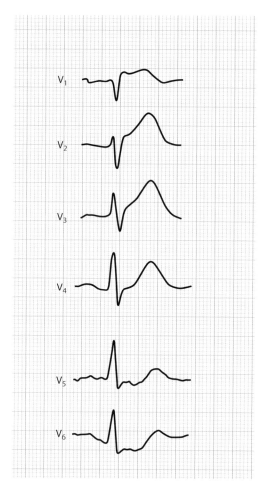

Abb. 17.6 Vorderwandinfarkt. ST-Strecken-Hebungen in V₁ bis V₃.

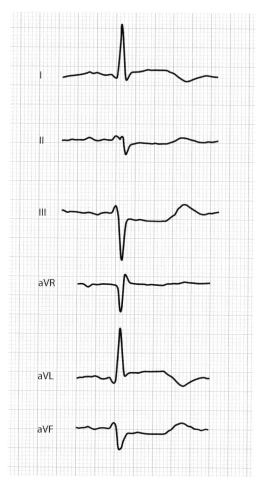

Abb. 17.7 Seitenwandinfarkt. ST-Strecken-Hebungen in den Ableitungen I und aVL, spiegelbildliche Senkungen in II, III und aVF.

Ein akuter Myokardinfarkt (Herzinfarkt) ist ein Notfall.

Beim **STEMI** (ST-Elevations-Myokardinfarkt) findet man ST-Strecken-Hebungen (s. Abb. 17.6 bis 17.8).

Beim **NSTEMI** (Non-ST-Elevations-Myokardinfarkt) fehlen diese ST-Hebungen. Der NSTEMI wird über einen Anstieg der Herzenzyme (Labordiagnostik) und die klinische Symptomatik diagnostiziert. Zusätzlich können Veränderungen im EKG vorhanden sein.

Das Erscheinungsbild eines Infarkts im EKG hängt vom Stadium des Infarkts ab. Stadien II und III entsprechen einem abgelaufenen Infarkt bzw. einer Infarktnarbe.

EKG-Zeichen

Stadium 0 (akute Ischämie)
- Erhöhung der T-Welle („Erstickungs-T"). Flüchtiges Zeichen, weil das Stadium nur von kurzer Dauer ist und fast nie im EKG erfasst wird.

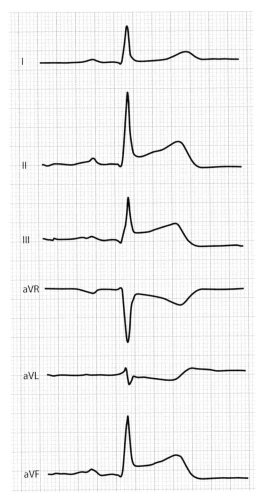

Abb. 17.8 Hinterwandinfarkt. ST-Strecken-Hebung in Ableitungen III, ST-Strecken-Senkung in aVL.

Stadium I (Gewebeschädigung)

- **ST-Strecken-Hebung** über den betroffenen Herzregionen; in den gegenüberliegenden Ableitungen ST-Strecken-Senkung
- **Bei NSTEMI**: ST-Strecken-Senkung

Stadium II und III (Gewebeuntergang und Infarktnarbe)

- Pathologische Q-Zacke über den betroffenen Herzregionen
- R-Verlust, T-Negativierungen in der Infarktregion (Stadium II)
- Terminale T-Negativierung („koronares T"). Im Verlauf kann sich das T wieder „aufrich-

ten". Einmal ausgebildete Q-Zacken oder ein R-Verlust bilden sich nicht mehr zurück (Stadium III).

Differenzialdiagnosen

ST-Strecken-Senkungen können Ausdruck einer (reversiblen) Myokardischämie sein.

ST-Strecken-Hebungen kommen auch bei einem **Linksschenkelblock** (LSB) vor. Ein Infarkt kann in diesem Fall nicht ausgeschlossen werden. Der LSB kann sowohl einen Infarkt überdecken als auch mit einem verwechselt werden.

Auch im Rahmen einer Peri- oder Myokarditis sind ST-Strecken-Hebungen zu beobachten. Deren diffuses Verteilungsmuster in den Ableitungen passt meist nicht zu einem Versorgungsgebiet eines Koronargefäßes.

Praxis

Besonders in den frühen Phasen eines Herzinfarkts ist das Risiko für eine **lebensbedrohliche Arrhythmie** stark erhöht. Eine möglichst frühe Intervention verbessert die Überlebenschance und die Prognose der Patienten.

Ein Herzinfarkt kann allein mit dem EKG **nicht ausgeschlossen** werden, weil ein NSTEMI auch ohne EKG-Veränderungen ablaufen kann. Außerdem wird der posteriore Anteil der Hinterwand durch das Standard-EKG nur unzureichend abgebildet.

Für die Diagnose eines Herzinfarkts sind neben dem EKG Labordiagnostik, klinische Symptomatik und Vorgeschichte wichtig.

Weitere Informationen: s. Kap. 12.2 (Myokardinfarkt), Kap. 12.3 (Infarktlokalisation), Kap. 12.4, 12.5 und 12.6 (Vorder-, Seitenwand- und Hinterwandinfarkt), Kap. 13.2 (Linksschenkelblock) und Kap. 16.6 (Myokarditis und Perikarditis).

17.7 Lungenembolie

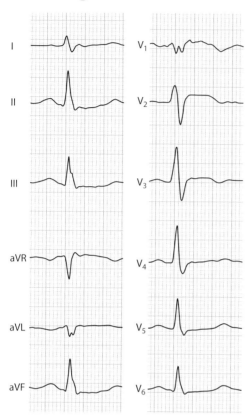

Abb. 17.9 Verdacht auf eine akute Rechtsherzbelastung: EKG mit Steiltyp bis Rechtstyp, ST-Strecken-Hebungen und T-Negativierung rechtspräkordial. Die Herzfrequenz ist hier mit 102/min tachykard (im gezeigten Ausschnitt nicht ablesbar).

Eine **Lungenembolie** ist ein Notfall. Der Verschluss einer Lungenarterie führt zu einer massiven Druckerhöhung im Lungenkreislauf. Im EKG können als Folge der Druckerhöhung Zeichen einer **akuten Rechtsherzbelastung** auftreten (s. Abb. 17.9).

Die akute Überlastung des rechten Ventrikels verursacht einen Blutdruckabfall, eine verminderte Auswurfleistung und dementsprechend eine Tachykardie. Im EKG können Zeichen einer **rechtsseitigen Schädigung** (Dilatation, Ischämie) zu sehen sein. Eine Änderung des **Lagetyps** nach rechts, ein neu aufgetretener

Rechtsschenkelblock oder Veränderungen der ST-Strecke und der T-Welle in den rechtspräkordialen Ableitungen (V_1–V_3) weisen auf die akute Rechtsherzbelastung hin. Ein Vergleich mit einem früheren EKG kann hier wegweisend sein.

EKG-Zeichen

- Veränderung des Lagetyps in Richtung Rechtstyp (z. B. auch Wechsel von Linkstyp zu Indifferenztyp)
- P-dextroatriale
- Neuer inkompletter oder kompletter RSB
- ST-Strecken-Veränderungen rechtspräkordial (V_1–V_3)
- T-Negativierungen rechtspräkordial (V_1–V_3), in der Regel präterminal

Differenzialdiagnosen

Eine chronische Rechtsherzbelastung kann sich im EKG ebenfalls mit Zeichen einer Rechtsschädigung äußern. Hier ist eine akute Kreislaufschwäche mit Tachykardie hingegen nicht typisch.

Praxis

Wenn bei einer Lungenembolie zunächst nur ein kleiner Bereich der Lunge betroffen ist und keine Rechtsherzbelastung ausgelöst wird, sind auch keine Veränderungen im EKG zu erwarten. Die kurzfristige **Wiederholung der EKG-Untersuchung** kann bei entsprechender klinischer Symptomatik sinnvoll sein, weil eine Lungenembolie in Schüben verlaufen kann und die Veränderungen im EKG flüchtig sein können.

Bei Verdacht auf Lungenembolie sollte das EKG gemeinsam mit anderen diagnostischen Mitteln (z. B. klinische Symptomatik, **Blutgase**, Szintigrafie) eingesetzt werden.

Memo

Mit dem EKG kann eine Lungenembolie nicht ausgeschlossen werden. Das EKG liefert hier lediglich unspezifische Hinweise.

17.8 Synkope

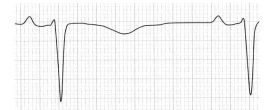

Abb. 17.10 Verlängerte QT-Dauer (500 ms, Herzfrequenz 60/min) als Hinweis auf eine mögliche Ursache (Long-QT-Syndrom) einer kardialen Synkope.

Eine **Synkope** ist ein kurzdauernder Verlust des Bewusstseins. Auslöser ist eine plötzliche Minderdurchblutung des Gehirns oder ein Anfallsgeschehen (z. B. bei Epilepsie). Mit dem EKG kann manchmal die Ursache der Synkope gefunden werden. Dies gelingt zwar nur in etwa 7% der Fälle. Dennoch hat das EKG seine Berechtigung, da es leicht durchzuführen ist.

Eine vorübergehende Minderdurchblutung des Gehirns kann verschiedenste Gründe haben. Bei einer **kardialen Synkope** sinkt vorübergehend das Herzzeitminutenvolumen ab. Kardiale Synkopen sind prognostisch bedeutsam, weil bei diesen Patienten eine künftige Gefährdung zu erwarten ist.

EKG-Zeichen

Veränderungen im EKG sind die Zeichen der verschiedenen **kardialen Ursachen**. Diese lassen sich zunächst in arrhythmogene Störungen und andere, strukturelle Herzerkrankungen gliedern.

Zu den für eine Synkope bedeutsamen **arrhythmogenen Ursachen** gehören:

- Funktionsstörung im Sinusknoten oder AV-Knoten
- Ventrikuläre Tachykardie
- Long-QT-Syndrom
- Medikamente
- Fehlfunktion/inadäquate Programmierung eines implantierten Schrittmachers

Herzerkrankungen, die eine Synkope auslösen können, sind:

- Myokardinfarkt
- Hypertrophie (bei Stenose einer Herzklappe)
- Kardiomyopathie
- Perikarderguss
- Lungenembolie

In den Leitlinien der *European Society of Cardiology* werden zur Erkennung von kardialen Ursachen einer Synkope dementsprechend folgende Kriterien aufgeführt:

- Asymptomatische Bradykardie
- Intermittierendes RR-Intervall > 3 s (längere Pausen der Herzaktivität, ohne dass eine medikamentöse Ursache vorliegt).
- AV-Block II° und III°
- Bifaszikulärer Block (s. Kap. 13.2)
- Breite QRS-Komplexe (als Ausdruck einer intraventrikulären Leitungsstörung)
- Verlängerung der QT-Zeit (Long-QT-Syndrom, s. Kap. 16.3)
- Delta-Welle (Präexzitationssyndrom, s. Kap. 14.6)
- Pathologische Q-Zacken
- Epsilon-Potenzial (sehr seltene kleine Welle am Ende des QRS-Komplexes; Hinweis auf eine rechtsventrikuläre Kardiomyopathie)
- Brugada-Syndrom (ST-Strecken-Hebungen, s. Kap. 16.4)
- Rechtspräkordiale T-Negativierung

Differenzialdiagnosen

Neben den kardialen Ursachen von Synkopen (**kardiale Synkopen**) kommen neurokardiogene und orthostatische Störungen (**vasovagale Synkopen**) vor. Weiterhin kann die Ursache auch unabhängig von der Herzfunktion sein, wie z. B. bei einer schweren Anämie, einer Hypoglykämie oder einer Epilepsie (**metabolische** und **zerebrale Synkopen**).

Praxis

Praktisch wird nur selten während einer Synkope eine EKG-Aufzeichnung gemacht. Meist wird erst nachträglich ein EKG geschrieben oder eine Langzeit-Untersuchung durchgeführt (Langzeit-EKG, s. Kap. 19.1).

Weil häufig nach einer Synkope rasch entschieden werden muss, ob ein Patient ambulant oder stationär weiterbehandelt werden sollte, wurden spezielle Leitlinien entwickelt. Hier sind die EKG-Kriterien aus den **Leitlinien** der *European Society of Cardiology* anzuwenden (s. S. 173). Ist mindestens **ein Zeichen** aus diesen Kriterien vorhanden oder gibt es anamnestische oder klinische Hinweise auf eine kardiale Ursache (Herzinfarkt, Angina pectoris, Zeichen einer Herzinsuffizienz, die oben beschriebenen EKG-Veränderungen), sollte die weitere Abklärung stationär erfolgen. Dadurch kann die Prognose des Patienten verbessert werden.

17.9 Hyperkaliämie

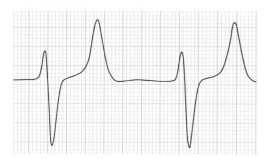

Abb. 17.11 Hyperkaliämie. Symmetrische T-Wellen-Erhöhung. Breiter QRS-Komplex (QRS-Dauer 130 ms) mit tiefem S.

Die **Hyperkaliämie** kann zu **Arrhythmien** mit tödlichem Ausgang führen. Manchmal ist das EKG (s. Abb. 17.11) der erste Hinweis auf eine Hyperkaliämie.

EKG-Zeichen
- Symmetrische Erhöhung der T-Welle
- Bei diffuser intraventrikulärer Leitungsverzögerung zusätzlich: QRS-Dauer von mehr als 120 ms, breite tiefe S-Zacken oder QS-Komplex in V_1 bis V_3 sowie pathologisches S in I und V_6.

Differenzialdiagnosen

Symmetrische hohe T-Wellen werden auch bei einer Ischämie oder während des sehr kurzen Stadiums 0 eines akuten Herzinfarkts (Erstickungs-T) gesehen.

Praxis

Eine Elektrolyt-Bestimmung sollte erfolgen, um den Verdacht einer Hyperkaliämie zu beweisen oder zu widerlegen. Folge einer Hyperkaliämie kann eine diffuse intraventrikuläre Leitungsverzögerung sein. Der Patient sollte überwacht werden.

Weitere Informationen: s. Kap. 10.7 (T-Wellen-Erhöhung), Kap. 16.2 (Elektrolyt-Störungen), Kap. 13.2 (Diffuse intraventrikuläre Leitungsverzögerung).

Zusammenfassung

Mit dem EKG werden folgende Notfälle diagnostiziert: symptomatische Bradykardie, ventrikuläre Tachykardie, Kammerflimmern, myokardiale Ischämie und Infarkt. Bei diesen Erkrankungen ermöglicht das EKG nach Abschluss der Notfallmaßnahmen eine genauere Analyse der Ursachen und gegebenenfalls eine Lokalisationsdiagnostik. Darüber hinaus weist das EKG auf das Vorliegen von weiteren Notfällen hin: Lungenembolie und Elektrolyt-Entgleisungen. Bei Synkopen dient das EKG dazu, eine kardiale Ursache zu finden und über die weitere Behandlung zu entscheiden.

Fragen

17.1 In welchen Ableitungen wird die Hinterwand, die Seitenwand und die Vorderwand abgebildet?

17.2 Was sind spiegelbildliche Senkungen?

17.3 Schließen fehlende Hebungen im EKG einen Herzinfarkt aus?

17.4 Was ist ein diagnostisches Problem beim Lateralwandinfarkt?

17.5 Was sind Differenzialdiagnosen von ST-Hebungen im Bereich der Vorderwand (V_1–V_4)?

17.6 Kann das EKG zur Diagnostik der Lunge entscheidende Kriterien liefern?

17.7 Wie erkenne ich eine Tachykardie sofort?

17.8 Was sollte beachtet werden, wenn tatsächlich eine Tachykardie vorliegt?

17.9 Welches Medikament kann zur Diagnostik bei einer supraventrikulären Tachykardie (schmaler QRS-Komplex) angewendet werden?

18   Schrittmacher-EKG

Lernziel

- Funktionsweise eines Schrittmachers
- Typen von Schrittmachern und der Schrittmacher-Code
- EKG-Veränderungen durch einen Schrittmacher
- Interpretation von Pausen im Schrittmacher-EKG

18.1   Grundfunktionen eines Herzschrittmachers

Ein **Herzschrittmacher** wird zur Therapie von bradykarden Herzrhythmusstörungen eingesetzt. Die Hauptfunktion des Schrittmachers ist die Stimulation des Herzens über die Abgabe von elektrischen Impulsen, die zur Kontraktion führen. Damit wird verhindert, dass die Herzfrequenz unter einen festgelegten Wert fällt.

Der Schrittmacher besteht aus zwei Einheiten, dem Impulsgeber und den Sonden, die eine Verbindung zum Herzen herstellen. Eine Sonde ist ein elektrischer Leiter und hat nur die Aufgabe, die elektrische Aktivität des Herzens dem Impulsgeber zu übermitteln und die Impulse von dort an das Herz zu leiten.

Das Prinzip eines heutigen Schrittmachers, hier ist der Impulsgeber gemeint, ist denkbar einfach. Um einen Frequenzabfall unter einen festgelegten Wert zu verhindern, bedarf es drei Funktionen:

- Erkennen des patienteneigenen Herzschlages **(Sensing)**
- Eine Uhr, welche die Zeit in Millisekunden messen kann.
- Ein Impulsgeber, der das Herz bei Bedarf stimuliert **(Pacing)**.

Die **Uhr** des Schrittmachers bestimmt, wann ein Impuls abgegeben wird. Sie startet bei Null und läuft längstens bis zu einem voreingestellten Zeitpunkt. Dieser Zeitpunkt errechnet sich aus der **Interventionsfrequenz**. Diese Frequenz muss mindestens erreicht werden. Nehmen wir an, die Interventionsfrequenz ist auf 60 Schläge pro Minute festgelegt, so erlaubt der Schrittmacher keinen längeren Abstand als 1000 ms zwischen zwei Herzaktionen. Mindestens 60 Schläge pro Minute bedeutet, dass jede Sekunde oder alle 1000 ms ein Schlag stattfinden muss. Bei dem Beispiel beginnt die Uhr zu laufen und zählt bis 1000 ms. Dann gibt der Impulsgeber einen Stromimpuls ab, um einen Herzschlag zu erzeugen. Die Uhr wird auf Null zurückgesetzt.

Da ein Herzschrittmacher jedoch patienteneigene Herzschläge nicht unterdrückt, kann es vorkommen, dass ein eigener Impuls vor Ablauf der 1000 ms einsetzt. Dies muss vom Schrittmacher erkannt werden (Sensing). In diesem Fall beginnt die Uhr ebenfalls wieder bei Null, da der Schrittmacher lediglich eine Pause von mahr als einer Sekunde verhindern muss.

Die Steuerung der einzelnen Funktionen (Pacing, Sensing, Uhr) erfolgt über die **Steuereinheit**. Eine **Batterie** versorgt das Gerät mit der notwendigen elektrischen Energie.

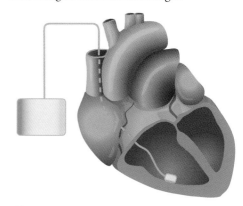

Abb. 18.1 Einkammer-Schrittmacher. Das Aggregat ist über ein Kabel mit der Sonde verbunden.

Die Sonde(n) eines Schrittmachers liegen im Herzen (s. Abb. 18.1). Sie können im Bereich der Vorhöfe und/oder in den Ventrikeln verankert werden. Die restlichen Komponenten eines Schrittmachers befinden sich in einem Gehäuse, welches unter die Haut implantiert wird. Meist kann diese Einheit (**Schrittmacheraggregat**) im oberen Thoraxbereich ertastet werden.

18.2 Einsatz verschiedener Schrittmachertypen

Anhand der Anzahl der Sonden unterscheidet man verschiedene Typen von Schrittmachern. Die Bezeichnung „Kammer" wird in diesem Zusammenhang sowohl für die Ventrikel als auch für die Vorhöfe verwendet.

Häufige **Indikationen** für die Implantation eines Schrittmachers sind:

- Funktionsstörung des Sinusknotens bzw. SA-Block mit Symptomen (Sick-Sinus-Syndrom) und Herzschlag-Pausen von mehr als 3 Sekunden am Tag
- AV-Block II° mit Symptomen
- AV-Block III°
- Bradykard übergeleitetes Vorhofflimmern mit Herzschlag-Pausen von mehr als drei Sekunden am Tag oder vier Sekunden in der Nacht

Eine ausführliche Beschreibung der Indikationen veröffentlicht die Deutsche Gesellschaft für Kardiologie in ihren Leitlinien zur Herz- und Kreislaufforschung.

Einkammer-Schrittmacher

Bei **Einkammer-Schrittmachern** wird an das Schrittmacheraggregat eine einzelne Sonde angeschlossen. Je nach Bedarf wird die Sonde in einem Vorhof oder einem Ventrikel verankert. Ein Wechsel ist danach nur noch operativ möglich.

Pacing und Sensing im **Vorhof** ist nur dann sinnvoll, wenn lediglich der Sinusknoten zu langsam ist und keine Leitungsstörung im Bereich des AV-Knotens vorliegt.

Ein Einkammer-Schrittmacher, bei dem die Sonde im **Ventrikel** liegt, kann prinzipiell bei jeder Form der bradykarden Herzrhythmusstörung eingesetzt werden. Der Nachteil dieses Schrittmachertyps ist jedoch, dass nach einer Stimulation die Erregungswelle aus den Ventrikeln die Vorhöfe allenfalls retrograd erreicht. Die physiologische Kontraktion der Vorhöfe, die zur Füllung der Ventrikel beiträgt, entfällt dadurch.

Zweikammer-Schrittmacher

Beim **Zweikammer-Schrittmacher** liegt eine Sonde im rechten Vorhof, die andere im rechten Ventrikel.

Besonders sinnvoll ist dieser Gerätetyp, wenn zwar der Sinusknoten intakt, aber die Überleitung im AV-Knoten gestört ist. Der Schrittmacher überbrückt die **Funktion des AV-Knotens**, indem er auf Vorhofebene einen Impuls erkennt und über die zweite Sonde die ventrikuläre Erregungsausbreitung anstößt. Findet auf Vorhofebene keine Erregungsbildung statt, so wird auch dort stimuliert. Der Einsatz eines Zweikammer-Schrittmachers ist bei Vorhofflimmern nicht sinnvoll, da weder eine Stimulation des Vorhofes möglich ist (es besteht Vorhofflimmern), noch die Impulse des Vorhofes auf die Kammer übertragen werden sollten (zu hohe Vorhoffrequenz).

Dreikammer-Schrittmacher

Der **Dreikammer-Schrittmacher** besitzt eine Sonde in einem Vorhof und zwei Sonden in den Ventrikeln. Durch die **zweite ventrikuläre Sonde** wird versucht, einen Erregungsablauf zu erzeugen, der dem natürlichen Ablauf entspricht.

Wenn die Erregung nur von einer Stelle im Ventrikel ausgeht, kommt es zu einer schaukelnden Kontraktion. Gerade bei einem Linksschenkelblock oder bei fortgeschrittenen Myokardschäden ist die ventrikuläre Erregungsausbreitung verlangsamt. In der Folge wird beispielsweise das Septum früher als die Seitenwand des linken Ventrikels erregt. Die zeitlich versetzte Kontraktion der einzelnen Bereiche des Ventrikels führt zu einer geringeren Auswurfleistung. Dies ist insbesondere bei einer bestehenden Herzinsuffizienz problematisch. Hier wird ein Dreikammer-Schrittmacher eingesetzt. Dessen zusätzliche Sonde ermöglicht eine **Synchroni-sation der ventrikulären Erregung und Kon-traktion**. Dabei kann z. B. eine Sonde septum-nah im rechten Ventrikel platziert werden, während die andere der Seitenwand des linken Ventrikels anliegt.

Die Therapie der Herzinsuffizienz mit einem Dreikammer-Schrittmacher wird auch als **Cardiac Resynchronisation Therapy** (CRT) be-zeichnet.

Implantierbarer Cardioverter Defibrillator

Der **Implantierbare Cardioverter Defibrillator** (ICD) ermöglicht neben der Schrittmacher-therapie auch eine Therapie gegen potenziell tödliche ventrikuläre Tachykardien (ventrikuläre Tachykardie oder Kammerflimmern).

Die Elektrode im Bereich der Ventrikel besitzt eine besonders große Oberfläche, über die ein Elektroschock abgegeben werden kann. Wie beim externen Defibrillieren kann so das Kammerflimmern oder die Tachykardie unter-brochen werden. Der ursprünglich vorhandene Rhythmus (meist Sinusrhythmus oder Vorhof-flimmern) kann sich wieder etablieren. Der ICD ist die effektivste Therapie zur Verhinderung des plötzlichen Herztods bei ventrikulärer Tachy-kardie oder Kammerflimmern.

18.3 Notation der Schrittmacher-typen

Die in Kap. 18.2 vorgestellten Schrittmacher-typen werden nach ihrer Funktionsweise noch weiter unterteilt. Hierzu wird eine einheitliche **Notation (Schrittmacher-Code)** verwendet, die aus einer Folge von Großbuchstaben besteht. In diesem Zusammenhang bedeutet der Begriff „Modus" die bei einem bestimmten Schritt-machertyp eingestellte Funktionsweise. Die ver-wendeten Zeichen werden in Tab. 18.1 erklärt. Einen Überblick über die Bedeutung der Zeichen nach ihrer Position gibt Tab. 18.2. Im Kap. 18.4 erläutern wir die Funktionsweise eini-ger Schrittmacher.

Die genaue Kenntnis des Schrittmachertyps kann für die Interpretation des EKG notwendig sein. Allein mit dem EKG kann der Modus eines Schrittmachers nicht immer sicher erfasst wer-den, weil er nicht ständig aktiv sein muss. Der **Schrittmacherausweis** des Patienten gibt über den genauen Schrittmachertyp Auskunft. Er ist eine wichtige Informationsquelle für den Arzt.

18.4 Häufig verwendete Schrittmacher

Die bedarfsgerechte Stimulation des Herzens (Bedarfsstimulation) lässt sich nicht nur mithilfe einer Uhr steuern. Die modernen Schrittmacher können die Herzfrequenz mit verschiedenen Me-thoden den individuellen Bedürfnissen anpassen.

AAI

Der AAI-Schrittmacher ist ein Einkammer-Schrittmacher (s. Kap. 18.2) mit einer Sonde im Vorhof. Das erste A bezeichnet den Stimula-tionsort. Das zweite A steht für den Ort der Erkennung eigener Herzschläge. Beide Funktio-nen werden demnach über eine Sonde im Vorhof ausgeführt. Der dritte Buchstabe, das I, steht für die Betriebsart. In diesem Falle wird nach der Erkennung eines Herzschlags keine Stimulation durchgeführt. Die Stimulation wird unterdrückt (inhibiert). Solange keine eigenen Herzaktionen erkannt werden, wird stets mit der voreingestellten Frequenz stimuliert.

VVI

Der VVI-Schrittmacher ist ein Einkammer-Schrittmacher, bei dem die Sonde im Ventrikel liegt. Pacing (erstes V) und Sensing (zweites V) geschehen im Ventrikel. Nach Erkennung eines Herzschlags wird die Stimulation blockiert (I).

VAT

Der VAT-Schrittmacher wird nicht eingesetzt und soll hier nur als Beispiel dienen. Die Stimu-lation erfolgt im Bereich der Ventrikel (erster Buchstabe: V), die Erkennung im Vorhof (zwei-ter Buchstabe: A). Der dritte Buchstabe (T) steht für die Triggerung nach Erkennung eines Herz-

Tab. 18.1 Bedeutung der einzelnen Zeichen bei der Schrittmacher-Notation

Zeichen	Bedeutung	Erklärung
A	Atrium	Sonde befindet sich im Vorhof (Atrium)
V	Ventrikel	Sonde befindet sich im Ventrikel
I	Inhibiert	Nach Erkennung eines eigenen Herzschlags wird die Stimulation durch den Schrittmacher inhibiert. Die Uhr wird auf Null zurückgesetzt.
T	Getriggert	Nach Erkennung eines eigenen Herzschlags erfolgt eine Stimulation durch den Schrittmacher. Die Uhr wird auf Null zurückgesetzt.
D	Dual	Bedeutung hängt von der Position des Buchstabens im Code ab. Position 1 und 2: A + V, Position 3: I + T.
0	Aus	Funktion wurde abgeschaltet oder ist nicht verfügbar.
R	Rate modulation	Anpassung der Stimulationsfrequenz (rate) an körperliche Aktivität möglich.

Tab. 18.2 Notation von Schrittmachertypen. Das vierte Zeichen wird häufig nicht mehr geschrieben, wenn es eine Null ist. Die Null bedeutet, dass eine Funktion nicht vorhanden ist.

Position	Bedeutung	Zeichen
1.	Ort der Stimulation	A, V, D oder 0
2.	Ort der Erkennung	A, V, D oder 0
3.	Betriebsart/Aktion nach Erkennung	I, T, D oder 0
4.	Frequenzadaption	R oder 0

schlags. Damit könnte beispielsweise eine Leitungsstörung im AV-Knoten bei intaktem Sinusknoten therapiert werden, weil Impulse aus dem Vorhof eine Stimulation im Ventrikel auslösen oder triggern.

DDI

Die beiden ersten Buchstaben (D und D) bedeuten, dass der Schrittmacher im Vorhof und im Ventrikel sowohl stimulieren als auch erkennen kann. Der DDI-Schrittmacher vereint die Funktionen der AAI- und VVI-Schrittmacher in sich. Herzaktionen können sowohl im Vorhof als auch im Ventrikel erkannt werden. In beiden Fällen wird nicht stimuliert. Wenn die eigene Herzfrequenz zu langsam ist, werden Vorhof und Ventrikel in ihrer physiologischen Reihenfolge depolarisiert. Allerdings nur, wenn beide Kammern unterhalb der Interventionsfrequenz arbeiten und die AV-Überleitung verzögert oder blockiert ist. Der Nachteil dieses Modus zeigt sich bei AV-Block und hoher Vorhoffrequenz. Der Vorhof wird nicht stimuliert, da die Frequenz höher liegt als die Interventionsfrequenz. Die Überleitung ist durch den AV-Block nicht mehr vorhanden, so dass die Kammerfrequenz unterhalb der Interventionsfrequnz liegt. Daher wird der Schrittmacher in der Kammer mit der Interventionsfrequenz stimulieren. Praktisch haben wir damit einen VVI-Schrittmacher und die Vorhofsonde ist unnötig. Der einzige Grund für diese Einstellung ist ein intermittierendes Vorhofflimmern. Beim DDI-Modus wird dann verhindert, dass die hohe Vorhoffrequenz via

Schrittmacher an die Kammer weitergeleitet wird.

DDD

Der DDD-Schrittmacher ist ebenfalls eine Kombination aus AAI und VVI-Schrittmacher. Nur kann die im Vorhof erkannte Herzfrequenz, auch wenn sie oberhalb der Interventionsfrequenz liegt, im Ventrikel zur Stimulation führen (Trigger-Modus). Dadurch kann die Kontraktion der Ventrikel durch einen erhaltenen Sinusrhythmus gesteuert werden (wie beim VAT-Modus).

Das dritte D bedeutet, dass der Schrittmacher die beiden Betriebsarten „Getriggert" und „Inhibiert" beherrscht.

Wenn der Sinusknoten die Herzfrequenz und über die Sonde im Vorhof den Herzschrittmacher steuert, nennt man dies **vorhofgesteuerte Ventrikelstimulation**.

Ein DDD-Schrittmacher arbeitet wie ein VAT-Schrittmacher, wenn der Sinusknoten schneller als die Interventionsfrequenz ist.

R-Modus

Physiologisch steigt unter körperlicher Belastung die Herzfrequenz an. Die bisher beschriebenen Schrittmacher konnten die Herzfrequenz nur über die voreingestellte Stimulationsfrequenz oder durch eine (Vorhof-)getriggerte Stimulation steuern. Eine Anpassung an die körperliche Aktivität des Patienten durch den Schrittmacher selbst war nicht möglich. Beim **R-Modus** ist zusätzlich ein Sensor eingebaut, der zum Beispiel Erschütterungen erkennen kann. Aus den Sensordaten wird errechnet, welcher körperlichen Belastung der Patient gerade ausgesetzt ist. Entsprechend wird die Stimulationsfrequenz nach oben oder unten reguliert. Ziel ist eine belastungsadäquate Herzfrequenz.

18.5 EKG-Veränderungen durch einen Schrittmacher

Solange das Herz eigenständig schlägt, und die eigene Herzfrequenz nicht unter die Interventionsfrequenz sinkt, muss nicht stimuliert werden. Entsprechend sind im EKG dann auch keine Veränderungen zu sehen. Eine Ausnahme bildet die vorhofgesteuerte Ventrikelstimulation, weil dort Impulse abgegeben werden, obwohl ein Sinusrhythmus vorliegt (s. Kap. 18.4, DDD-Schrittmacher).

Die **Eigenfrequenz** ist die Frequenz, die der Patient hat, wenn der Schrittmacher ausgeschaltet ist. Hat der Patient einen ventrikulären Ersatzrhythmus, wie beim AV-Block III°, so liegt die Eigenfrequenz bei ca. 30–40/min. Besteht dagegen eine normale Überleitung im AV-Knoten, so wird der Vorhofimpuls in die Kammer übergeleitet. Die Eigenfrequenz ist häufig höher als die Interventionsfrequenz, man erkennt im EKG keinen Schrittmacher.

Die **Magnetfrequenz** entsteht, wenn ein Magnet auf den Schrittmacher gelegt wird. Der Schrittmacher reagiert dann meist folgendermaßen: Er stimuliert in der Regel mit einer fabrikatspezifischen Frequenz ohne Rücksicht auf Eigenaktionen des Herzens (z. B. A00, V00 oder D00). Dies kann unter anderem in folgender Situation eingesetzt werden: Wenn man wissen will, ob ein Schrittmacher funktioniert, der Patient aber einen hohen Eigenrhythmus hat, kann eine Impulsabgabe durch den Magneten erzwungen und somit beurteilt werden.

Das **Pacing** durch einen Herzschrittmacher verändert das EKG auf zweierlei Weise. Zum einen sind die Schrittmacher-Impulse sichtbar. Zum anderen sind in der Regel die P-Welle und/oder der QRS-Komplex verändert.

Schrittmacher-Impuls

Ein Herzschrittmacher stimuliert über die Abgabe eines elektrischen Impulses das Myokard. Die Stimulation ist als eine kurze und sehr spitze **Zacke** im EKG zu sehen (s. Abb. 18.2 u. 18.3).

Erregungsausbreitung

Der Erregungsausbreitung ist im Vergleich zum physiologischen Ablauf verändert. Sie wird durch den Schrittmacher-Impuls eingeleitet. Von der Spitze der Sonde erreicht der Impuls das Myokard. Die Erregung wird von Muskelzelle zu Muskelzelle weitergereicht. Das Erregungsleitungssystem wird bei der Auslösung der Erregung durch den Schrittmacher nicht verwendet.

Die EKG-Veränderungen hängen von der Lage der stimulierenden Sonde(n) ab:

- Sonde im Vorhof: Der Schrittmacher-Impuls führt zur Depolarisation der Vorhöfe. Die **P-Welle** kann verändert sein. Bei geringfügigen Veränderungen werden diese jedoch im EKG meist nicht erkannt. Wenn die Erregung aus den Vorhöfen normal über den AV-Knoten in den Ventrikel geleitet wird, ist der QRS-Komplex durch die Vorhofstimulation nicht verändert.
- Sonde im Ventrikel: Unter Umgehung des Erregungsleitungssystems wird direkt im Ventrikelmyokard die Depolarisation des Ventrikels ausgelöst. Im EKG sind die **QRS-Komplexe** wie bei einem Schenkelblock ver-

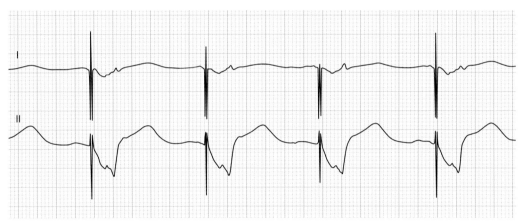

Abb. 18.2 EKG eines Patienten mit DDD-Schrittmacher. Vorhofgesteuerte Ventrikelstimulation.

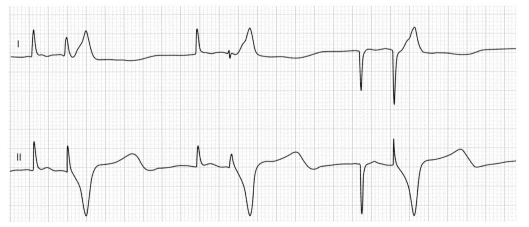

Abb. 18.3 EKG eines Patienten mit DDD-Schrittmacher. Vorhöfe und Ventrikel werden zeitversetzt stimuliert.

ändert. Da die Elektrode in der Regel in der rechten Kammer liegt, zeigt sich meist das Bild eines Linksschenkelblocks (V_2 ist negativ, s. Kap. 13.2). Im Unterschied zum LSB sind häufig sämtliche Brustwandableitungen bis V_6 negativ.

Memo

Das EKG wird durch einen Schrittmacher nur bei der Abgabe von Schrittmacher-Impulsen verändert. Solange nicht stimuliert wird, bleibt der Schrittmacher im EKG unsichtbar.

18.6 Interpretation von Pausen im Schrittmacher-EKG

Ein Herzschrittmacher stellt sicher, dass die **Herzfrequenz** (genauer: die Eigenfrequenz) nicht zu langsam wird. Wenn dennoch die Herzfrequenz unter den eingestellten Wert fällt, sollte die Ursache gefunden werden. Auch längeren **Pausen** zwischen den QRS-Komplexen sollte nachgegangen werden.

In den meisten Fällen ist die Ursache nicht eine Fehlfunktion des Schrittmachers, sondern eine falsch bestimmte Herzfrequenz oder eine programmierte Zusatzfunktion des Schrittmachers.

Gründe für Pausen im Schrittmacher-EKG oder eine zu niedrige Herzfrequenz können sein:
- Das EKG vermittelt nur auf den ersten Blick den Eindruck einer zu niedrigen Herzfrequenz. Gerade bei Arrhythmien ist eine genaue Analyse notwendig.
- Eine durch Monitoranlagen oder Blutdruckmessgeräte automatisch ermittelte Herzfrequenz ist oft falsch. Insbesondere bei häufigem Wechsel zwischen eigenen und stimulierten Herzschlägen.
- Der Schrittmacher erlaubt eine niedrigere eigene Frequenz (Hysterese, s. S. 184).
- Eine Fehlfunktion des Schrittmachers (z. B. Exitblock, Oversensing, s. u.)
- Erschöpfung der Schrittmacher-Batterie (selten)

Cave

Eine im EKG beobachtete Stimulationsfrequenz, die niedriger als die eingestellte Frequenz des Schrittmachers ist, deutet auf eine Erschöpfung der Batterie hin. Eine Nachtabsenkung (s. S. 182) durch den Schrittmacher sollte ausgeschlossen werden. Die Stimulationsfrequenz muss hier klar von der eigenen Herzfrequenz des Patienten unterschieden werden!

Exitblock

Ein **Exitblock** ist eine Stimulation durch den Schrittmacher ohne elektrische Antwort des Herzens.

Der Schrittmacher gibt zwar einen Impuls ab, aber die abgegebene Energie ist zu gering, um die Erregungausbreitung und einen Herzschlag auszulösen. Im EKG erscheint der Exitblock als Pause, in der keine Herzaktion zu sehen ist.

Die notwendige Energie, die gebraucht wird, um einen Herzschlag auszulösen, wird **Reizschwelle** genannt. Ein Exitblock tritt immer dann auf, wenn die Energie der Stimulation unterhalb der Reizschwellle liegt.

Die Reizschwelle ist nicht nur je nach Herzerkrankung und Lage der Sonde verschieden, sondern kann sich auch bei ein und demselben Patienten mit der Zeit verändern. Wenn die Sonde der Ventrikelwand nicht richtig anliegt oder der abgegebene Impuls im Bereich der Reizschwelle liegt, kann der Exitblock auch intermittierend auftreten. Dann werden manche Stimulationen beantwortet, andere nicht.

Jeder abgegebene Impuls soll einen Herzschlag auslösen. Dazu muss die abgegebene **Energie**, die sich aus der **Dauer** (Millisekunden) und der **Amplitude** (Volt) des Impulses ergibt, ausreichend hoch sein. Andererseits bedeutet eine sehr hohe Energie auch eine rasche Ermüdung der Batterie. Außerdem kann eine zu hohe Energie eine Kontraktion von Muskeln in der Umgebung des Herzens (z. B. Zwerchfell) bewirken, weshalb eine Einstellung auf eine maximale Energieabgabe nicht sinnvoll ist.

Man führt daher einen **Reizschwellentest** durch. Nach und nach wird die Amplitude der Stimulation erniedrigt, bis die Reizschwelle unterschritten wird und keine Erregungsantwort mehr stattfindet. Bei der Ermittlung der minimalen Impulsdauer geht man analog vor.

Der Schrittmacher wird dann auf die doppelte Amplitude oder die dreifache Impulsdauer der Reizschwelle eingestellt. Moderne Schrittmacher können täglich die Schwelle selbstständig bestimmen und die Energieabgabe automatisch anpassen.

Sensing und Oversensing

Schrittmacher verwenden das so genannte **Sensing**, um eigene Herzschläge zu erkennen, die das Herz des Patienten eigenständig eingeleitet hat. Der Schrittmacher setzt nach dem Erkennen einer Erregung seine Uhr auf Null zurück.

Bedeutung des Sensing

Theoretisch könnte ein Schrittmacher auch völlig ohne Sensing auskommen, wenn lediglich eine minimale Herzfrequenz garantiert werden soll. Der Nachteil dabei wird in Abb. 18.4 veranschaulicht. Zwar können Schrittmacher-Impulse, die in die refraktäre Phase fallen, den Herzmuskel nicht erregen. Aber eine Stimulation, die nach der T-Welle auf das Myokard trifft, löst einen Herzschlag aus. Dieser Schlag findet früher statt als die nächste erwartete eigene Herzaktion. Die Folgen sind eine zu hohe Herzfrequenz und ein unregelmäßiger Rhythmus. Gewünscht ist jedoch, dass der Abstand zwischen den Schrittmacher-Impulsen und der Abstand zwischen einer eigenen Herzaktion und dem nächsten Schrittmacher-Impuls möglichst konstant bleibt.

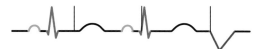

Abb. 18.4 Schrittmacher-EKG ohne Sensing. Die beiden ersten Herzschläge werden vom Sinusknoten eingeleitet (positive P-Welle vor QRS-Komplex). Die Schrittmacher-Impulse fallen in die Refraktärzeit des Myokards. Erst der dritte Impuls führt zu einer Antwort. Die Abfolge der Herzschläge ist unregelmäßig und schneller als die Frequenz des Schrittmachers.

Entstehung von Oversensing

Oversensing bedeutet, dass der Schrittmacher seine Uhr zurücksetzt, ohne dass eigene Herzaktionen der Auslöser sind. Im EKG entstehen Pausen, die eigentlich durch die eingestellte Interventionsfrequenz nicht zulässig sind.

Die im Herzen verankerte Sonde kann nur elektrische Signale wahrnehmen. Woher diese Signale letztendlich stammen, wird nicht sicher analysiert. Zum Beispiel erzeugt auch die Skelettmuskulatur elektrische Impulse, die von der Sonde aufgezeichnet werden können. Wird ein Muskelpotenzial vom Schrittmacher wahrgenommen und als Herzaktion fehlgedeutet, wird die Uhr auf Null gesetzt. Der Schrittmacher wartet dann mit der Stimulation. Dies kann zu längeren Pausen und Synkopen führen.

Meist haben Signale aus dem Herzen eine größere **Amplitude** als solche, die in einiger Entfernung der Sonde entstehen. Deshalb ist es sinnvoll, dass der Schrittmacher erst ab einer bestimmten Amplitude ein Signal als Herzaktion deutet. Kleinere Signale werden ignoriert (s. Abb. 18.5, S. 184). Bei einem schlechten Signal aus dem Herzen hat die Elektrode geringen Kontakt zum Myokard oder ist durch Vernarbungen beim Einwachsen elektrisch isoliert. Dann muss die Schwelle relativ niedrig eingestellt werden, weil sonst die eigenen Herzaktionen nicht mehr erkannt werden. Die niedrigere Schwelle hat den Nachteil, dass elektrische Potenziale aus der Umgebung nicht mehr gefiltert werden. Es können ein Oversensing und in der Folge Pausen auftreten, weil Signale als Herzschlag fehlgedeutet werden.

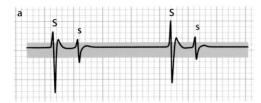

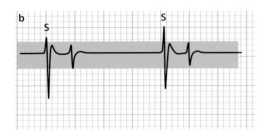

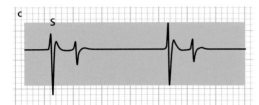

Abb. 18.5 Sensing. In dem hier dargestellten Beispiel wird nach dem Signal der Kammer (S) noch ein weiteres Signal (s) durch die Sonde erfasst. Der Schrittmacher kann anhand der Form nicht unterscheiden, woher das Signal stammt. Alle Signale, deren Amplitude so klein sind, dass sie den gelb unterlegten Bereich nicht verlassen, werden vom Schrittmacher ignoriert. In (**a**) ist die Schwelle zu niedrig eingestellt. Der Schrittmacher interpretiert die Signale als vier Herzschläge, obwohl es nur zwei sind (Oversensing). Bei (**b**) ist das Sensing korrekt eingestellt.
In (**c**) ist die Schwelle zu hoch. Ein Herzschlag wird nicht erkannt und in der Folge wird der Schrittmacher unnötig eine Stimulation einleiten.

Pausen ohne Schrittmacher-Fehlfunktion

Hysterese
Manche Geräte verfügen über eine zusätzliche Eigenschaft, die als **Hysterese** bezeichnet wird. Sie springen erst ab einer niedrigeren Frequenz (z. B. 50/min) ein. Der Schrittmacher soll dann aber mit einer höheren Stimulationsfrequenz (z. B. 60/min) stimulieren.

Dieses Verhalten ist sinnvoll, wenn der eigene Rhythmus zwischen 50/min und 60/min zugelassen werden soll. Fällt die Frequenz noch weiter ab, schafft die höhere Stimulationsfrequenz bessere Kreislaufverhältnisse.

Nachtabsenkung
Physiologisch fällt die Herzfrequenz in der Nacht ab. Bei Schrittmacher-Patienten, deren Herzfrequenz überwiegend durch den Schrittmacher bestimmt wird, bleibt sie hingegen konstant. Einige Schrittmacher bieten die Möglichkeit, die Stimulationsfrequenz je nach Tageszeit einzustellen. Eine langsame Frequenz während der Nacht, wie sie meist bei einem Langzeit- oder Monitor-EKG auffällt, ist dann keine Fehlfunktion.

Arrhythmien
Ventrikuläre **Extrasystolen** können im Schrittmacher-EKG übersehen werden. Dies passiert auch sehr häufig bei automatischen Analysen (z. B. Monitoranlagen). Der Schrittmacher erkennt die Erregungsfront des Ventrikels und wartet mit der nächsten Stimulation: Er setzt den Zähler korrekterweise auf Null und fängt von vorn an zu zählen. Bei der Betrachtung des EKG kann man den Eindruck gewinnen, dass die Schrittmacher-Impulse zu weit auseinanderliegen.

Zusammenfassung

Ein Schrittmacher stimuliert das Herz, wenn die Herzfrequenz des Patienten unter einen bestimmten Wert fällt. Ist die Frequenz höher, bleibt der Schrittmacher inaktiv. Häufig eingesetzte Schrittmachertypen sind der VVI- und der DDD-Schrittmacher. Im EKG sind nur während der Stimulation Schrittmacher-Impulse zu sehen. Je nach Lage der stimulierenden Sonde, kann der QRS-Komplex normal oder schenkelblockartig deformiert erscheinen. Pausen zwischen den QRS-Komplexen oder eine unerwartete Stimulationsfrequenz sollten überprüft und deren Ursache gefunden werden, damit eine eventuelle Fehlfunktion nicht übersehen wird. Bei der Interpretation des EKG sollte der Schrittmacher-Modus bekannt sein. Er steht im Schrittmacherausweis des Patienten.

Beispiel-EKGs

Fragen

18.1 Wie kann ein Schrittmacher die Erregung des Herzens beeinflussen?

18.2 Was ist die Interventionsfrequenz?

18.3 Was bedeutet „vorhofgesteuerte Ventrikelstimulation"?

18.4 Wofür steht das erste Zeichen bei der Beschreibung des Schrittmacher-Modus?

18.5 Welche Zeichen werden an dritter Stelle im Schrittmacher-Code verwendet? Wofür stehen sie?

18.6 Gibt es Schrittmacher, die eigenständig die Stimulationsfrequenz erhöhen?

18.7 Was ist der Unterschied zwischen einem Ein- und einem Zweikammer-Schrittmacher?

18.8 Was ist ein Exitblock?

18.9 Warum ist Oversensing ein Problem?

18.10 Was geschieht für gewöhnlich, wenn ein Magnet auf den Schrittmacher gelegt wird?

18.11 Überlegen Sie, wie es sein kann, dass ein Schrittmacher mit 120/min stimuliert, obwohl die Stimulationsfrequenz bei 60/min eingestellt ist!

19 Langzeit-, Monitor- und Belastungs-EKG

Lernziel

- Aussagekraft des Langzeit-EKG
- Einsatz des Monitor-EKG
- Probleme der automatischen Analyse eines EKG
- Indikationsstellung des Belastungs-EKG
- Diagnose einer KHK mit Hilfe des Belastungs-EKG

19.1 Langzeit-EKG

Mit dem **Langzeit-EKG** können **Arrhythmien** erkannt werden, die nur zeitweise auftreten und daher durch das Standard-EKG nicht erfasst werden.

In der Regel dauert die Aufzeichnung des Langzeit-EKG 24 Stunden. Bei einer Herzfrequenz von 60/min kommen in 24 Stunden insgesamt etwa 85.000 Herzzyklen zusammen. Die Analyse aller Signale durch einen Arzt wäre zu aufwändig. Deswegen werden Systeme für das Langzeit-EKG zusammen mit einem **Analyse-Programm** ausgeliefert, das mit recht hoher Treffsicherheit Herzrhythmusstörungen erkennen kann. Die Software identifiziert und klassifiziert eigenständig Arrhythmien. Darüber hinaus werden auch die Häufigkeit und die tageszeitliche Verteilung der Störungen angegeben. Bei Bedarf kann der Arzt dann gezielt Abschnitte des EKG nachuntersuchen und auf Statistiken zum Trend der Veränderungen zurückgreifen. Auch wenn die computergestützte Analyse ständig verbessert wird, muss sie durch eine in der **Auswertung** erfahrene Person überprüft werden.

Ableitung des Langzeit-EKG

Im Standard-EKG lassen sich Erregungsbildung und -ausbreitung anhand von zwölf **Ableitungen** beurteilen. Beim Langzeit-EKG stehen nur zwei bis drei Ableitungen zur Verfügung. Diese

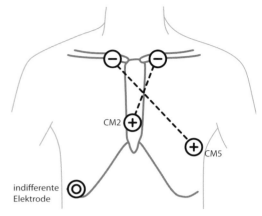

Abb. 19.1 Platzierung von Elektroden beim Langzeit-EKG. Die Position der Elektroden CM2 und CM5 entspricht ungefähr der Position der Elektroden V_2 und V_5. Aus den Spannungsänderungen zwischen den Plus- und Minus-Elektroden wird jeweils eine Ableitung gebildet.

reichen aus, um Arrhythmien zu erkennen. Eine weitergehende Diagnostik ist jedoch nur eingeschränkt möglich. Die Untersuchung von Myokard-Veränderungen sollte wie üblich dem Standard-EKG vorbehalten bleiben.

Die Ableitung eines Langzeit-EKG erfolgt über mindestens drei **Brustwand-Elektroden**. In Abb. 19.1 ist eine Konfiguration mit fünf Elektroden dargestellt. Dort wird aus den aufgezeichneten Potenzialen ein EKG mit zwei Ableitungen gebildet. Um Bewegungsartefakte möglichst gering zu halten, werden die Elektroden nur an der Brustwand und nicht an den Extremitäten befestigt.

Locker sitzende Elektroden führen zu sehr vielen **Artefakten** im EKG. Diese erschweren die computergestützte Analyse und auch die Auswertung durch einen Arzt. Die Aussagekraft des Langzeit-EKG verringert sich. Deshalb sollte immer auf eine optimale Anlage der Elektroden geachtet werden.

Aussagekraft des Langzeit-EKG

Nachfolgend sind die Aussagen aufgeführt, die mit dem Langzeit-EKG getroffen werden können.

Bradykarde Arrhythmien

- Bradykarde Phasen: bei Sinusbradykardie oder bradykard übergeleitetem Vorhofflimmern
- Pausen: Bei AV-Blockierungen, bei Sinusrhythmus (SA-Blockierungen oder Sinusarrest), bei Vorhofflimmern, oder beim Wechsel von Vorhofflimmern in den Sinusrhythmus
- **Chronotrope Inkompetenz** (Unfähigkeit des Herzens, unter Belastung mit einem adäquaten Frequenzanstieg zu antworten.)

Tachykarde Arrhythmien

- Supraventrikuläre Arrhythmien: bei tachykard übergeleitetem Vorhofflimmern, AVNRT, AVRT und intermittierenden atrialen Tachykardien
- Ventrikuläre Arrhythmien: bei anhaltenden ventrikulären Tachykardien

Intermittierend auftretende Arrhythmien

- Intermittierendes Vorhofflimmern
- Supraventrikuläre Tachykardien
- Supraventrikuläre Extrasystolen
- Ventrikuläre Extrasystolen

19.2 Monitor-EKG

Das **Monitor-EKG** ist eine kontinuierliche Aufzeichnung der Herzaktivität zur **Überwachung** eines Patienten. **Arrhythmien** können zum Zeitpunkt ihrer Entstehung erkannt und entsprechend rasch therapiert werden. Um nicht die Pflege und Behandlung der Patienten zu behindern, werden nur wenige Elektroden verwendet, so dass nur ein bis zwei Ableitungen zur Verfügung stehen. Moderne Systeme können jedoch aus wenigen Ableitungen ein komplettes 12-Kanal-EKG generieren.

Einsatz des Monitor-EKG

Meist wird das Monitor-EKG im Rahmen von Notfällen oder in der Intensivmedizin eingesetzt. Die Indikation ist immer dann gegeben, wenn mit dem Auftreten einer potenziell tödlichen Arrhythmie zu rechnen ist. Beispielsweise ist bei einem akuten Herzinfarkt die Wahrscheinlichkeit für eine **ventrikuläre Tachykardie** oder **Kammerflimmern** erhöht.

Damit nicht ständig jemand vor dem Monitor sitzen muss, analysiert ein computergestütztes **Analyse-Programm** jeden Herzschlag. Der Monitor gibt einen Alarm ab, wenn eine gefährliche Arrhythmie, wie eine **Bradykardie** oder eine ventrikuläre Tachykardie, erkannt wird.

In Abb. 19.2 ist ein kleiner Ausschnitt aus einem Monitor-EKG zu sehen. Der Patient wurde wegen einer koronaren Herzerkrankung bei kardialer Dekompensation überwacht. Ohne äußeren Anlass trat eine ventrikuläre Salve auf. Diese wurde vom Monitor automatisch erkannt und ein Alarm ausgelöst. Das seltene, aber potenziell gefährliche Ereignis einer Salve unterstreicht die Bedeutung einer kontinuierlichen Überwachung.

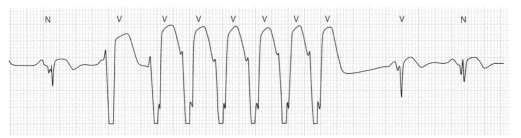

Abb. 19.2 Monitor-EKG. Ventrikuläre Salve. Das Analyse-Programm hat die Schläge als Normal (N) oder als VES (V) bewertet.

Probleme der automatischen Analyse

Die **automatische Analyse** und **Bewertung** der Herzaktivität arbeitet nicht immer fehlerfrei. Einerseits wird die Analyse durch eine schlechte Ableitung oder andere Erschwernisse beeinträchtigt. Andererseits kann auch unter optimalen Voraussetzungen ein Computer keine hundertprozentige Genauigkeit erreichen. Wir erläutern hier beispielhaft einige der Probleme, denen man sich bewusst sein sollte, wenn ein Patient mit einem Monitor-EKG überwacht wird.

Artefakte

Artefakte können u. a. durch schlecht fixierte Elektroden verursacht werden (s. Kap. 3.5). In Abb. 19.3 hat das Analyse-Programm die groben Ausschläge richtig als Artefakte bewertet. Jedoch wurden einzelne QRS-Komplexe fälschlicherweise ebenfalls als Störungen eingestuft. Die Herzfrequenz wurde entsprechend als unbekannt (Fragezeichen) angegeben.

Bei kleineren Artefakten besteht die Gefahr der **Verwechselung** mit einer ventrikulären Tachykardie. Der Monitor würde dann auf Grund einer Fehlinterpretation einen **Alarm** auslösen. Helfer, die auf den Alarm reagieren, müssen sich daher vor Einleitung einer Therapie selbst vergewissern, ob tatsächlich eine ventrikuläre Tachykardie oder Kammerflimmern vorliegt. Eine Defibrillation beim wachen Patienten ist für diesen äußerst schmerzhaft und sollte nur durchgeführt werden, wenn tatsächlich ein Notfall vorliegt.

Kleine Amplitude

In Abb. 19.4 zeigt der Monitor eine **Herzfrequenz** von unter 40/min an. Da der Patient jedoch einen Herzschrittmacher trägt, sollte nach unserer Erwartung die Frequenz nicht unter 60/min liegen. Auf Grund der **kleinen Amplitude** der Ausschläge hat das Analyse-Programm nicht jeden Schlag erkannt. Nur die mit „N" gekennzeichneten QRS-Komplexe wurden erkannt. Die errechnete Herzfrequenz lag also um einiges niedriger als die tatsächliche Herzfrequenz. Der Schrittmacher arbeitete korrekt und es lag keine Bradykardie vor.

Schrittmacher

In Abb. 19.5 ist ein EKG eines Patienten mit Schrittmacher gezeigt. Die ersten drei QRS-Komplexe sind breit. Sie sind durch **Schrittmacher-Stimulationen** entstanden, die im Bereich der Ventrikel abgegeben wurden (s. Kap. 18.5). Der nachfolgende QRS-Komplex wurde vom Herzen selbstständig eingeleitet. Der Schrittmacher wurde inhibiert und gab keine Impulse mehr ab. Die QRS-Komplexe sind nun schmal, weil die Erregungsausbreitung über die Tawara-Schenkel lief.

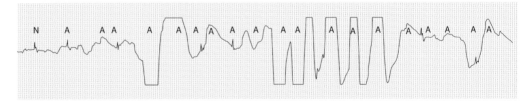

Abb. 19.3 Monitor-EKG mit groben Artefakten (A). Auch einzelne QRS-Komplexe wurden vom Analyse-Programm als Artefakte gewertet. Die Herzfrequenz konnte vom Analyse-Programm nicht bestimmt werden.

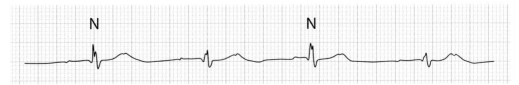

Abb. 19.4 Monitor-EKG. Fehlinterpretation einer Bradykardie (Herzfrequenz < 40/min) durch den Monitor. Nur jeder zweite QRS-Komplex wurde erkannt (N).

Das Analyse-Programm orientiert sich nur an der Form der Ausschläge und ihren Veränderungen über die Zeit. Der Computer kann nicht wissen, dass der Patient einen Schrittmacher trägt.

Daher werden die ersten drei Schläge anhand der breiten QRS-Komplexe als ventrikuläre Extrasystolen fehlgedeutet. Mehrere VES in Folge stellen definitionsgemäß eine ventrikuläre Tachykardie dar. Der Monitor löst daher den Alarm aus, obwohl es sich in Wirklichkeit um regelmäßige Schrittmacher-Aktionen handelt. Insbesondere der **Wechsel** zwischen schmalen und breiten QRS-Komplexen wird vom Analyse-Programm bei Patienten mit Schrittmachern fehlgedeutet.

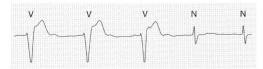

Abb. 19.5 Monitor-EKG eines Patienten mit Schrittmacher. Wechsel von stimulierten QRS-Komplexen zu herzeigenem Rhythmus. Das Analyse-Programm erkannte drei VES (V) und zwei normale Herzschläge (N).

19.3 Belastungs-EKG

Ein **Belastungs-EKG** wird als **Standard-EKG** aufgezeichnet, während der Patient einer körperlichen **Belastung** ausgesetzt wird. Die Belastung wird kontrolliert gesteigert, um die vom Herzen zu erbringende Leistung zu erhöhen.

Indikationen und Kontraindikationen
Die wesentliche Indikation zur Durchführung eines Belastungs-EKG ist die Beurteilung einer **koronaren Herzerkrankung** (KHK).

Durch eine kontrollierte Belastung und deren Steigerung wird eine Zunahme der Herzleistung erreicht. Um die höhere **Leistung** zu erzeugen, benötigt das Herz mehr **Sauerstoff**. Bei der KHK kann die Durchblutung des Myokards in Ruhe noch ausreichend sein. Durch die körperliche Belastung soll eine Minderdurchblutung **(Ischämie)** provoziert werden. Die Ischämie kann zu EKG-Veränderungen und/oder klinischen Symptomen führen. Im EKG

sind **ST-Strecken-Veränderungen** zu erwarten (s. Kap. 12.1). Der Patient kann über Brustschmerzen **(Angina pectoris)** klagen.

> **Cave**
>
> Durch die Belastung kann ein kardialer **Notfall** (Herzinfarkt, Kammerflimmern) entstehen. Das Risiko hierfür ist zwar extrem gering, grundsätzlich sollte aber die Indikationsstellung und Durchführung mit der nötigen Sorgfalt geschehen.

Nachfolgend sind **Indikationen** und **Kontraindikationen** für das Belastungs-EKG aufgeführt. Bei den relativen Kontraindikationen sollte im Detail abgewogen werden, ob die Untersuchung durchführbar ist.

Indikationen
- Diagnose und Beurteilung einer KHK
- Beurteilung des Verlaufs bei bekannter KHK (z. B. nach Bypassoperation oder Ballon-Dilatation, z. T. auch nach Herzinfarkt)
- Asymptomatische Patienten, die mit Sport beginnen möchten (Alter: Frauen über 50 Jahre, Männer über 40 Jahre).
- Beurteilung der Leistung des Herzens bei Herzklappenfehlern (Ausnahme: schwere Aortenstenose)
- Erkennen belastungsinduzierter Arrhythmien
- Erkennen einer unzureichenden Herzfrequenzsteigerung unter Belastung

Kontraindikationen
Akute Erkrankungen des Herzens oder des Kreislaufsystems. Dazu zählen:
- Herzinfarkt, instabile Angina pectoris
- Lungenembolie, dekompensierte Herzinsuffizienz, Myokarditis
- Aortendissektion, hochgradige Aortenstenose
- Schwere, die Leistung beeinträchtigende Arrhythmien

Relative Kontraindikationen

- Höhergradige AV-Blockierungen, Tachyarrhythmien, Bradyarrhythmien
- Hauptstammstenose der Koronarien
- Klappenerkrankungen mäßigen Schweregrades, hypertrophe Kardiomyopathie
- Arterielle Hypertonie (systolisch > 200 mmHg, diastolisch > 110 mmHg)
- Physische und/oder psychische Beeinträchtigungen

Durchführung des Belastungs-EKG

Zur Durchführung wird ein Fahrrad- oder Laufband-**Ergometer** benötigt. Das 12-Kanal-EKG (Standard-EKG) wird während der gesamten Untersuchung kontinuierlich aufgezeichnet. Außerdem wird in regelmäßigen Abständen der Blutdruck und die Herzfrequenz gemessen. Eine **Notfallausrüstung** muss bereitstehen.

Der Patient wird zu Beginn der Untersuchung nur einer geringen körperlichen Belastung ausgesetzt. Stufenweise wird dann die zu erbringende Leistung erhöht. Dies geschieht unter der Kontrolle von EKG, Blutdruck, Herzfrequenz und Symptomatik des Patienten. Symptome werden mit dem Zeitpunkt ihres Auftretens protokolliert. Nach dem Ende der Belastung wird die EKG-Aufzeichnung für einige Minuten fortgeführt, weil auch die Rückbildung mit in die Beurteilung eingeht.

Die Kriterien, unter denen die Belastung sofort abgebrochen werden muss, sind im Folgenden aufgelistet. Bei Vorliegen eines der relativen Abbruchkriterien muss im Einzelfall entschieden werden, ob die Untersuchung fortgeführt wird.

Absolute Abbruchkriterien

- Deutliche ST-Strecken-Senkung > 3 mm
- ST-Strecken-Hebung > 1 mm
- Blutdruckabfall > 10 mmHg (im Vergleich zum Blutdruck in Ruhe) gemeinsam mit Zeichen einer myokardialen Ischämie (Angina pectoris, ST-Strecken-Senkung)
- Anhaltende ventrikuläre Tachykardie (> 30 s)
- Mäßige bis schwere Angina pectoris

- Schwere Dyspnoe
- Klinische Zeichen einer Minderdurchblutung (Zyanose)
- Erschöpfung des Patienten
- Technische Probleme

Relative Abbruchkriterien

- Hypertensive Fehlregulation (systolisch 230–260 mmHg, diastolisch > 115 mmHg)
- Blutdruckabfall von mehr als 10 mmHg (im Vergleich zum Blutdruck in Ruhe)
- Polymorphe Extrasystolie, Couplets oder höhergradige ventrikuläre Arrhythmien
- Supraventrikuläre Tachykardie
- Bradyarrhythmie
- Leitungsstörungen (höhergradige AV-Blockierung, Schenkelblock)
- Zunahme der Symptome einer Angina pectoris

Beurteilung des Belastungs-EKG

Das Belastungs-EKG ist eine einfache und nichtinvasive Möglichkeit, um eine KHK und deren Verlauf zu diagnostizieren. Wesentliches Kriterium für eine KHK sind die Veränderungen der ST-Strecke. In die Beurteilung geht auch die Symptomatik des Patienten mit ein.

EKG-Zeichen

Beim Belastungs-EKG wird regelmäßig auch bei Gesunden eine aszendierende **ST-Strecken-Senkung** (s. Kap. 10.1) gesehen. Eine aszendierende Senkung bis zu 0,15 mV ist unter Belastung mit Anstieg der Herzfrequenz normal. Sicher pathologisch sind höhergradige Senkungen. **Horizontale** und **deszendierende ST-Strecken-Senkungen** von mehr als 0,1 mV sind ebenfalls pathologisch.

    ST-Strecken-Hebungen, die in Ruhe noch nicht bestanden, sind generell pathologisch.

    Auftretende **T-Negativierungen** sind nicht spezifisch für eine KHK.

    Arrhythmien werden genau wie beim Ruhe-EKG beurteilt.

    Neben den ST-Strecken-Veränderungen und Arrhythmien ist auch die Herzfrequenz wichtig. Normal ist eine Zunahme der Herzfrequenz unter Belastung. Wenn keine Gründe für einen Abbruch vorliegen, kann die Untersuchung bis zum Erreichen der erwarteten **maximalen Herzfrequenz** (220 minus Lebensalter) fortgeführt werden. Diese Zahl ist nicht als absolutes Kriterium zu verstehen, denn die maximale Herzfrequenz ist je nach Begleiterkrankungen und Medikation des Patienten (z. B. Betablocker) häufig nicht erreichbar.

Angina pectoris

Die Angina pectoris wird durch drei Eigenschaften charakterisiert: **thorakaler Schmerz** an typischer Stelle, **Belastungsabhängigkeit** der Beschwerden und das Verschwinden der Schmerzen bei Nitrogabe **(Nitrosensiblität)**.

Bei der **typischen Angina pectoris** sind alle drei Merkmale vorhanden. Eine **atypische Angina pectoris** liegt vor, wenn nur zwei der drei Eigenschaften vorhanden sind. Der **nicht-kardi-**ale **Thoraxschmerz** erfüllt nur eines oder gar keines der Kriterien einer Angina pectoris. Diese Bezeichnung ermöglicht eine Abgrenzung zu asymptomatischen Fällen.

Die **Wahrscheinlichkeit** für eine **KHK** ergibt sich aus der Symptomatik des Patienten und den ST-Strecken-Senkungen unter Belastung. Darüber hinaus hängt die Wahrscheinlichkeit auch von Alter und Geschlecht ab. In Tab. 19.1 sind die Daten für Männer in zwei Altersgruppen gezeigt. Mit dem Alter nimmt in der Bevölkerung die Prävalenz zu. Dadurch erhöht sich auch die bedingte Wahrscheinlichkeit mit dem Belastungs-EKG eine KHK zu diagnostizieren. Die Werte sind bei Frauen etwas kleiner (nicht gezeigt). Sie leiden nicht etwa weniger häufig an einer KHK, sondern sind lediglich weniger häufig symptomatisch.

Tab. 19.1 Wahrscheinlichkeit (in Prozent) einer KHK in Abhängigkeit von Belastungs-EKG, Symptomatik und Alter bei Männern in zwei Altersgruppen

Alter [Jahre]	ST-Senkung [mV]	Typische Angina pectoris	Atypische Angina pectoris	Nicht-kardialer Thoraxschmerz	Asymptomatisch
	≤ 0,04	25	6	1	< 1
	≤ 0,09	68	21	5	2
	≤ 0,14	83	38	10	4
30–39	≤ 0,19	91	55	19	7
	≤ 0,24	96	76	39	18
	> 0,25	99	92	68	43
	≤ 0,04	79	32	8	3
	≤ 0,09	94	65	26	11
	≤ 0,14	97	81	45	23
60–69	≤ 0,19	99	89	62	37
	≤ 0,24	99	96	81	61
	> 0,25	> 99	99	94	85

Quelle: Leitlinien der European Society of Cardiology von 2006 zur Versorgung der stabilen Angina pectoris, erschienen in: Eur Heart J doi:10.1093/eurheartj/ehl001, Seite 10 (Tab. 4).
Die Altersgruppe der Männer zwischen 40 und 59 Jahren wurde hier nicht berücksichtigt.

Zusammenfassung

Mit dem Langzeit-EKG können Arrhythmien diagnostiziert werden, die nur zeitweise auftreten. Hierzu gehören Pausen, bradykarde Phasen, intermittierend auftretende Tachykardien und alle Extrasystolen.

Das Monitor-EKG dient der Überwachung von Patienten, bei denen eine gefährliche Arrhythmie auftreten kann. Der Monitor kann bei Brady- und Tachyarrhythmien sowie Kammerflimmern einen Alarm auslösen. Dadurch werden Helfer in die Lage versetzt, rasch eine Therapie einzuleiten.

Das Belastungs-EKG kann zur Beurteilung einer KHK und einer belastungsabhängigen Arrhythmie eingesetzt werden. Zu den Kontraindikationen eines Belastungs-EKG zählen alle schweren und akuten Erkrankungen des Herz-Kreislaufsystems.

Fragen

19.1 Welche Fragestellung wird durch ein Langzeit-EKG beantwortet?

19.2 Über welche Fragen gibt das Belastungs-EKG Aufschluss?

19.3 Wie bestimmt man beim Belastungs-EKG eine aszendierende ST-Strecken-Hebung? Wann ist diese pathologisch?

19.4 Warum sollte man die Abbruchkriterien des Belastungs-EKG berücksichtigen?

19.5 Was ist eine chronotrope Inkompetenz?

19.6 Ein Patient stellt sich mit erstmaliger Angina pectoris vor. Im Standard-EKG sehen sie eine ST-Strecken-Senkung von 0,14 mV. Ist ein Belastungs-EKG sinnvoll?

19.7 Welches Phänomen beeinträchtigt die automatische Analyse beim Langzeit- und Monitor-EKG besonders stark?

Hinweise zur Benutzung der Beispiel- und Übungs-EKGs

Die EKGs in den nachfolgenden Kapiteln sind Originale aus der klinischen Praxis.

In der Regel ist ein komplettes EKG mit Brustwand- und Extremitätenableitungen auf einer Doppelseite abgebildet.

Die Papiergeschwindigkeit ist jeweils am unteren rechten Rand des EKG angegeben, meist wurden sie mit 50 mm/s geschrieben.

Zusätzlich werden manchmal auch EKGs mit 25 mm/s gezeigt, wenn die Befunde dadurch deutlicher werden. Selten liegen entweder nur die Brustwand- oder Extremitätenableitungen vor,

ohne dass dies aber zu Nachteilen bei der Beurteilung führt. Die im Gegensatz zur Praxis kürzeren EKG-Ausschnitte schränken die exakte Bestimmung der Herzfrequenz ein, da eine Mittelung unmöglich ist.

Die **52 Beispiel-EKGs** in Kap. 20 sind komplett befundet und interpretiert. Ergänzende Hinweise finden sich in der ausführlichen Beurteilung unter den EKGs.

Die **24 Übungs-EKGs** (Kap. 21) beginnen auf S. 306. Alle kommentierten Lösungen befinden sich im Anhang ab S. 364.

Inhaltsverzeichnis der Beispiel-EKGs

* Diese Beispiel-EKGs sowie die Übungs EKGs 21–24 wurden seit der 1. Auflage neu aufgenommen.

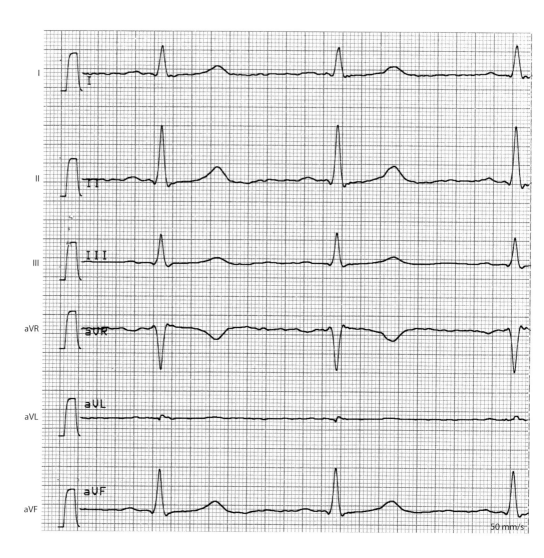

Grundrhythmus: Sinusrhythmus

Herzfrequenz (/min): 65

Lagetyp: Indifferenztyp

PQ-Dauer (ms): 160

QRS-Dauer (ms): 90

QT-Dauer (ms): 420

Path. Q-Zacken: nein

Path. S-Zacken: nein

R/S-Umschlag in: $V_{3/4}$

Sokolow-Lyon-Index (mV): 2,5

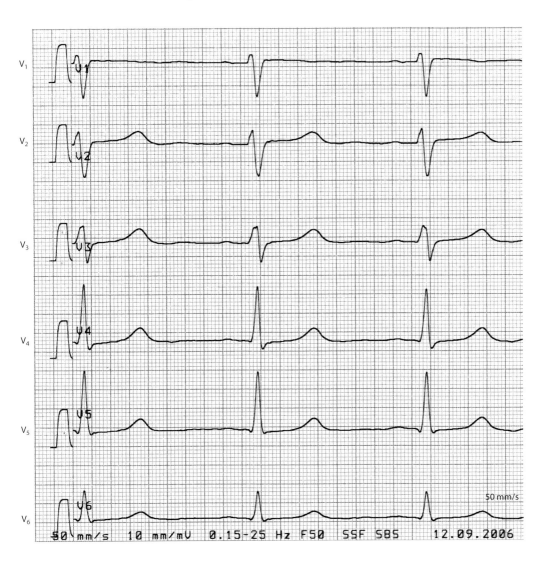

ST-Strecke: isoelektrisch

T-Welle: unauffällig

U-Welle: keine

Interpretation: normofrequenter Sinusrhythmus; keine Erregungsbildungs-, -ausbreitungs- oder -rückbildungsstörung

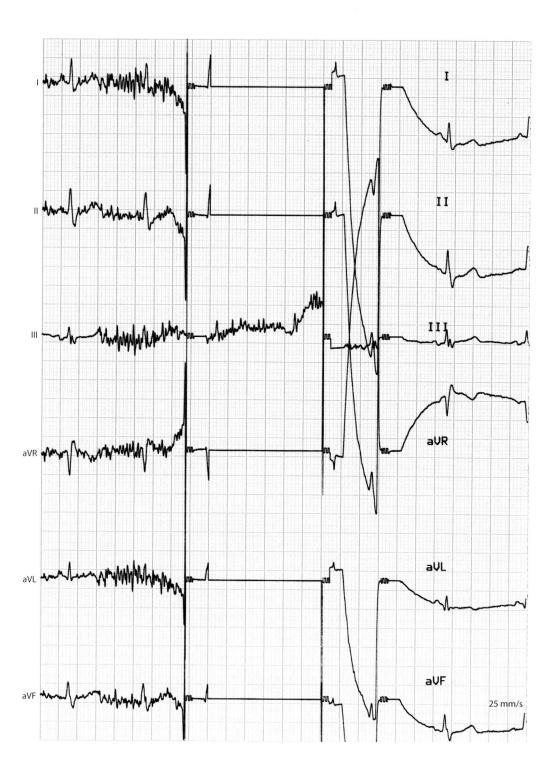

Grundrhythmus: Sinusrhythmus

Herzfrequenz (/min): 68 (Cave: Papiergeschwindigkeit 25mm/s!)

Lagetyp: S_I-S_{II}-S_{III}-Typ

PQ-Dauer (ms): 140

QRS-Dauer (ms): 90

QT-Dauer (ms): 400

Path. Q-Zacken: nein

Path. S-Zacken: Sagittaltyp

R/S-Umschlag in: nur Extremitätenableitungen vorhanden

Sokolow-Lyon-Index (mV): nur Extremitätenableitungen vorhanden

ST-Strecke: isoelektrisch

T-Welle: konkordant

U-Welle: nein

Interpretation: Es zeigt sich zu Beginn des EKG eine deutliche Grundlinienschwankung mit sehr kleinen, spitzen Artefakten. Zu erkennen ist jedoch noch die R-Zacke, die aus dem Störfeld herausreicht. Beim Lösen der Elektrode fällt dann eine glatte Linie in I, III, aVR, aVL und aVF auf. Dies sieht einem Kammerflimmern mit Elektroschockabgabe (Defibrillation) ähnlich (vergleiche auch Beispiel-EKG 50, S. 302 f.).

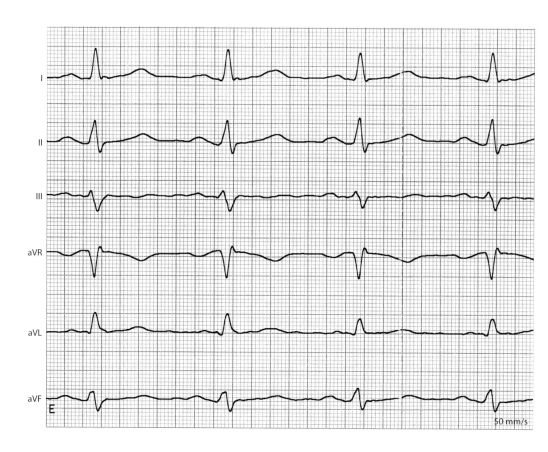

Grundrhythmus: Sinusrhythmus
Herzfrequenz (/min): 85
Lagetyp: Linkstyp bis überdrehter Linkstyp
PQ-Dauer (ms): 160
QRS-Dauer (ms): 100

QT-Dauer (ms): 370
Path. Q-Zacken: nein
Path. S-Zacken: nein
R/S-Umschlag in: $V_{3/4}$
Sokolow-Lyon-Index (mV): 2,2

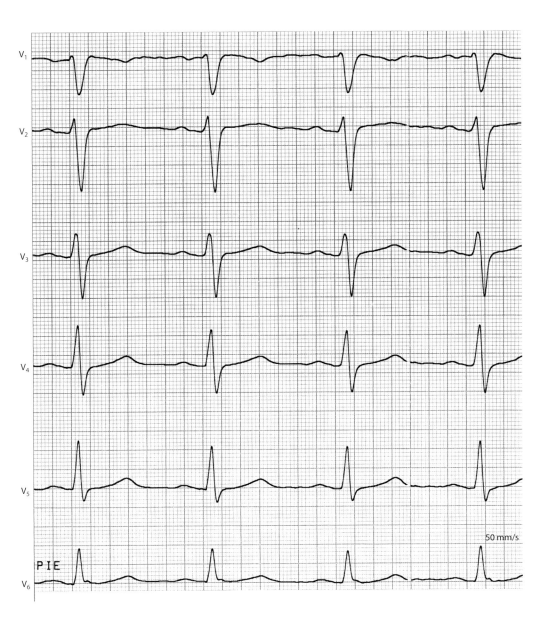

ST-Strecke: isoelektrisch
T-Welle: flache T-Welle, normal bei Linkstyp
U-Welle: nein

Interpretation: normofrequenter Sinusrhythmus; keine Erregungsbildungs-, -ausbreitungs- oder -rückbildungsstörung

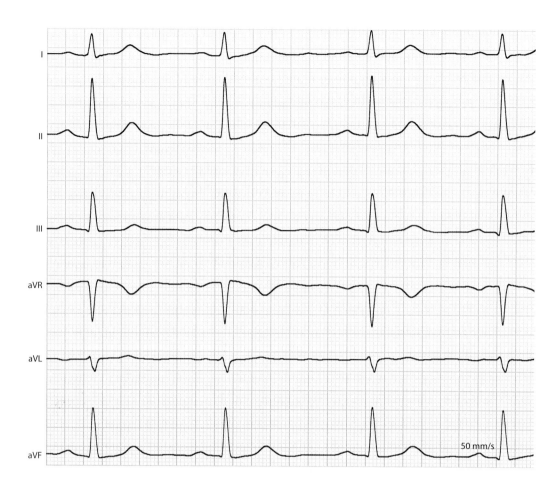

Grundrhythmus: Sinusrhythmus
Herzfrequenz (/min): 85
Lagetyp: Steiltyp
PQ-Dauer (ms): 140
QRS-Dauer (ms): 80 (V$_3$)

QT-Dauer (ms): 350
Path. Q-Zacken: nein
Path. S-Zacken: nein
R/S-Umschlag in: V$_3$
Sokolow-Lyon-Index (mV): 2,1

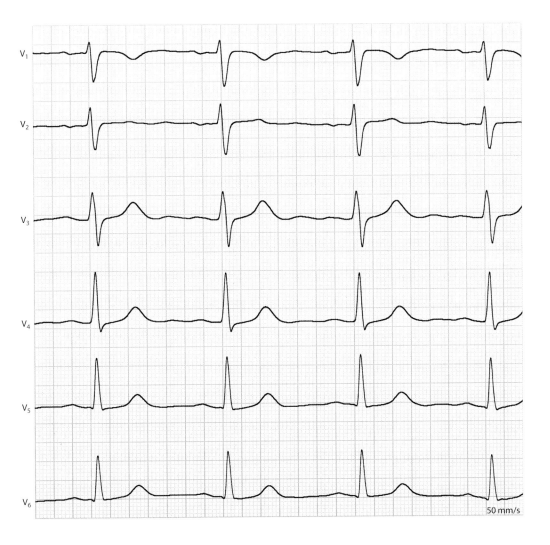

ST-Strecke: isoelektrisch
T-Welle: nicht pathologisch
U-Welle: nein

Interpretation: normofrequenter Sinusrhythmus; keine Erregungsbildungs-, -ausbreitungs- oder -rückbildungsstörung

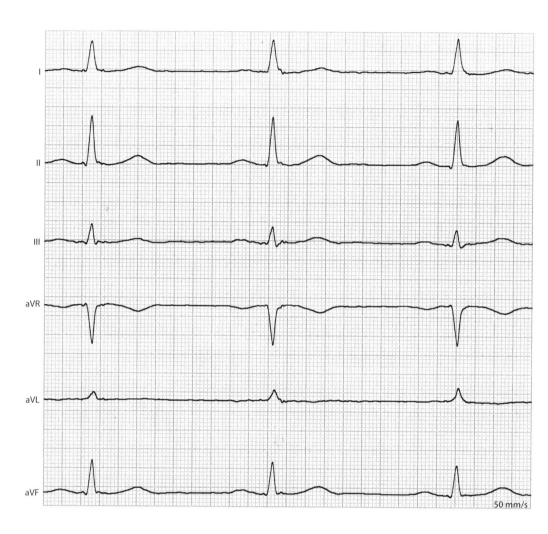

50 mm/s

Grundrhythmus: Sinusrhythmus	**QT-Dauer (ms):** 380
Herzfrequenz (/min): 62	**Path. Q-Zacken:** nein
Lagetyp: Indifferenztyp	**Path. S-Zacken:** nein
PQ-Dauer (ms): 180	**R/S-Umschlag in:** V_3
QRS-Dauer (ms): 80	**Sokolow-Lyon-Index (mV):** 2,3

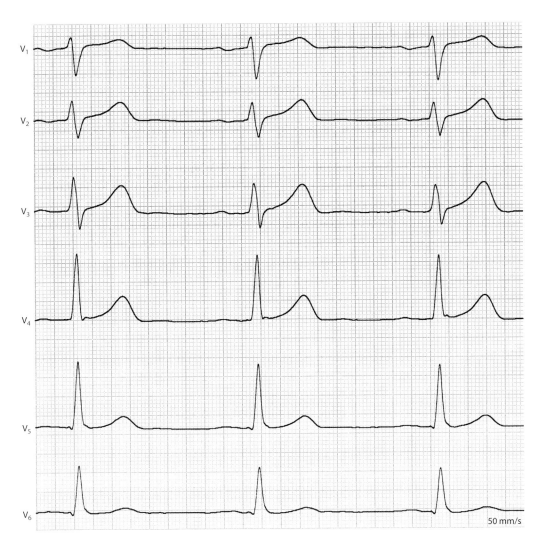

ST-Strecke: aszendierender Verlauf in V_2 bis V_5 bei asymmetrisch erhöhter T-Welle

T-Welle: signifikant erhöhte T-Welle in V_2 und V_3, asymmetrische T-Welle

U-Welle: nein

Interpretation: Die Erhöhung der T-Welle bei asymmetrischer Form (langsamer Anstieg und schneller Abfall) ist nicht als pathologisch anzusehen.

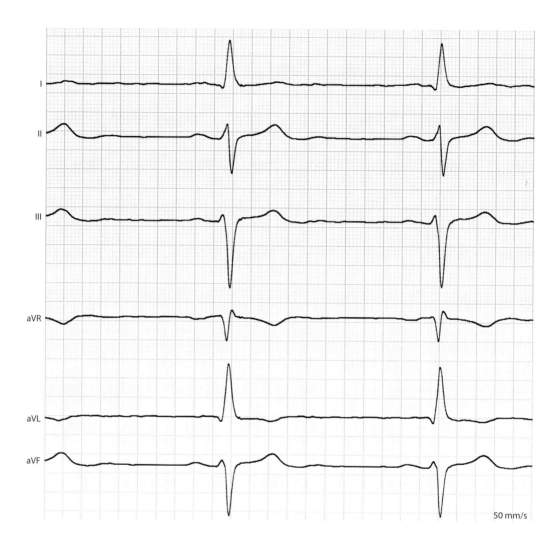

50 mm/s

Grundrhythmus: Sinusrhythmus	**QT-Dauer (ms):** 100
Herzfrequenz (/min): 55	**Path. Q-Zacken:** nein
Lagetyp: überdrehter Linkstyp	**Path. S-Zacken:** nein
PQ-Dauer (ms): 180	**R/S-Umschlag in:** $V_{4/5}$
QRS-Dauer (ms): 80	**Sokolow-Lyon-Index (mV):** 2,8

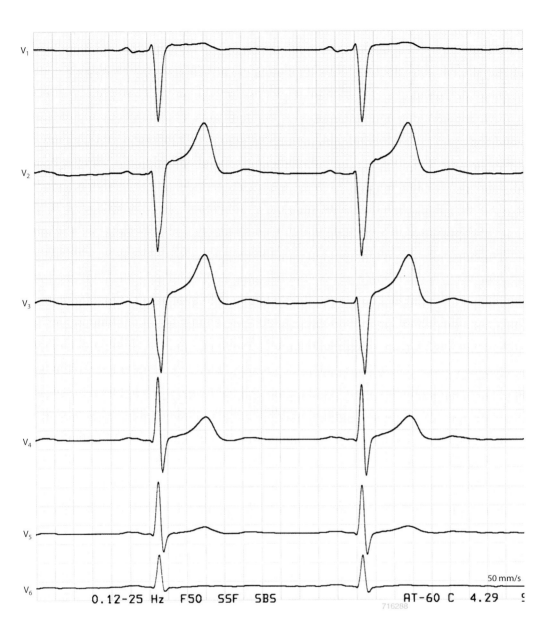

V₁

V₂

V₃

V₄

V₅

V₆

50 mm/s

0.12-25 Hz   F50   SSF   SBS   AT-60 C   4.29   ⁹

716288

ST-Strecke: hoher Abgang in V₂ und V₃, hier auch aszendierender Verlauf (Hebung)

T-Welle: hohes, spitzes T, jedoch asymmetrisch; negativ in aVL und abgeflacht in V₆

U-Welle: in V₂ bis V₅

Interpretation: Sinusrhythmus; das hohe T ist nicht als pathologisch anzusehen, da es asymmetrisch ist (langsamer Anstieg und rascher Abfall). Auffällig ist das isolierte negative T in aVL. Auch dies ist kein sicheres pathologisches Zeichen.

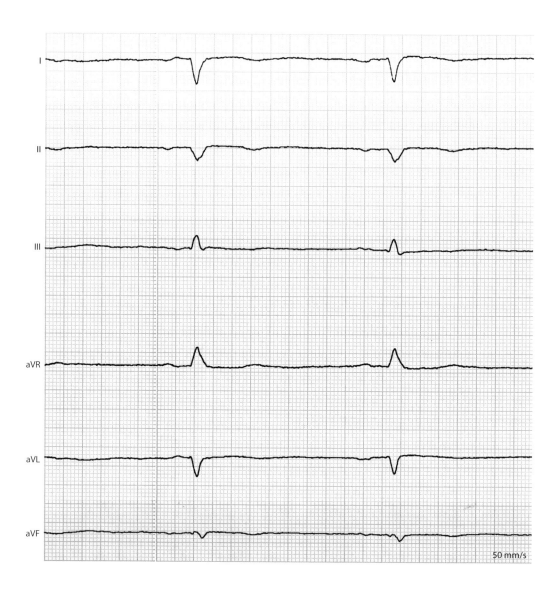

50 mm/s

Grundrhythmus: Sinusrhythmus
Herzfrequenz (/min): 55
Lagetyp: überdrehter Rechtstyp
PQ-Dauer (ms): 140
QRS-Dauer (ms): 80
QT-Dauer (ms): 380
Path. Q-Zacken: nein
Path. S-Zacken: bis V$_6$

R/S-Umschlag in: alle Brustwandableitungen negativ
Sokolow-Lyon-Index (mV): Nicht anwendbar, da bei Situs inversus keine linkspräkordialen Ableitungen geschrieben wurden.
ST-Strecke: isoelektrisch
T-Welle: keine T-Welle in den Extremitätenableitungen sowie in V$_5$ und V$_6$

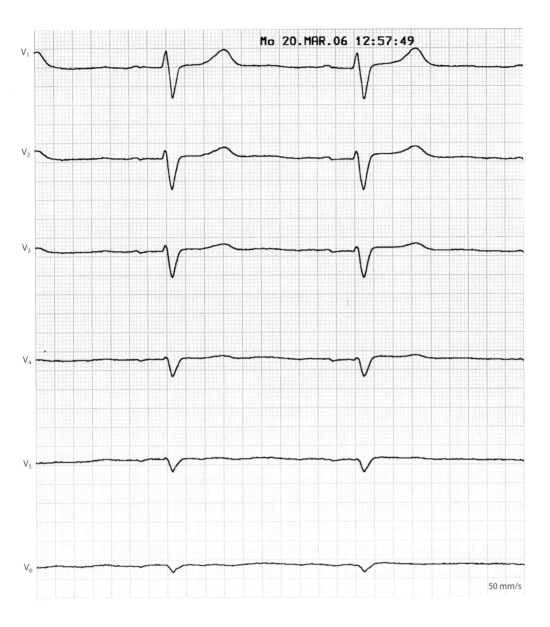

Mo 20.MAR.06 12:57:49

50 mm/s

U-Welle: nein

Interpretation: Der überdrehte Rechtstyp ist ein sehr ungewöhnlicher Lagetyp, der so gut wie nie vorkommt. Es sollte immer an vertauschte Elektroden der oberen Extremitäten gedacht werden. Hier ist die Ursache ein sehr seltener Situs inversus, bei dem die Herzspitze nicht nach links, sondern nach rechts zeigt. Das S in V_6 ist daher nicht als pathologisch zu werten. Um in diesem speziellen Fall eine verwertbare EKG-Kurve zu erhalten, müssen die Elektroden anders herum angelegt werden (von links parasternal nach rechts).

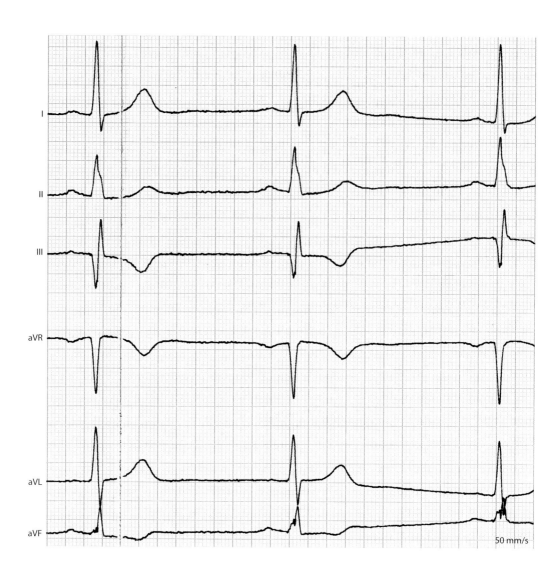

Grundrhythmus: Sinusrhythmus

Herzfrequenz (/min): 55

Lagetyp: Sagittaltyp (S_I-Q_{III}-Typ)

PQ-Dauer (ms): 160

QRS-Dauer (ms): 80

QT-Dauer (ms): 360

Path. Q-Zacken: nein, Q-Zacken sind durch Lagetyp bedingt

Path. S-Zacken: nein

R/S-Umschlag in: $V_{2/3}$

Sokolow-Lyon-Index (mV): 2,6

ST-Strecke: isoelektrisch

T-Welle: präterminal negativ in V_6 und aVF

U-Welle: nein

Besonderheit: Die Q-Zacke ist variabel in der Tiefe, dies ist durch eine Atembewegung entstanden.

Interpretation: Sinusrhythmus; Sagittaltyp mit lagetypabhängiger T-Negativierung in III

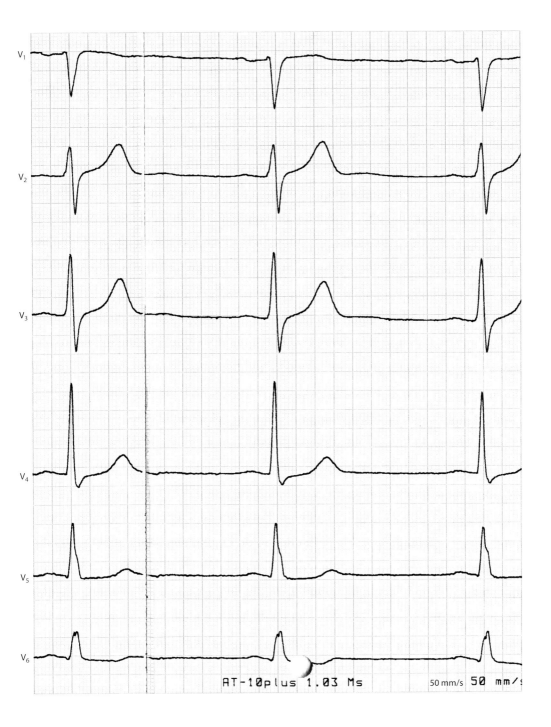

AT-10plus 1.03 Ms   50 mm/s 50 mm/s

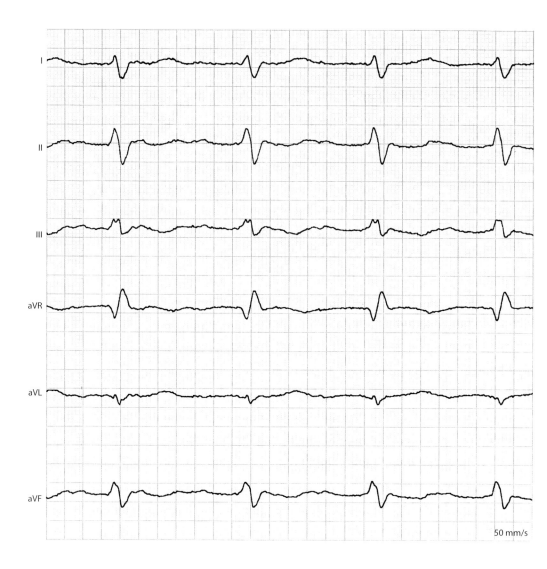

50 mm/s

Grundrhythmus: Vorhofflimmern
Herzfrequenz (/min): ca. 90
Lagetyp: Sagittaltyp (S$_I$-S$_{II}$-S$_{III}$-Typ)
PQ-Dauer (ms): entfällt, da keine P-Welle
QRS-Dauer (ms): 20
QT-Dauer (ms): 420
Path. Q-Zacken: nein
Path. S-Zacken: breite S-Zacken bei Sagittaltyp in I,
II, III, aber auch eine tiefe S-Zacke bis V$_6$
R/S-Umschlag in: V$_5$

Sokolow-Lyon-Index (mV): 1,6
ST-Strecke: isoelektrisch
T-Welle: konkordant
U-Welle: nein
Interpretation: Sagittaltyp und S bis V$_6$; Vorhof-
flimmern; RR-Intervalle erscheinen hier fast regel-
mäßig; es ist aber keine P-Welle zu sehen, so dass
ein Vorhofflimmern vorliegt; grenzwertig breiter
QRS-Komplex bei inkomplettem RSB (R und R' in
V$_1$).

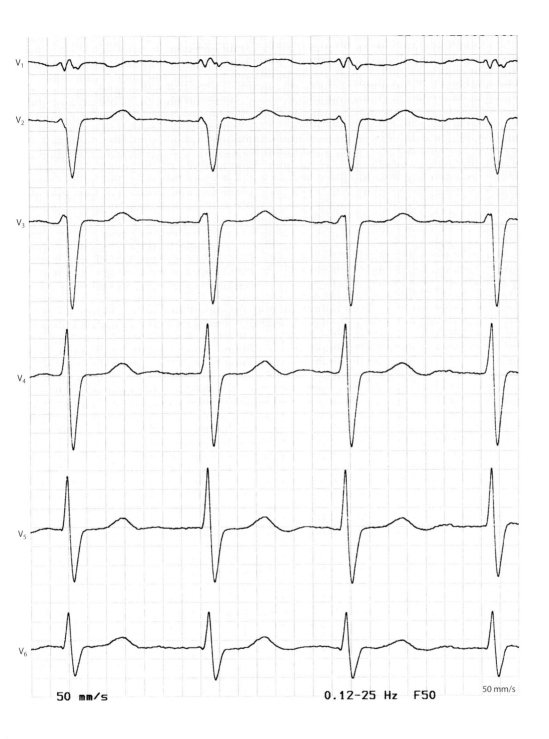

50 mm/s   0.12-25 Hz   F50   50 mm/s

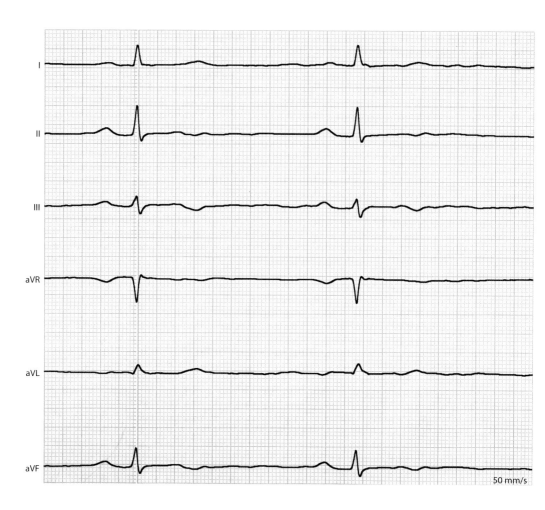

50 mm/s

Grundrhythmus: Sinusrhythmus	QT-Dauer (ms): 420
Herzfrequenz (/min): 51	Path. Q-Zacken: nein
Lagetyp: Linkstyp	Path. S-Zacken: nein
PQ-Dauer (ms): 190	R/S-Umschlag in: V_3
QRS-Dauer (ms): 80	Sokolow-Lyon-Index (mV): 2,0

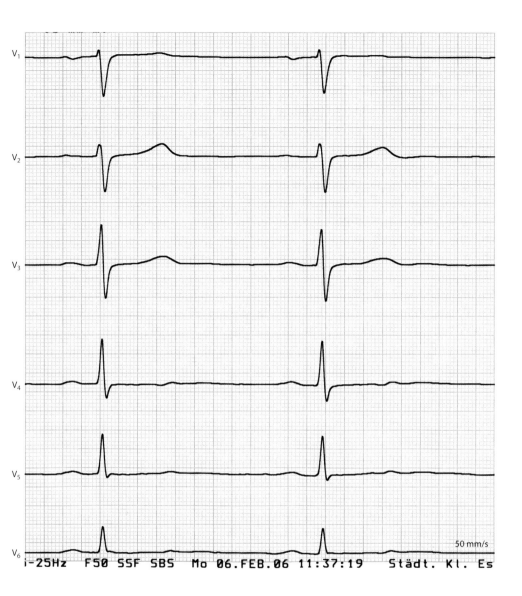

ST-Strecke: isoelektrisch

T-Welle: Abflachung in II, V_4 bis V_6, terminal negativ in III und aVF

U-Welle: nein

Interpretation: Sinusbradykardie mit Kammerendteilveränderungen inferolateral (II, III, aVF, V_4 bis V_6); möglich ist eine Ischämie der Lateralwand

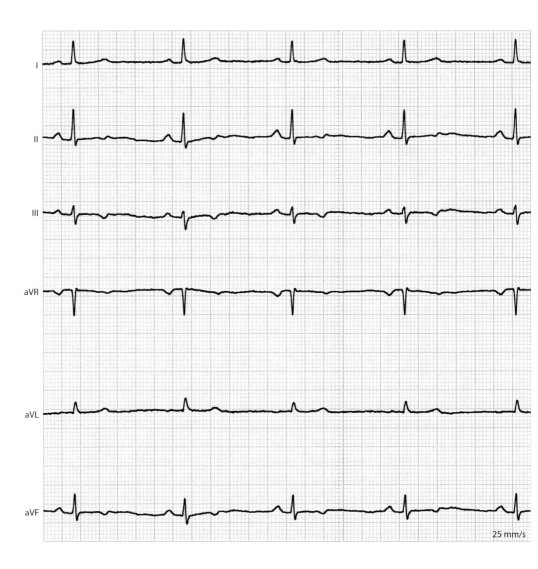

Besonderheit: gleiches EKG wie auf S. 212 und 213,
hier zum Vergleich mit Papiergeschwindigkeit
25 mm/s.

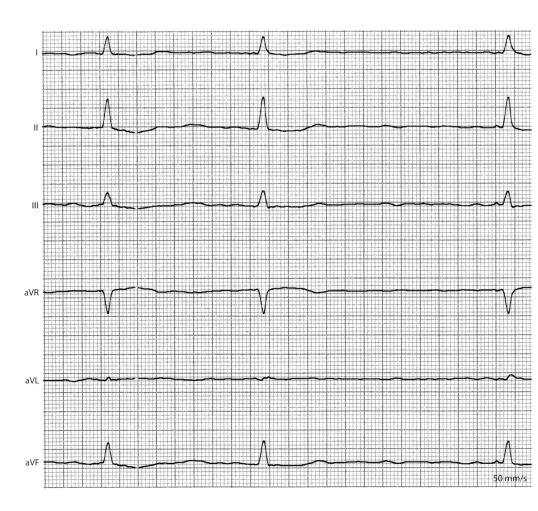

Grundrhythmus: Vorhofflimmern

Herzfrequenz (/min): ca. 65

Lagetyp: Indifferenztyp

PQ-Dauer (ms): entfällt, da keine P-Welle

QRS-Dauer (ms): 80

QT-Dauer (ms): 340

Path. Q-Zacken: nein

Path. S-Zacken: nein

R/S-Umschlag in: $V_{3/4}$, keine sichere R-Zacke in V_2 und V_3

Sokolow-Lyon-Index (mV): 1,7

ST-Strecke: muldenförmige ST-Strecken-Senkung in II, aVF, V_5 und V_6

T-Welle: T-Abflachungen in den Extremitätenableitungen V_5 und V_6

U-Welle: nein

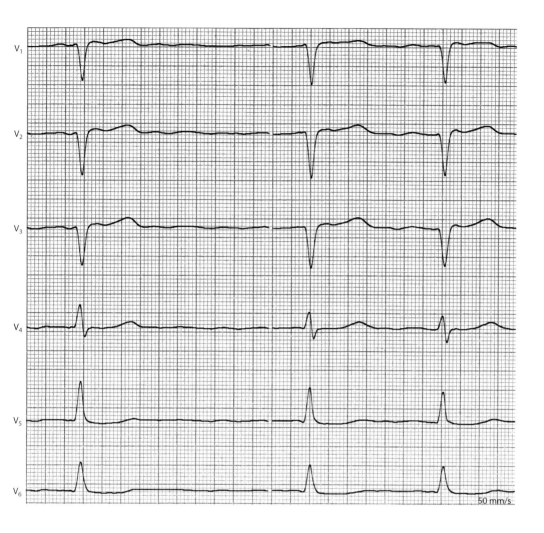

50 mm/s

Interpretation: In diesem EKG findet sich ein Vorhofflimmern als Grundrhythmus. Das Vorhofflimmern wird normofrequent übergeleitet. Eine normofrequente Überleitung wird manchmal nur mit Hilfe von Medikamenten erreicht. In diesem Fall ist ein Digitalispräparat eingesetzt, was in hoher bis überhöhter Dosierung muldenförmige ST-Strecken-Senkungen hervorrufen kann. Auffällig

ist ebenfalls die sehr kleine R-Zacke in V_2 und V_3. Dies ist ein Hinweis auf einen länger bestehenden arteriellen Hypertonus, der wiederum die häufigste Ursache für das Vorhofflimmern ist.

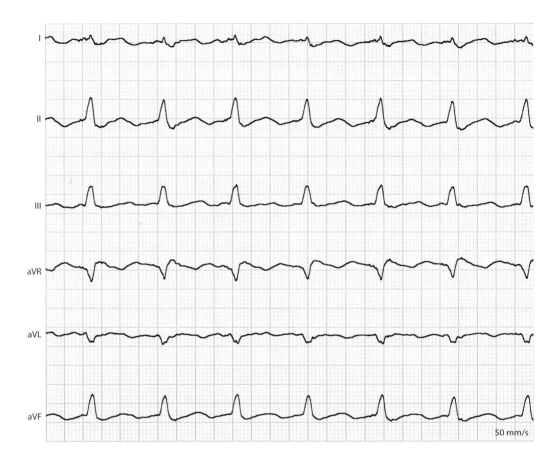

I

II

III

aVR

aVL

aVF

50 mm/s

Grundrhythmus: Vorhofflattern
Herzfrequenz (/min): 155
Lagetyp: Steiltyp
PQ-Dauer (ms): entfällt bei Vorhofflattern und
2:1-Überleitung
QRS-Dauer (ms): 80
QT-Dauer (ms): schwer auszumessen, da die
Vorhofflatterwellen mit den T-Wellen verschmelzen
Path. Q-Zacken: nein

Path. S-Zacken: Nein; es finden sich am Ende des
QRS-Komplexes negative Zacken in I, II und aVF.
Dies könnte als Sagittaltyp gewertet werden, es ist
aber nur der negative Anteil der Flatterwelle.
R/S-Umschlag in: $V_{3/4}$
Sokolow-Lyon-Index (mV): 1,2
ST-Strecke: Durch die Flatterwellen im Vorhof
erscheinen die ST-Strecken weitgehend aszendie-
rend.

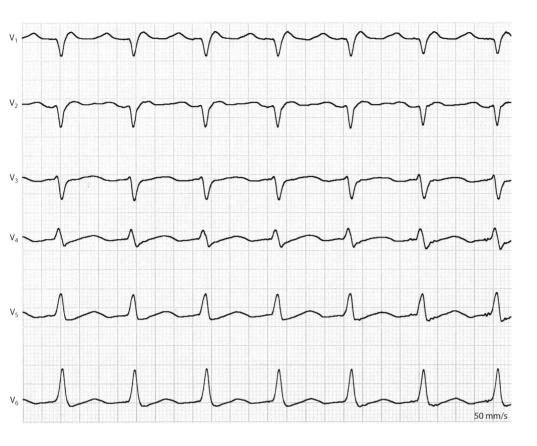

T-Welle: konkordant

U-Welle: nicht bestimmbar

Interpretation: Dies ist ein Vorhofflattern mit durchgehender 2:1-Überleitung. Die Grundlinie zeigt in keiner Ableitung eine isoelektrische Linie, sondern durchgehend ein Sägezahnmuster. Dies spricht immer für Vorhofflattern. Trotz des Sägezahnmusters, das ein S in I und II imitiert, lässt sich der Lagetyp bestimmen. Ein Steiltyp ist nicht ganz typisch für einen Erwachsenen, aber es handelt sich nicht um einen pathologischen Befund. Bei der Aufzeichnung mit 25 mm/s (s. S. 220) tritt das Muster besonders deutlich hervor.

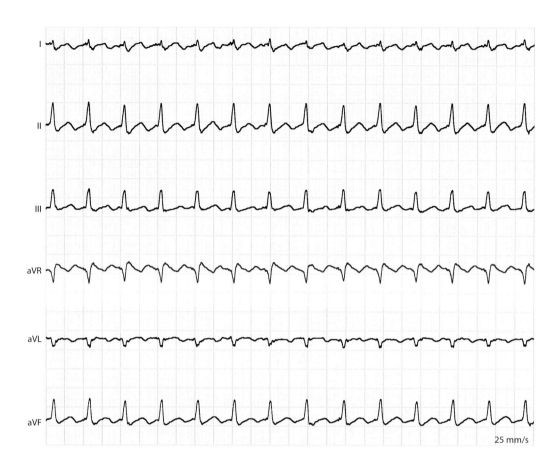

I

II

III

aVR

aVL

aVF

25 mm/s

Besonderheit: Gleiches EKG wie auf S. 218 und 219. Bei der Papiergeschwindigkeit von 25 mm/s tritt das Sägezahnmuster deutlich hervor.

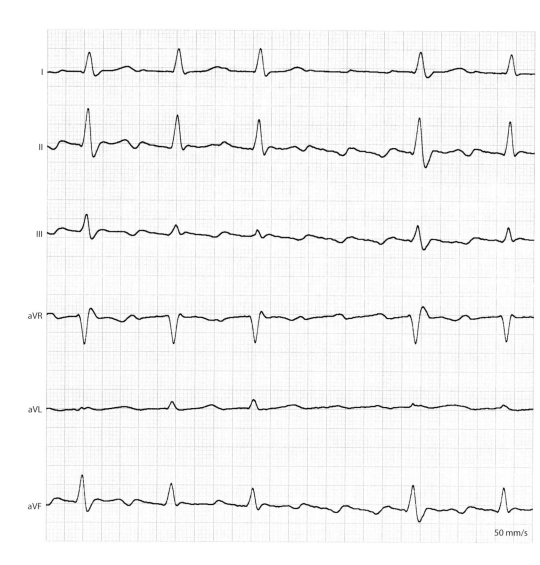

50 mm/s

Grundrhythmus: Vorhofflattern
Herzfrequenz (/min): bei 2:1-Überleitung 125
(RR-Abstand 2,4 cm, entspricht 480 ms)
Lagetyp: Indifferenztyp
PQ-Dauer (ms): entfällt bei Vorhofflattern
QRS-Dauer (ms): 70

QT-Dauer (ms): 300
Path. Q-Zacken: nein
Path. S-Zacken: nein
R/S-Umschlag in: $V_{3/4}$, R und R' in V_1, somit inkompletter RSB
Sokolow-Lyon-Index (mV): 2,4

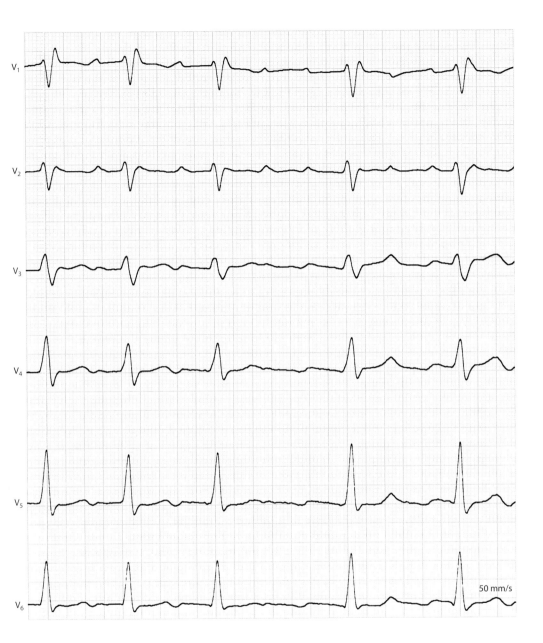

ST-Strecke: isoelektrisch
T-Welle: überlagert
U-Welle: nein
Interpretation: Dies ist ein Beispiel für
Vorhofflattern, bei dem die Überleitung einmal
nicht konstant 2:1 ist, so dass die Flatterwellen

sichtbar sind. Die angegebene Herzfrequenz
bezieht sich hier auf die Phasen mit 2:1-Überlei-
tung. Die wechselnde Überleitung ist am besten im
EKG mit der Papiergeschwindigkeit 25 mm/s zu
sehen (s. Seite 224).

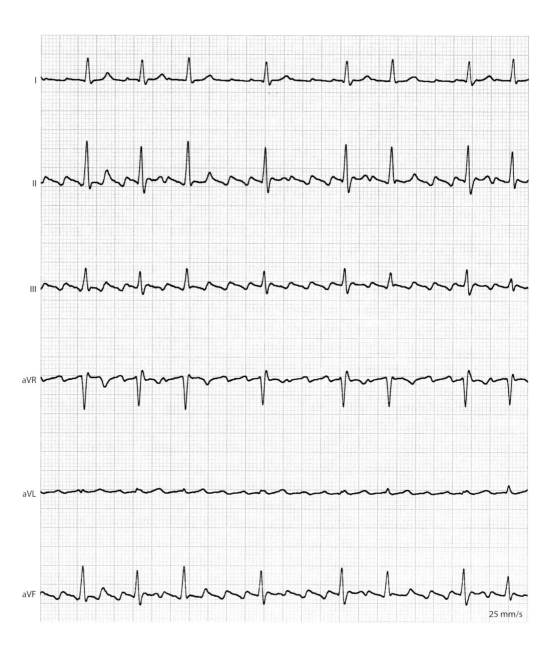

25 mm/s

Besonderheit: Gleiches EKG wie auf S. 222 und 223. Der wechselnde Überleitungsmodus bei Vorhofflattern ist bei der Papiergeschwindigkeit von 25 mm/s deutlich zu sehen (ideal in Ableitung III; in Ableitung II, aVR und aVF stört die T-Welle).

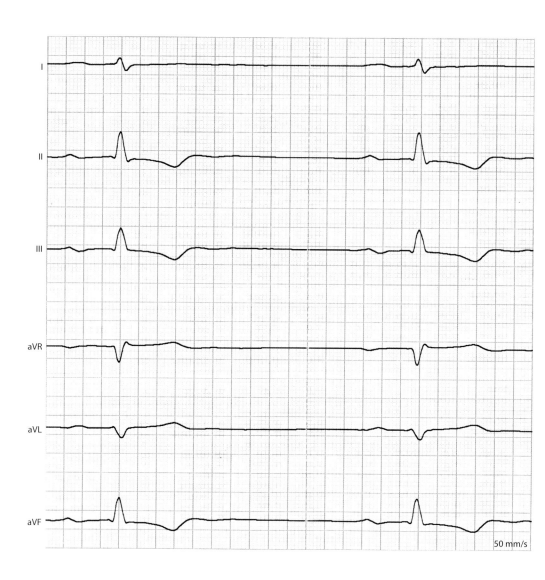

Grundrhythmus: Sinusrhythmus
Herzfrequenz (/min): 38
Lagetyp: Steiltyp bis Rechtstyp
PQ-Dauer (ms): 250
QRS-Dauer (ms): 100

QT-Dauer (ms): 400
Path. Q-Zacken: nein
Path. S-Zacken: nein
R/S-Umschlag in: $V_{4/5}$
Sokolow-Lyon-Index (mV): 1,3

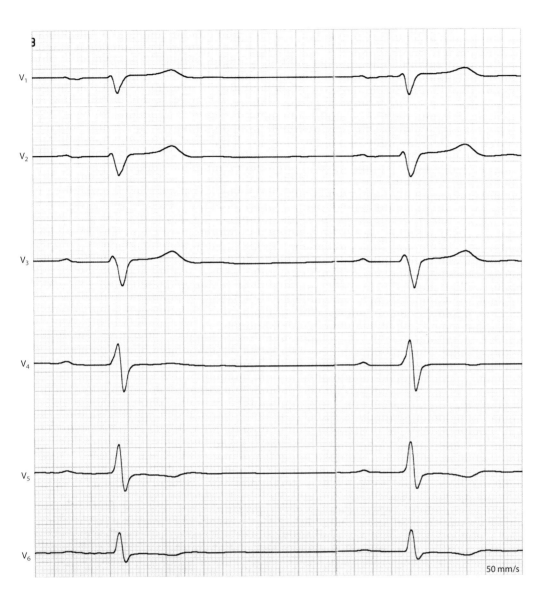

ST-Strecke: isoelektrisch
T-Welle: präterminale T-Negativierung in II, III, aVF, V$_5$ und V$_6$
U-Welle: nein

Interpretation: Sinusbradykardie; AV-Block I° und Kammerendteilveränderungen inferolateral; ungewöhnlicher Lagetyp; verspäteter R/S-Umschlag; insgesamt unspezifische Veränderungen (außer AV-Block und Bradykardie)

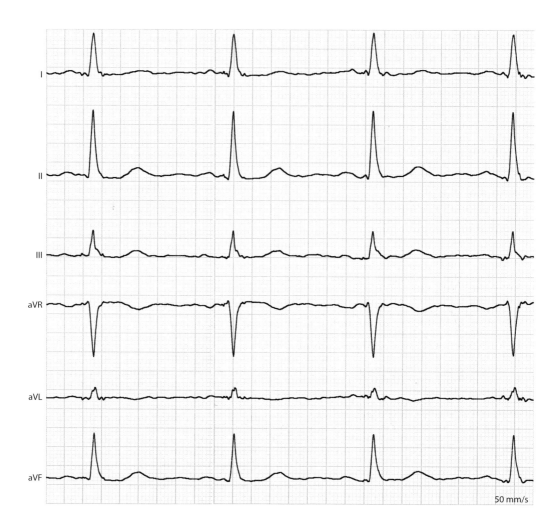

50 mm/s

Grundrhythmus: Sinusrhythmus
Herzfrequenz (/min): 81
Lagetyp: Indifferenztyp
PQ-Dauer (ms): 150
QRS-Dauer (ms): 80

QT-Dauer (ms): 380
Path. Q-Zacken: nein
Path. S-Zacken: nein
R/S-Umschlag in: $V_{2/3}$
Sokolow-Lyon-Index (mV): 3,7

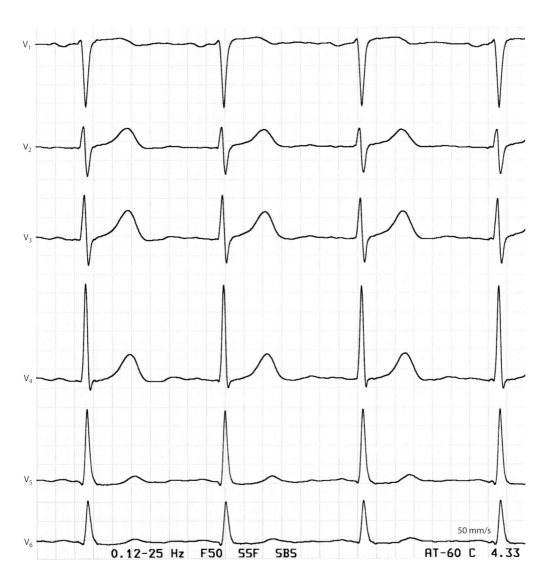

V_1

V_2

V_3

V_4

V_5

V_6

50 mm/s

0.12–25 Hz   F50   SSF   SBS   AT-60 C   4.33

ST-Strecke: isoelektrisch

T-Welle: konkordant

U-Welle: nein

Interpretation: Es zeigt sich ein biphasisches P-sinistroatriale in Ableitung V_1. Beginn mit einer positiven Bewegung, die in einem negativen Ausschlag endet. Der Sokolow-Lyon-Index ist mit 3,7 mV pathologisch. Der Befund spricht für eine Linksherzbelastung wie beispielsweise bei einem langjährigen Hypertonus.

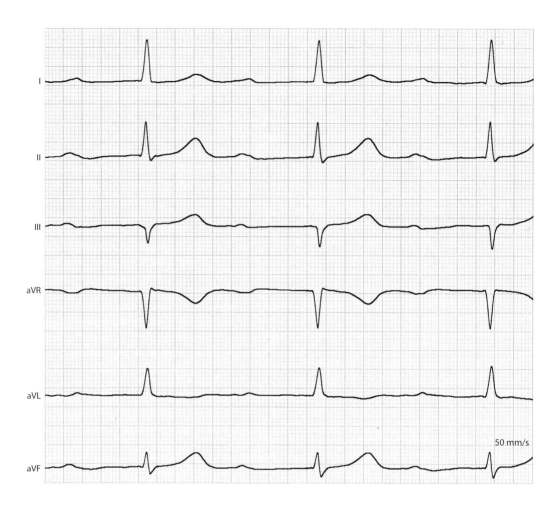

50 mm/s

Grundrhythmus: Sinusrhythmus	QT-Dauer (ms): 380
Herzfrequenz (/min): 65	Path. Q-Zacken: nein
Lagetyp: Linkstyp	Path. S-Zacken: nein
PQ-Dauer (ms): 400	R/S-Umschlag in: $V_{3/4}$
QRS-Dauer (ms): 90	Sokolow-Lyon-Index (mV): 2,4

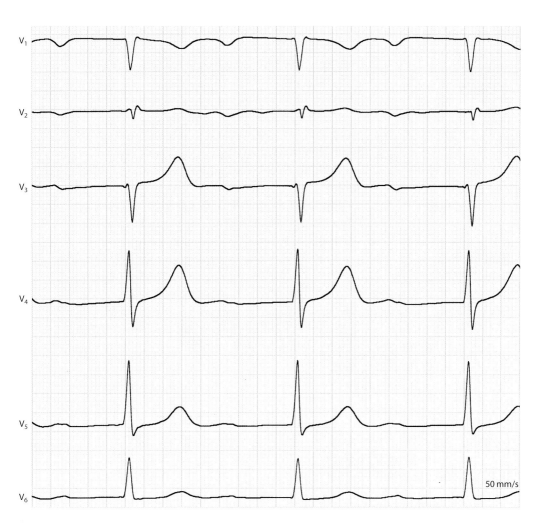

V₁

V₂

V₃

V₄

V₅

50 mm/s

V₆

ST-Strecke: isoelektrisch
T-Welle: präterminal negativ in aVL
U-Welle: nein
Interpretation: AV-Block I°, der fast mit einer U-Welle verwechselt werden könnte. U-Wellen sind aber meist nur auf die Ableitungen V₂ bis V₅ beschränkt und von der Form sind es in der Regel monophasische Wellen. Die P-Welle ist doppelgipflig in II und V₄ und biphasisch in V₂ und V₃.

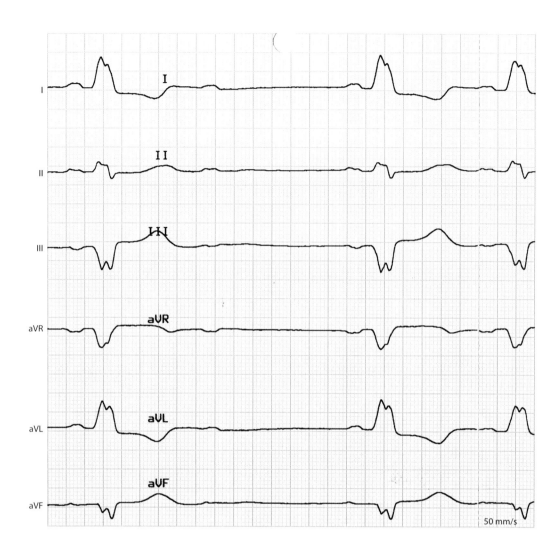

Grundrhythmus: Sinusrhythmus mit AV-Block II°
Typ Mobitz II
Herzfrequenz (/min): Vorhoffrequenz (P-Welle) 85
Lagetyp: Linkstyp
PQ-Dauer (ms): wenn übergeleitet konstant 160
QRS-Dauer (ms): 130 (V$_2$)
QT-Dauer (ms): 340
Path. Q-Zacken: bei LSB nicht aussagekräftig
Path. S-Zacken: nicht in V$_6$, somit ist es ein reiner
LSB

R/S-Umschlag in: bei LSB nicht aussagekräftig
Sokolow-Lyon-Index (mV): bei LSB nicht aussage-
kräftig
ST-Strecke: bei LSB nicht aussagekräftig
T-Welle: bei LSB nicht aussagekräftig
U-Welle: nein
Interpretation: Sinusrhythmus mit AV-Block II° vom
Typ Mobitz II (plötzlicher Ausfall der Überleitung);
breite QRS-Komplexe bei Linksschenkelblock (QS-
Komplex in V$_1$ bis V$_3$)

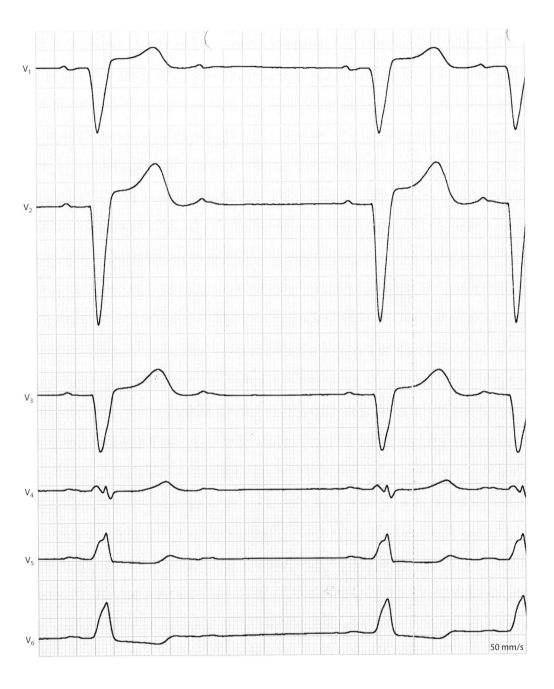

50 mm/s

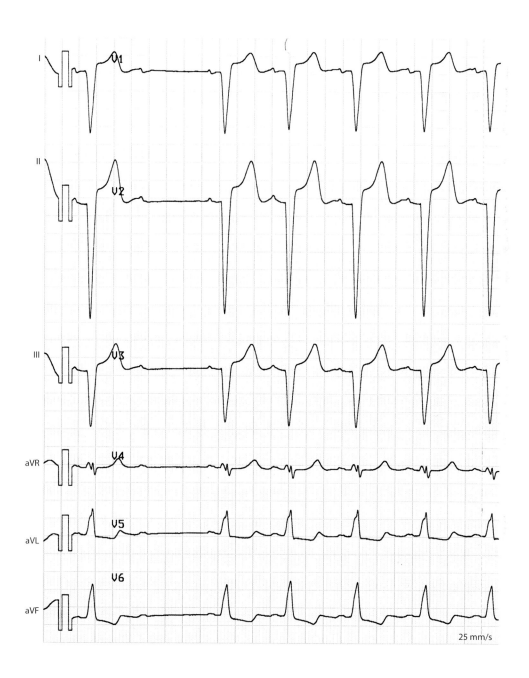

Besonderheit: Zusätzlich zu den Ableitungen auf S. 232 und 233 sind hier auf zwei Seiten die Extremitätenableitungen mit einer Papiergeschwindigkeit von 25 mm/s fortlaufend abgebildet. Deutlich sieht man den plötzlichen Ausfall der Überleitung beim Mobitzblock.

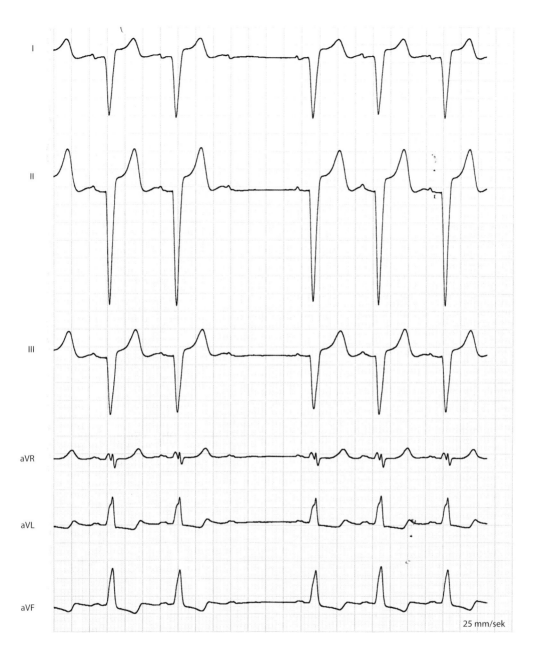

I

II

III

aVR

aVL

aVF

25 mm/sek

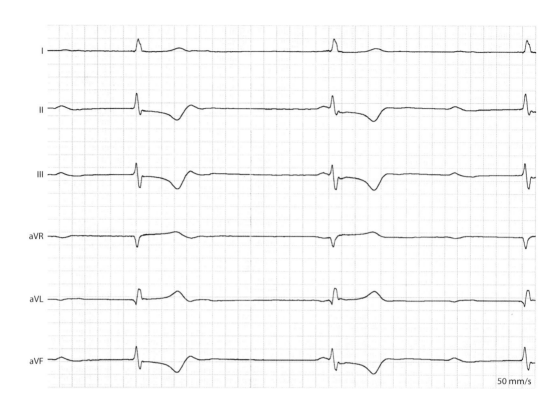

50 mm/s

Grundrhythmus: AV-Block III°

Herzfrequenz (/min): 39

Lagetyp: Linkstyp

PQ-Dauer (ms): keine Beziehung zwischen P-Welle und QRS-Komplex (AV-Dissoziation)

QRS-Dauer (ms): 80

QT-Dauer (ms): 440

Path. Q-Zacken: nein

Path. S-Zacken: nein

R/S-Umschlag in: $V_{3/4}$

Sokolow-Lyon-Index (mV): 2,2

ST-Strecke: deszendierender Verlauf in II und III

T-Welle: präterminale T-Negativierung in II, III und V_3 bis V_6

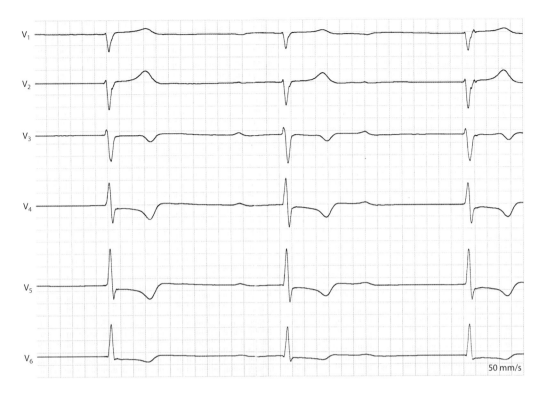

50 mm/s

U-Welle: nein

Besonderheit: Kleiner Artefakt nach der T-Welle des zweiten QRS-Komplexes, der wie eine U-Welle aussieht. Es handelt sich um den negativen und hinteren Anteil der P-Welle. Cave: Verkleinerte Darstellung; ein EKG-Lineal ist nicht anwendbar.

Interpretation: AV-Block III°, Ersatzrhythmus mit schmalem QRS-Komplex. Da die Erregung über die Tawara-Schenkel läuft (schmaler QRS-Komplex), können die meisten Parameter, wie z. B. der Sokolow-Lyon-Index, errechnet werden. Der Ersatzrhythmus erfüllt die Kriterien der Bradykardie.

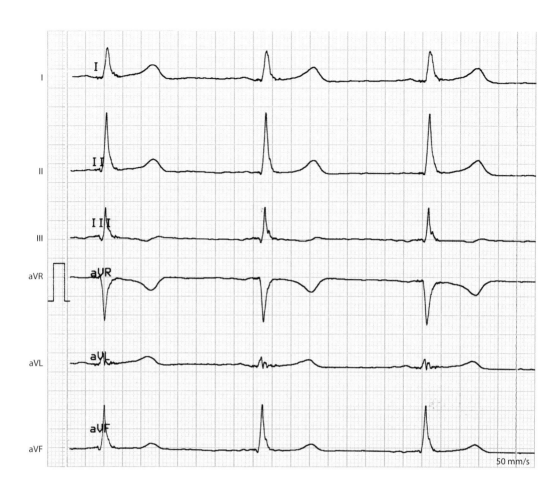

Grundrhythmus: Sinusrhythmus
Herzfrequenz (/min): 70
Lagetyp: Indifferenztyp
PQ-Dauer (ms): 160
QRS-Dauer (ms): 80
QT-Dauer (ms): 360
Path. Q-Zacken: nein; Q-Zacken in II, III, aVF; jedoch nur 0,1 mV bei einer R-Zacke von minde-

stens 0,8 mV in III (II 1,6 mV und aVF 1,2 mV), somit nicht signifikante Q-Zacken (nicht pathologisch)
Path. S-Zacken: nein
R/S-Umschlag in: $V_{2/3}$
Sokolow-Lyon-Index (mV): 4,5
ST-Strecke: aszendierender Verlauf, in V_2 bis V_5 auch oberhalb der isoelektrischen Linie abgehend
T-Welle: hoch und spitz, asymmetrischer Verlauf

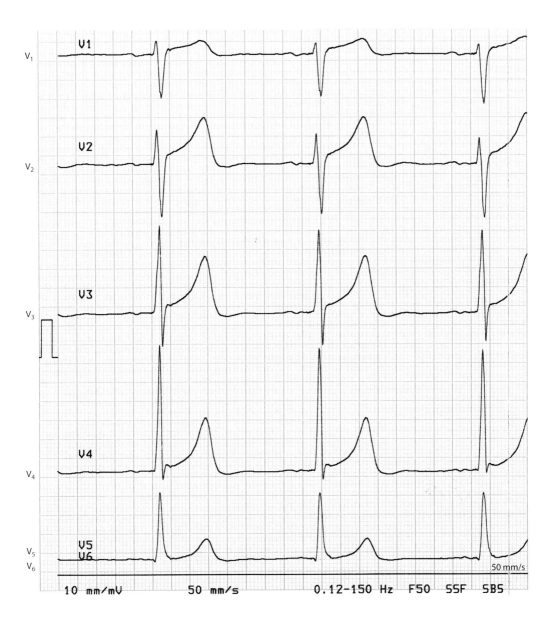

U-Welle: angedeutet in V_2 und V_3

Interpretation: Nicht pathologische Q-Zacken in II, III, aVF; bei einer Befundung sollte dies entweder nicht erwähnt werden oder unbedingt den Zusatz „nicht pathologisch" enthalten, da sonst ein Leser des Befundes an einen abgelaufenen Infarkt denken wird.

Linksherzhypertrophie bei biphasischem P in V_1 bis V_5 und einem positiven Sokolow-Lyon-Index.

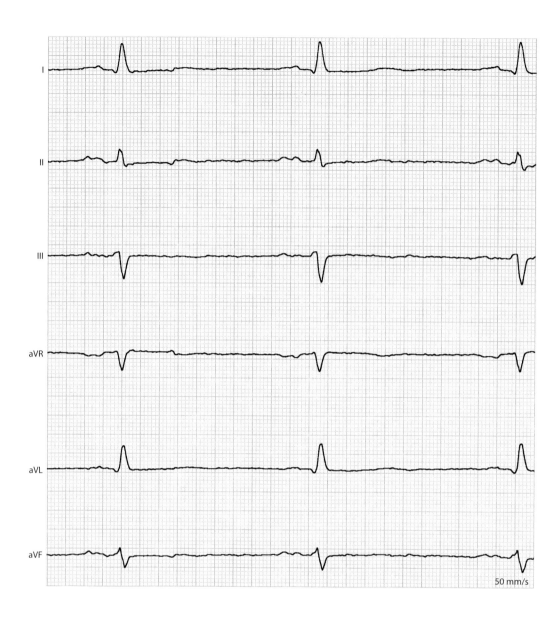

50 mm/s

Grundrhythmus: Sinusrhythmus

Herzfrequenz (/min): 55

Lagetyp: Linkstyp

P-Welle: Biphasisch in Ableitung V_1 sowie doppelgipflig in II, aVF, V_5 und V_6

PQ-Dauer (ms): 200

QRS-Dauer (ms): 90

QT-Dauer (ms): 440

Path. Q-Zacken in: V_2 bis V_4

Path. S-Zacken: nein

R/S-Umschlag in: $V_{2/3}$

Sokolow-Lyon-Index (mV): 1,5

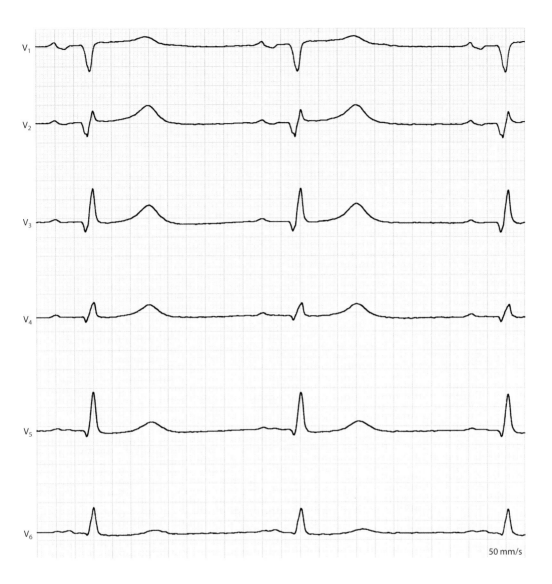

50 mm/s

ST-Strecke: isoelektrisch

T-Welle: keine T-Wellen in den Extremitätenableitungen

U-Welle: nein

Interpretation: Pathologisches Q in V_2 bis V_4; V_1 darf einen QS-Komplex aufweisen. Ein Q in den weiteren Brustwandableitungen ist dagegen stets als pathologisch zu werten. Rotation des R/S-Umschlags in V_2 nach rechts. Cave: Dies ist ein ungewöhnlicher Befund. In der Regel hat man bei einer Q-Zacke in V_1 bis V_3 einen R-Verlust.

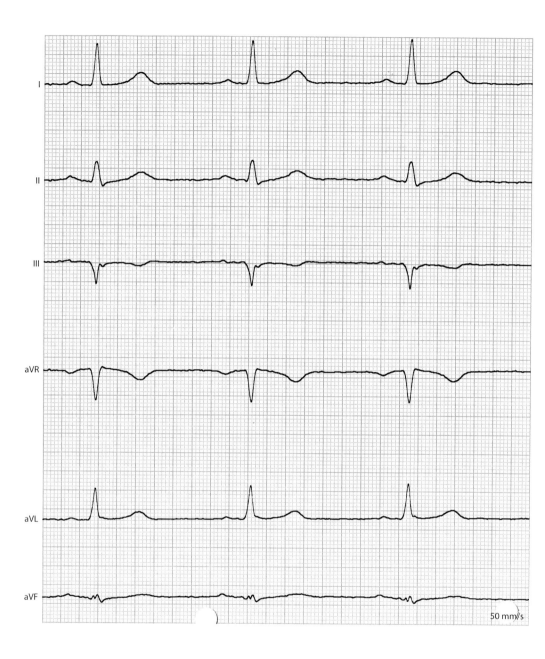

Grundrhythmus: Sinusrhythmus

Herzfrequenz (/min): 71

Lagetyp: Linkstyp

PQ-Dauer (ms): 160

QRS-Dauer (ms): 90

QT-Dauer (ms): 340

Path. Q-Zacken: nein

Path. S-Zacken: nein

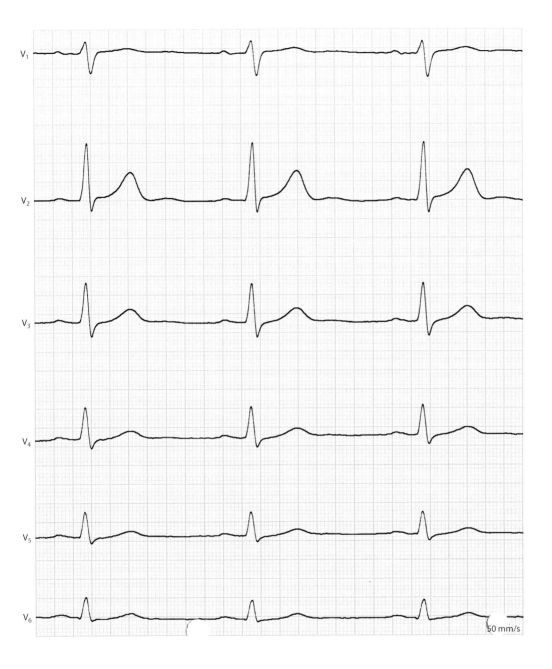

R/S-Umschlag in: $V_{1/2}$
Sokolow-Lyon-Index (mV): 1,2
ST-Strecke: isoelektrisch
T-Welle: konkordant

U-Welle: in V_2 und angedeutet in V_3
Interpretation: Rotation des R/S-Umschlags nach rechts, der R/S-Umschlag ist vorzeitig.

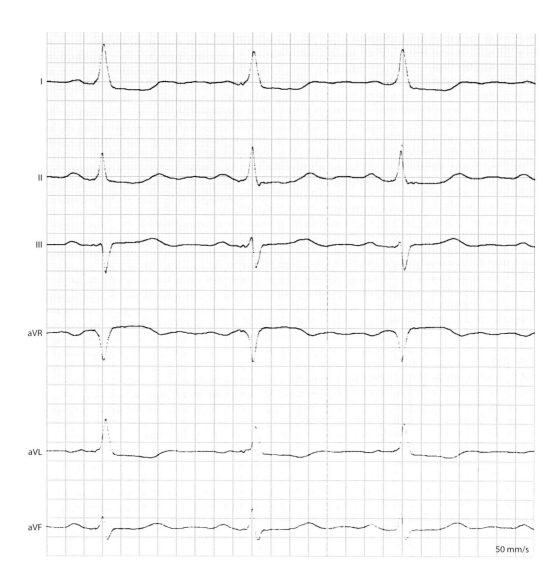

50 mm/s

Grundrhythmus: Sinusrhythmus	QT-Dauer (ms): 360
Herzfrequenz (/min): 75	Path. Q-Zacken: nein
Lagetyp: Linkstyp	Path. S-Zacken: nein
PQ-Dauer (ms): 180	R/S-Umschlag in: V_5
QRS-Dauer (ms): 100	Sokolow-Lyon-Index (mV): 2,6

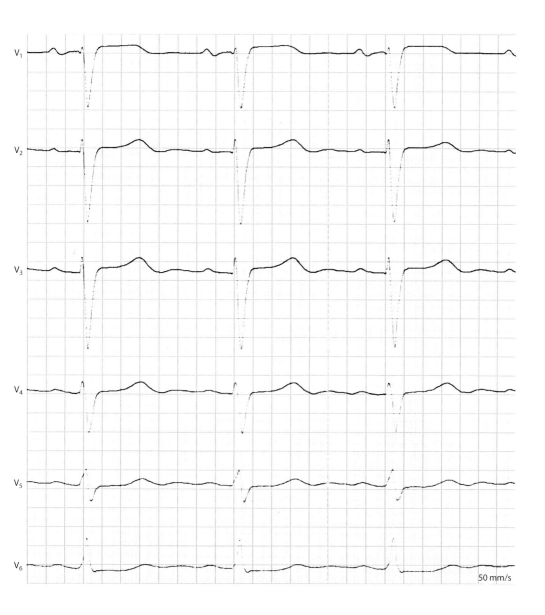

ST-Strecke: deszendierende Senkung in II, III, aVF und V_6
T-Welle: biphasisch, zunächst negativ und später positiv in aVL und V_6
U-Welle: in V_2 bis V_5

Interpretation: Rotation des R/S-Umschlags nach links; der Umschlag ist in V_5 und somit verspätet. Sokolow-Lyon-Index normal; biphasische P-Welle in V_1; keine sicheren pathologischen Zeichen, auch wenn einiges auf eine Hypertrophie hinweist.

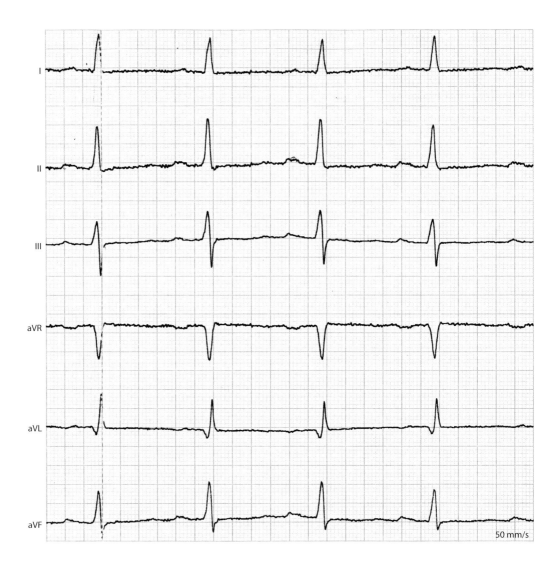

50 mm/s

Grundrhythmus: Sinusrhythmus
Herzfrequenz (/min): 105
Lagetyp: Indifferenz- bis Linkstyp
PQ-Dauer (ms): 160
QRS-Dauer (ms): 90
QT-Dauer (ms): 320
Path. Q-Zacken: nein
Path. S-Zacken: nein
R/S-Umschlag in: $V_{3/4}$
Sokolow-Lyon-Index (mV): 5,4

ST-Strecke: Elevation in V_2 bis V_4 bei tiefem S, deszendierende ST-Strecken-Senkung in V_6
T-Welle: biphasisch in V_6, zuerst negativ, präterminal, dann positiv, somit pathologisch
U-Welle: nein
Interpretation: Sokolow-Lyon-Index positiv; präterminale T-Negativierung in V_5 und V_6 (linkspräkordial); somit ist eine linksventrikuläre Hypertrophie wahrscheinlich

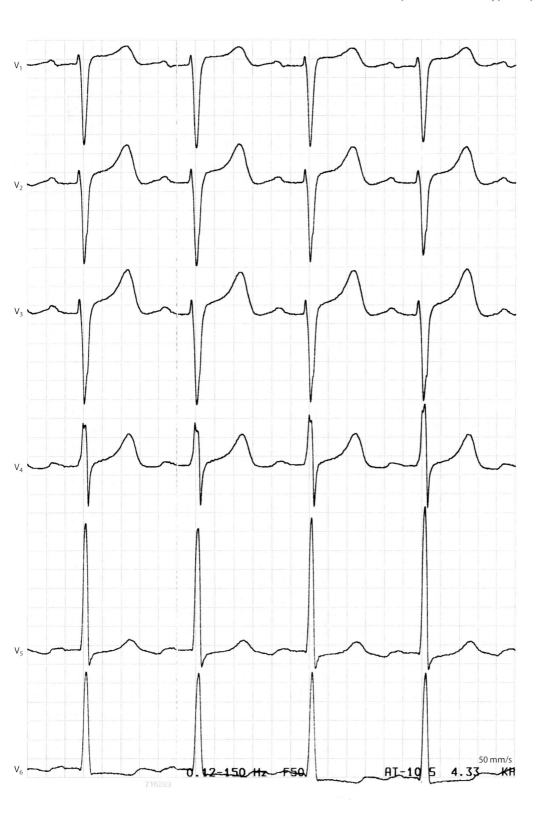

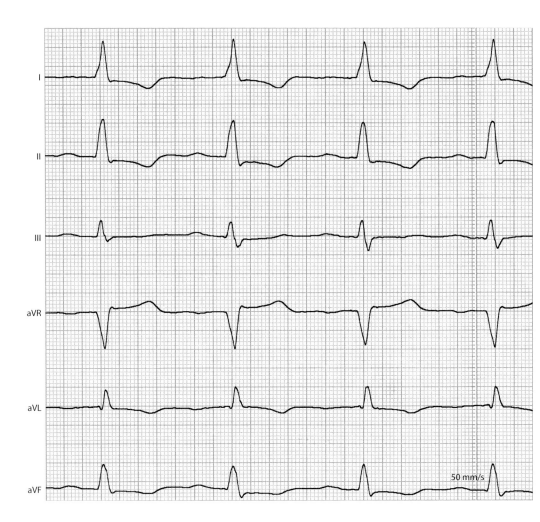

Grundrhythmus: Sinusrhythmus

Herzfrequenz (/min): 86

Lagetyp: Indifferenz- bis Linkstyp; in Ableitung III ist der positive gleich dem negativen Ausschlag.

P-Welle: biphasisch in V_1 bis V_3

PQ-Dauer (ms): 280

QRS-Dauer (ms): 100

QT-Dauer (ms): 380

Path. Q-Zacken: nein

Path. S-Zacken: nein

R/S-Umschlag in: $V_{4/5}$ verspätet

Sokolow-Lyon-Index (mV): 2,3

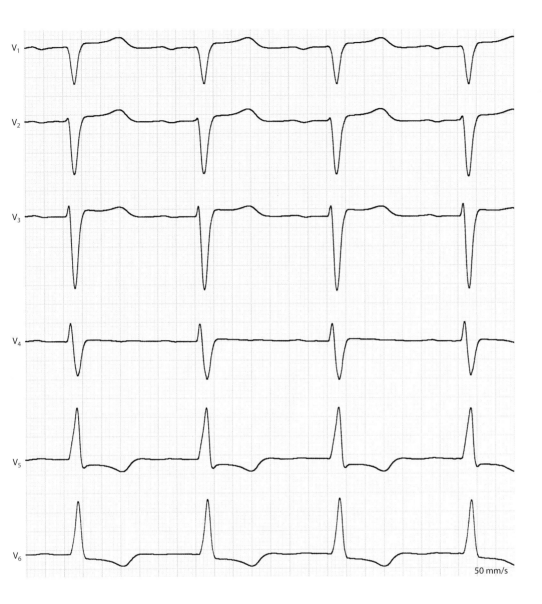

V₁

V₂

V₃

V₄

V₅

V₆

50 mm/s

ST-Strecke: deszendierende ST-Strecken-Senkungen I, II, aVL, V₅ und V₆

T-Welle: präterminale T-Negativierung in I, II, aVL, V₅ und V₆

U-Welle: nein

Interpretation: Die träge R-Progression, der verzö-gerte R/S-Umschlag, die biphasische P-Welle in den rechtspräkordialen Ableitungen (V₁–V₃) sowie in den präterminalen T-Negativierungen linkspräkor-dial (V₅ und V₆) legen eine linksventrikuläre Hyper-trophie nahe.

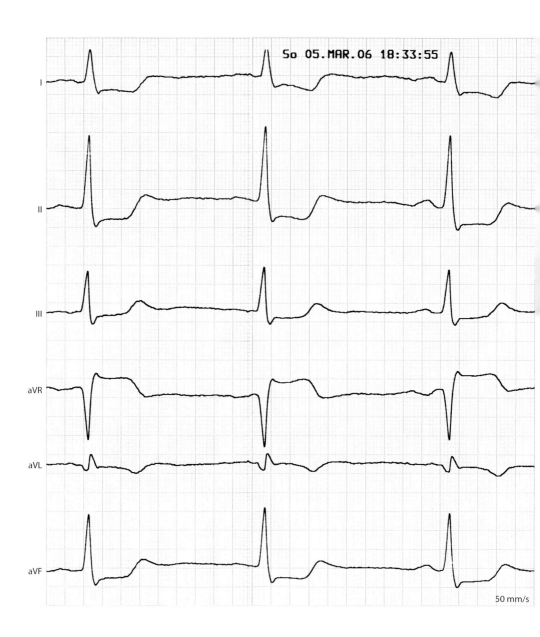

So 05.MAR.06 18:33:55

I

II

III

aVR

aVL

aVF

50 mm/s

Grundrhythmus: Sinusrhythmus
Herzfrequenz (/min): 67
Lagetyp: Indifferenztyp
PQ-Dauer (ms): 140
QRS-Dauer (ms): 90
QT-Dauer (ms): 380
Path. Q-Zacken: nein
Path. S-Zacken: nein
R/S-Umschlag in: $V_{4/5}$

Sokolow-Lyon-Index (mV): 2,6
ST-Strecke: horizontale ST-Strecken-Senkungen in I, II, III, aVF, V_5 und V_6; spiegelbildliche Hebung in aVR (Hier ist der gesamte Erregungsablauf umgekehrt.)
T-Welle: terminal negativ in aVL
U-Welle: V_3
Interpretation: schwere Ischämie inferior (II, III, aVF) und lateral (I, V_5 und V_6)

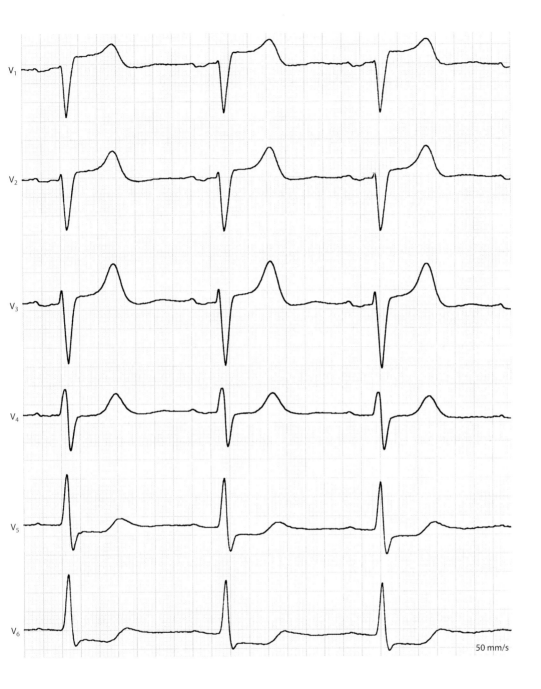

50 mm/s

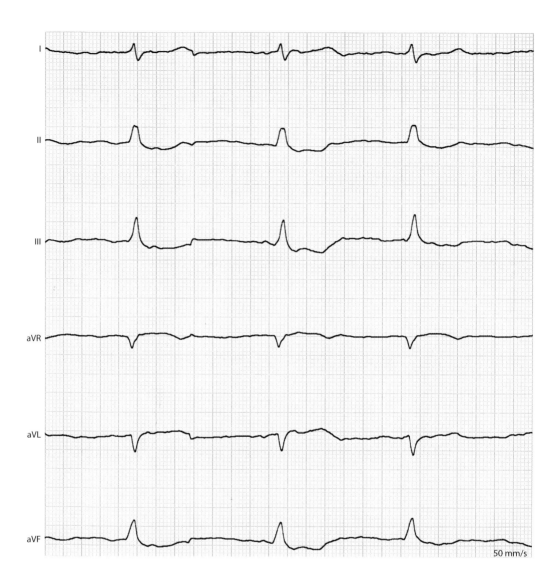

Grundrhythmus: Vorhofflimmern

Herzfrequenz (/min): 70–80

Lagetyp: Rechtstyp

PQ-Dauer (ms): keine P-Welle

QRS-Dauer (ms): 80

QT-Dauer (ms): 400

Path. Q-Zacken: nein

Path. S-Zacken: nein

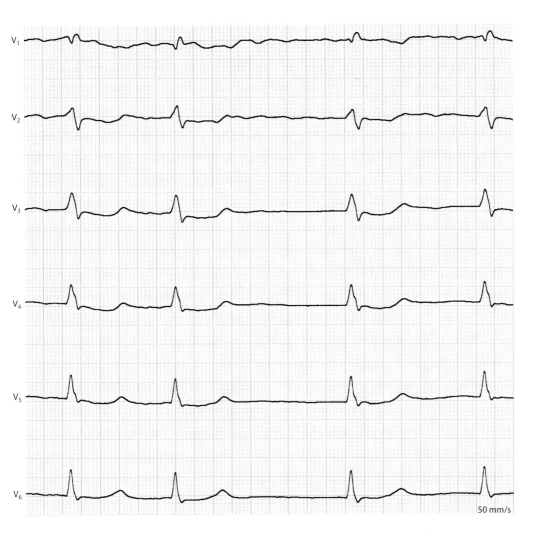

50 mm/s

R/S-Umschlag in: V_2
Sokolow-Lyon-Index (mV): 0,8
ST-Strecke: muldenförmige ST-Strecken-Senkung

T-Welle: präterminale T-Negativierung in II, III, aVF, V_2
U-Welle: nein
Interpretation: Digitalis-Intoxikation möglich

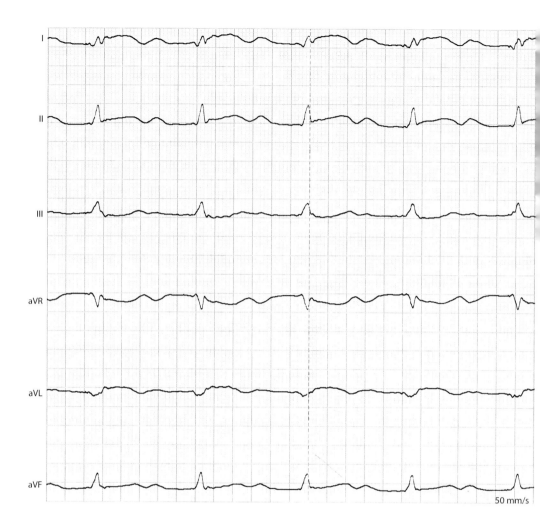

50 mm/s

Grundrhythmus: Sinusrhythmus

Herzfrequenz (/min): 110

Lagetyp: Steiltyp

PQ-Dauer (ms): 260

QRS-Dauer (ms): 90

QT-Dauer (ms): 300

Path. Q-Zacken: Q-Zacken durch R-Verlust bis V_4 (QS-Komplex)

Path. S-Zacken: R-Verlust bis V_4 (QS-Komplex)

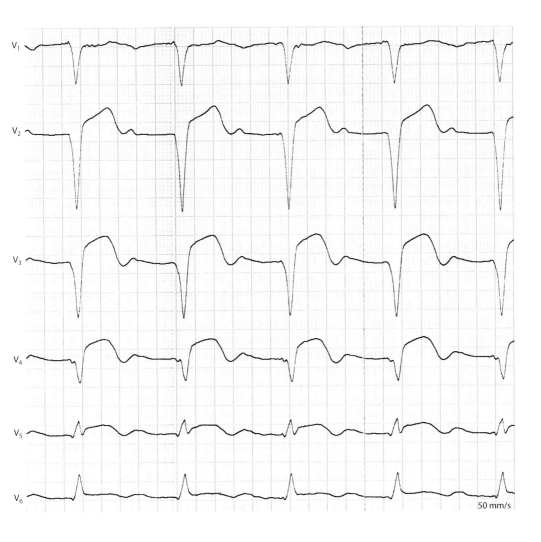

R/S-Umschlag in: $V_{4/5}$, R-Verlust bis V_4 (QS-Komplex)

Sokolow-Lyon-Index (mV): 1,7

ST-Strecke: Hebung in I, aVL, V_2 bis V_5

T-Welle: biphasisches T mit zunächst negativem

Anteil (pathologisch) I, II, aVL, aVF, V_3 bis V_6

U-Welle: nein

Interpretation: akuter Vorderwandinfarkt, bereits mit R-Verlust; AV-Block I°, Sinustachykardie

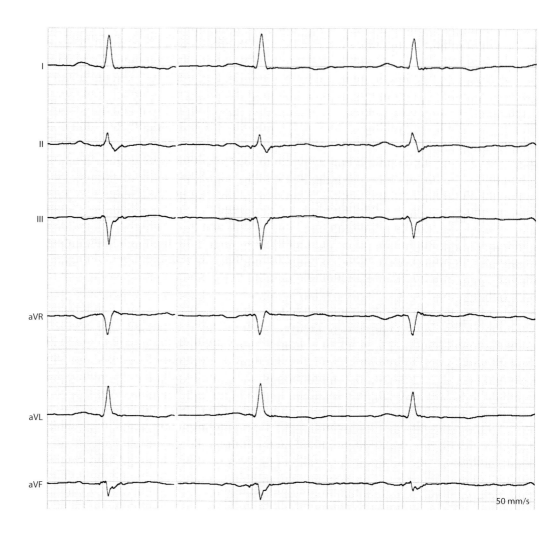

50 mm/s

Grundrhythmus: Sinusrhythmus	Path. Q-Zacken: nein, lagetypbedingter QS-Komplex in III
Herzfrequenz (/min): 75	
Lagetyp: Linkstyp	Path. S-Zacken: nein
PQ-Dauer (ms): 150	R/S-Umschlag in: V_3
QRS-Dauer (ms): 80	Sokolow-Lyon-Index (mV): 1,3
QT-Dauer (ms): 440	ST-Strecke: isoelektrisch

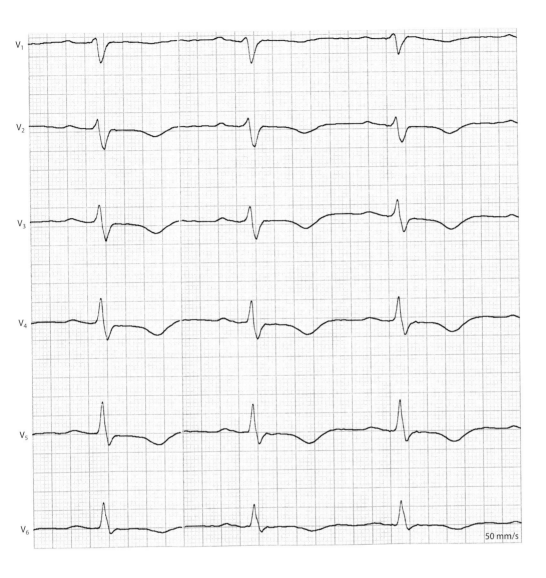

T-Welle: terminale T-Negativierung V_2 bis V_6
U-Welle: nein
Interpretation: Vorderwandinfarkt (NSTEMI), da keine ST-Strecken-Hebungen vorhanden sind. Für die Diagnose einer akuten Ischämie benötigt man jedoch die Klinik und das Labor (Troponin), denn die terminalen T-Negativierungen können auch noch einige Zeit nach dem akuten Ereignis persistieren.

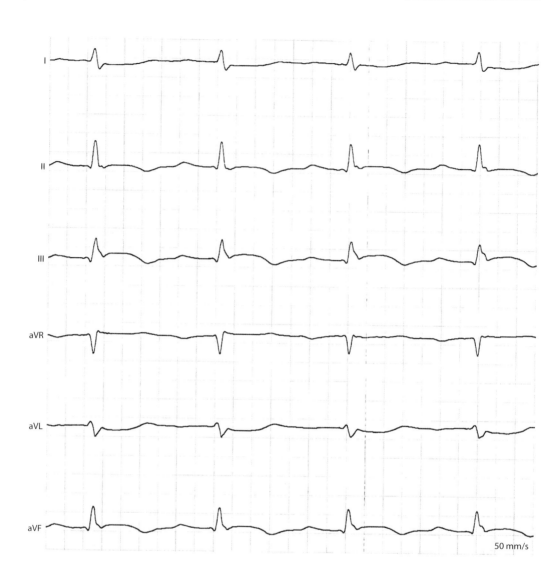

50 mm/s

Grundrhythmus: Sinusrhythmus
Herzfrequenz (/min): 88
Lagetyp: Steiltyp
PQ-Dauer (ms): 200
QRS-Dauer (ms): 90
QT-Dauer (ms): 380
Path. Q-Zacken: In III zeigt sich ein gering ausge-
prägtes Q, welches aber nicht 1/4 der Tiefe der

R-Zacke erreicht. Damit ist das Q formal nicht
pathologisch.
Path. S-Zacken: nein
R/S-Umschlag in: V_3
Sokolow-Lyon-Index (mV): 1,8
ST-Strecke: diskrete Hebungen in II, III, aVF bei
Senkungen in V_2 bis V_5
T-Welle: T-Negativierung in II, III, aVF, V_5 und V_6

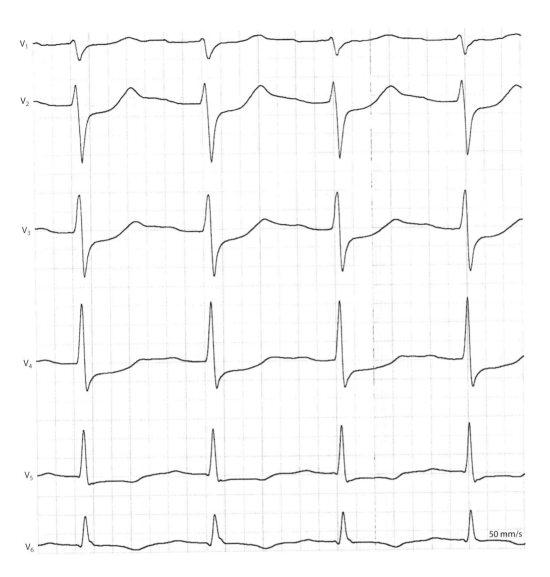

U-Welle: nein

Interpretation: Akuter Hinterwandinfarkt bei nur sehr gering ausgeprägten ST-Strecken-Hebungen inferior. Ob die T-Negativierungen in V_5 und V_6 durch den Hinterwandinfarkt ausgelöst wurden, womit es sich dann um einen inferolateralen Infarkt handelt, oder ob die T-Negativierungen präexistent sind, wie das bei einer Hypertrophie der Fall sein kann, ist ohne ein Vor-EKG nicht sicher zu bestimmen.

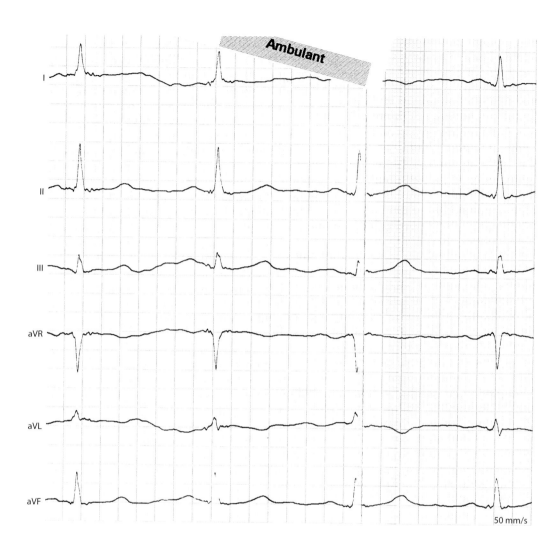

I

II

III

aVR

aVL

aVF

50 mm/s

Grundrhythmus: Sinusrhythmus

Herzfrequenz (/min): 79

Lagetyp: Indifferenztyp

PQ-Dauer (ms): 140

QRS-Dauer (ms): 100

QT-Dauer (ms): 390

Path. Q-Zacken: nein

Path. S-Zacken: nein

R/S-Umschlag in: $V_{2/3}$

Sokolow-Lyon-Index (mV): 2,5

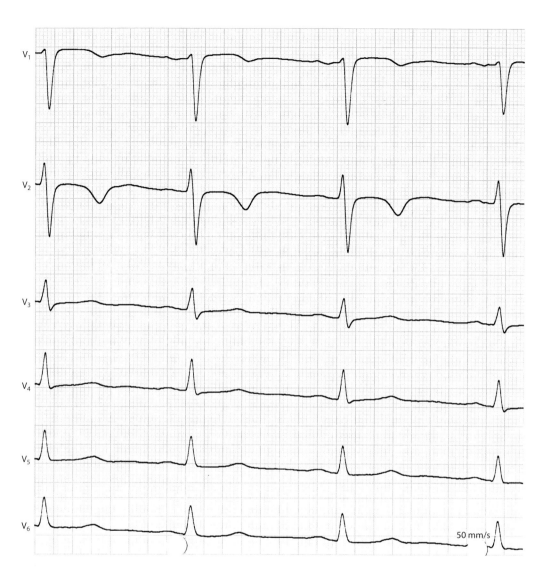

ST-Strecke: isoelektrisch

T-Welle: terminale T-Negativierung in V_2

U-Welle: nein

Interpretation: Nicht ST-Elevationsinfarkt der Vorderwand (NSTEMI). In diesem EKG weist nur die terminale T-Negativierung in V_2 bei entsprechender Klink auf das akute Ereignis hin.

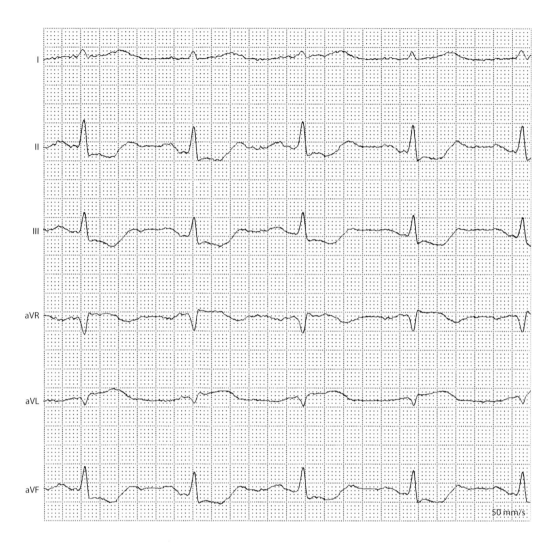

Grundrhythmus: Sinusrhythmus

Herzfrequenz (/min): 100

Lagetyp: Indifferenztyp

PQ-Dauer (ms): 160

QRS-Dauer (ms): 70

QT-Dauer (ms): 300

Path. Q-Zacken: nein

Path. S-Zacken: nein

R/S-Umschlag in: $V_{3/4}$

Sokolow-Lyon-Index (mV): 1,5

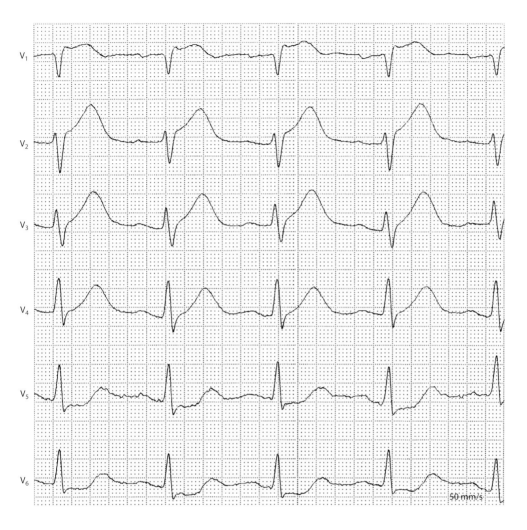

ST-Strecke: Hebung V$_1$ bis V$_4$ nicht aus einem tiefen S heraus (V$_3$ und V$_4$), die R-Progression ist noch unauffällig, Hebung in aVL, ST-Senkung in II, III, aVF, V$_5$ und V$_6$

T-Welle: Erstickungs-T in V$_2$ bis V$_4$, keine T-Negativierung

U-Welle: nein

Interpretation: akuter Vorderwandinfarkt (STEMI)

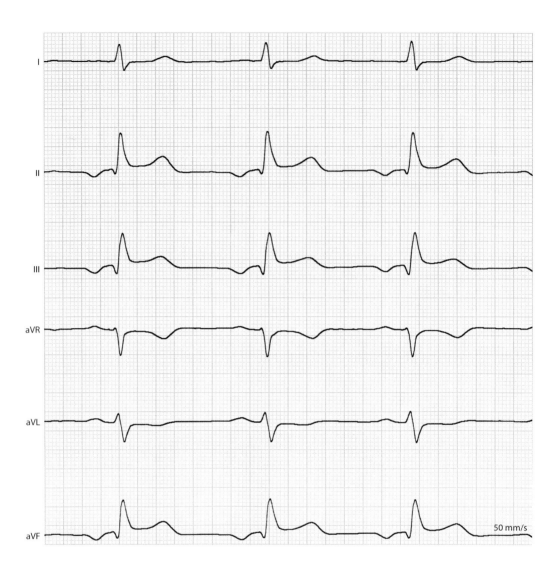

50 mm/s

Grundrhythmus: Sinusrhythmus

Herzfrequenz (/min): 75

Lagetyp: Indifferenztyp

PQ-Dauer (ms): 160

QRS-Dauer (ms): 80

QT-Dauer (ms): 360

Path. Q-Zacken: nicht pathologische Q-Zacken in II, III, aVF (jeweils weniger als 1/4 der R-Zacke)

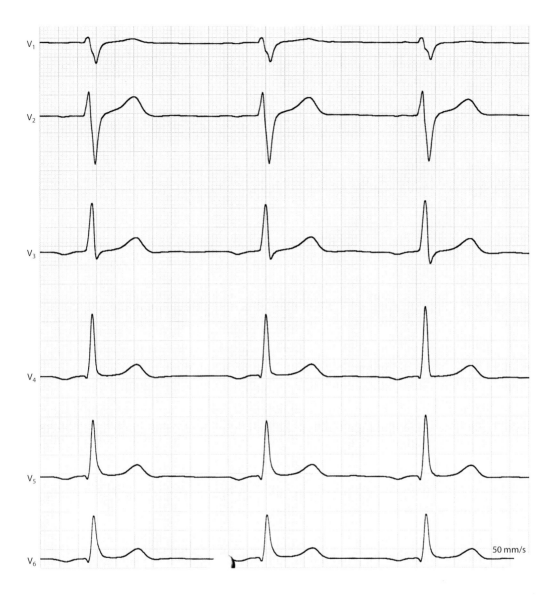

Path. S-Zacken: nein
R/S-Umschlag in: V_2 bis V_3
Sokolow-Lyon-Index (mV): 2,2
ST-Strecke: Elevation in II, III, aVF im Akutstadium

T-Welle: stets konkordant
U-Welle: allenfalls angedeutet in V_3
Interpretation: akuter Hinterwandinfarkt (STEMI)

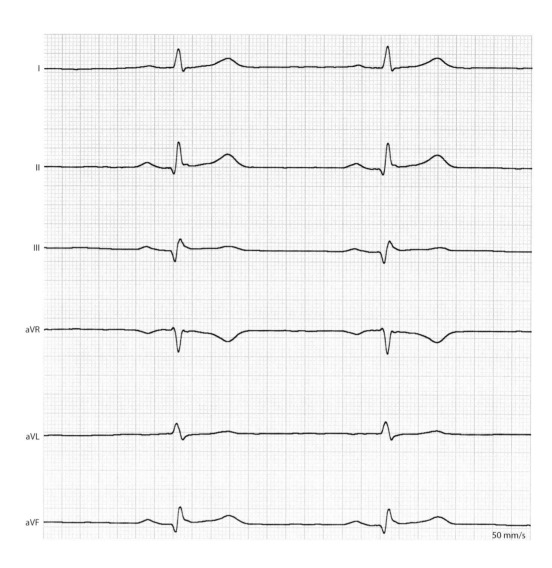

50 mm/s

Grundrhythmus: Sinusrhythmus
Herzfrequenz (/min): 55
Lagetyp: Indifferenztyp, hier sind die negativen Ausschläge in II und III nicht im Sinne eines Sagittaltyps zu werten, sondern als Ausdruck der Narbe im Hinterwandbereich.

PQ-Dauer (ms): 180
QRS-Dauer (ms): 80
QT-Dauer (ms): 170
Path. Q-Zacken: II, III, aVF im Verlauf sind die Q-Zacken deutlicher ausgeprägt und haben jetzt die pathologische Signifikanz erreicht.

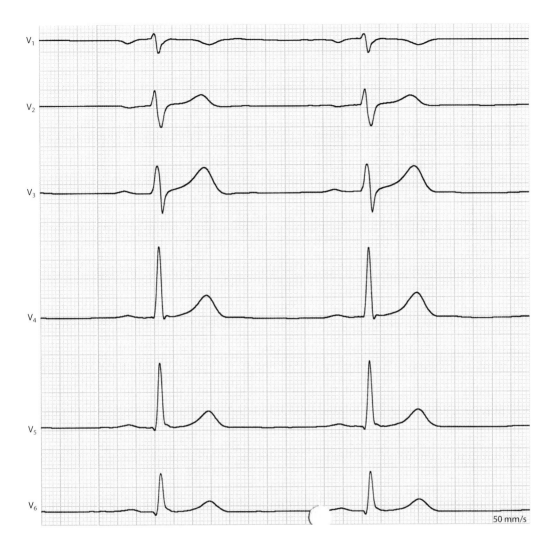

Path. S-Zacken: nein
R/S-Umschlag in: V_3
Sokolow-Lyon-Index (mV): 2,3
ST-Strecke: jetzt isoelektrisch
T-Welle: keine T-Negativierung
U-Welle: angedeutet in V_3 ohne Relevanz

Interpretation: Hinterwandnarbe im Stadium III
nach Myokardinfarkt bei bereits wieder aufgerich-
teten T-Wellen

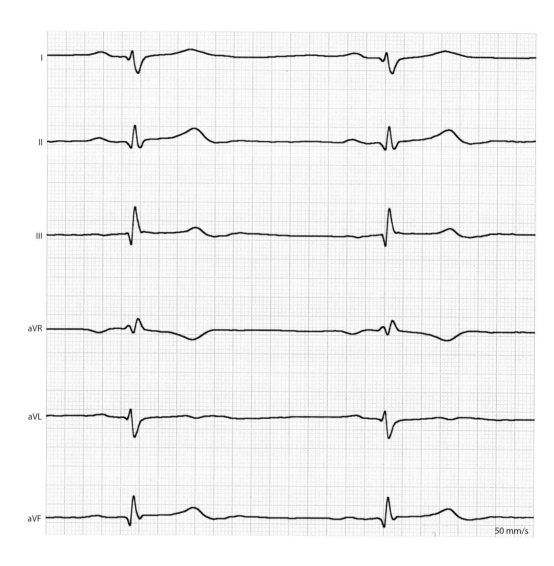

50 mm/s

Grundrhythmus: Sinusrhythmus

Herzfrequenz (/min): 44

Lagetyp: Indifferenztyp

PQ-Dauer (ms): 190

QRS-Dauer (ms): 90

QT-Dauer (ms): 480

Path. Q-Zacken: II, III, aVF (II ist nicht 1/4 der R-Zacke somit nicht signifikant)

Path. S-Zacken: I und aVL

R/S-Umschlag in: $V_{5/6}$ bei R-Verlust bis V_4

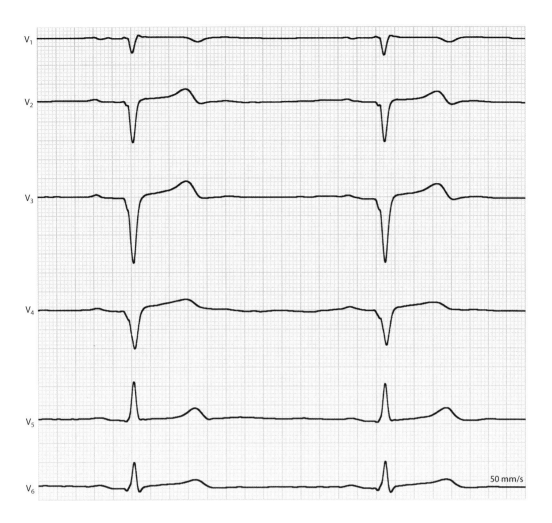

Sokolow-Lyon-Index (mV): 1,4

ST-Strecke: aszendierender Verlauf in V_2 und V_3

T-Welle: biphasisch in V_2 und V_3 (pathologisch, da erst positiv, dann negativ)

U-Welle: allenfalls gering angedeutet in V_2 und V_3

Interpretation: R-Verlust bis V_4 als Ausdruck eines alten Vorderwandinfarkts; Sinusbradykardie; alter Hinterwandinfarkt bei Q in III und aVF wahrscheinlich

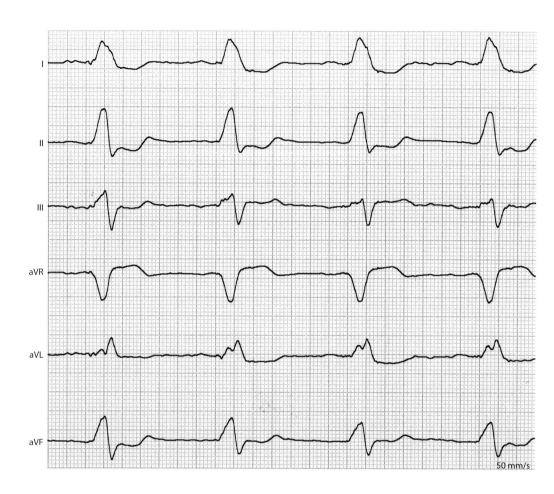

50 mm/s

Grundrhythmus: Sinusrhythmus

Herzfrequenz (/min): 88

Lagetyp: Linkstyp

PQ-Dauer (ms): 160

QRS-Dauer (ms): 140

QT-Dauer (ms): bei LSB nicht aussagekräftig, rechnerisch 360 ms

Path. Q-Zacken: bei LSB nicht aussagekräftig

Path. S-Zacken: keine S-Zacke in V_6, somit reiner LSB

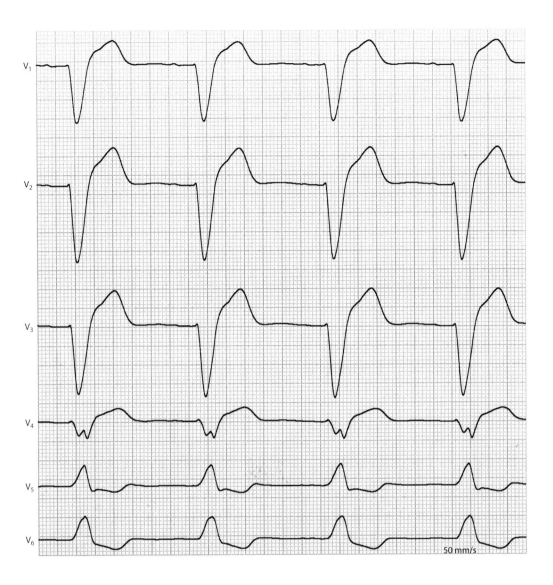

V₁

V₂

V₃

V₄

V₅

V₆

50 mm/s

R/S-Umschlag in: bei LSB nicht aussagekräftig
Sokolow-Lyon-Index (mV): bei LSB nicht aussage-
kräftig
ST-Strecke: bei LSB nicht aussagekräftig

T-Welle: bei LSB nicht aussagekräftig
U-Welle: bei LSB nicht aussagekräftig
Interpretation: Linksschenkelblock

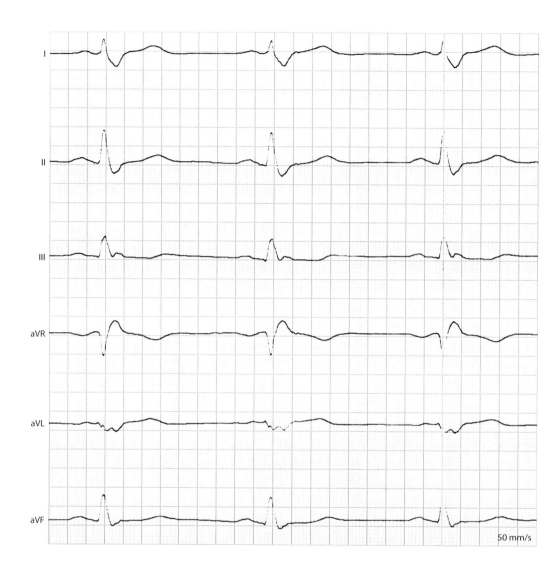

I

II

III

aVR

aVL

aVF

50 mm/s

Grundrhythmus: Sinusrhythmus

Herzfrequenz (/min): 66

Lagetyp: Steiltyp

PQ-Dauer (ms): 150

QRS-Dauer (ms): 150 (V$_2$)

QT-Dauer (ms): 410 (bei RSB nicht aussagekräftig)

Path. Q-Zacken: nein

Path. S-Zacken: nein

R/S-Umschlag in: V$_1$, typisch für den RSB (rsR-Konfiguration in V$_1$)

Sokolow-Lyon-Index (mV): nicht aussagekräftig

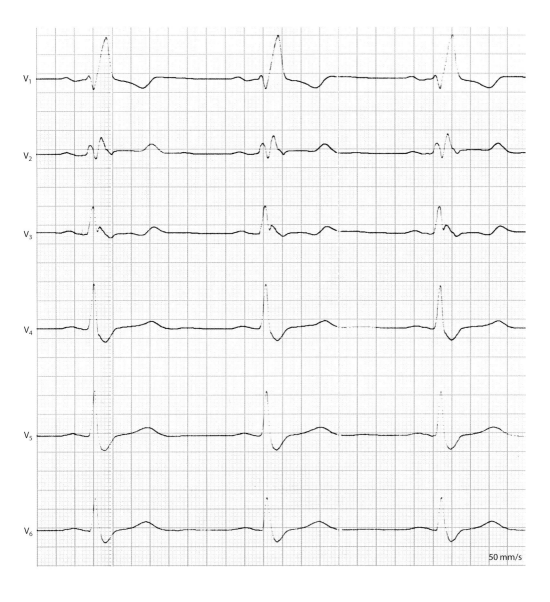

ST-Strecke: Isoelektrisch; die Kammerendteile werden weitgehend vom linken Ventrikel bestimmt,
der beim Rechtsschenkelblock einen normalen
Erregungsablauf hat. Daher sind die Kammerendteile eher normal.

T-Welle: nein

U-Welle: nein

Interpretation: Rechtsschenkelblock

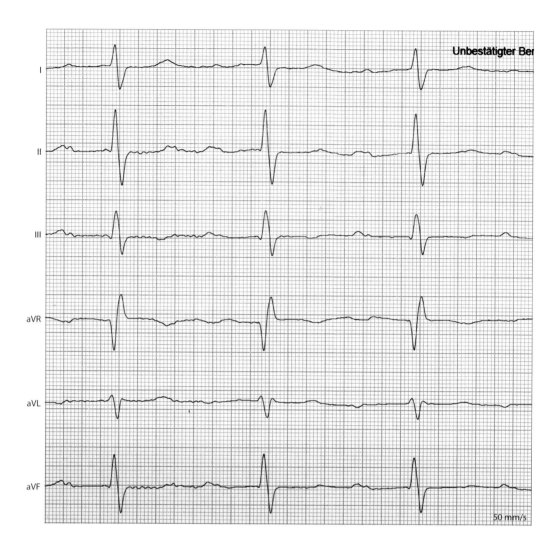

Unbestätigter Ber

50 mm/s

Grundrhythmus: Sinusrhythmus

Herzfrequenz (/min): 75

Lagetyp: Sagittaltyp (S_I-S_{II}-S_{III}-Typ)

PQ-Dauer (ms): 280

QRS-Dauer (ms): 90

QT-Dauer (ms): 360

Path. Q-Zacken: nein

Path. S-Zacken: nein

R/S-Umschlag in: V_4

Sokolow-Lyon-Index (mV): 1,8

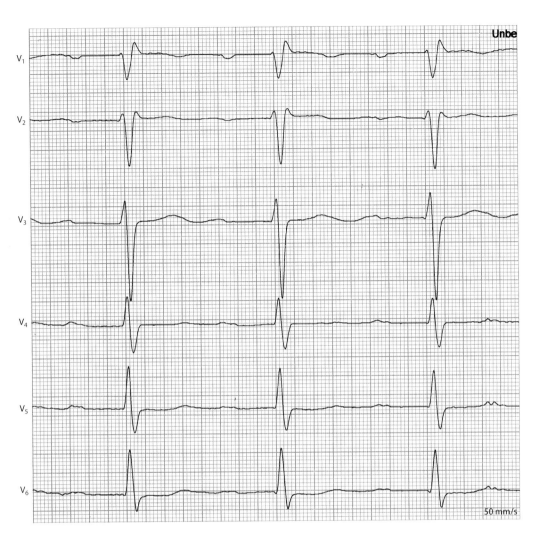

ST-Strecke: isoelektrisch; diskrete Senkung von weniger als 0,1 mV in V_6; nicht signifikant

T-Welle: Präterminale T-Negativierung in III, ohne korrespondierende Q-Zacke, dies ist jedoch nur eine unspezifische Veränderung.

U-Welle: nein

Interpretation: R und R' in Ableitung V_1 und V_2, womit der endgültige Negativitätsdurchbruch erst bei 60 ms beginnt – somit inkompletter RSB; AV-Block I°.

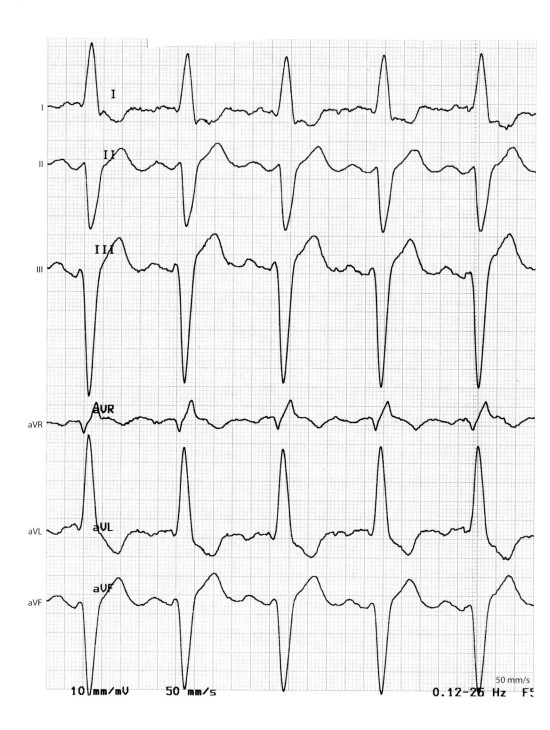

Grundrhythmus: Sinusrhythmus

Herzfrequenz (/min): 90

Lagetyp: überdrehter Linkstyp

PQ-Dauer (ms): 140

QRS-Dauer (ms): 140

QT-Dauer (ms): 360

Path. Q-Zacken: nein

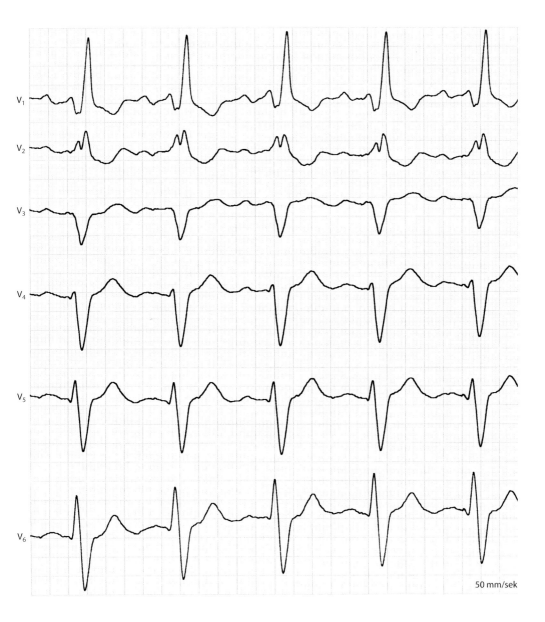

50 mm/sek

Path. S-Zacken: Die signifikanten S-Zacken in I, II, aVL und V$_6$ gehören zum RSB und sind somit isoliert betrachtet nicht als pathologisch im eigentlichen Sinne zu werten.

R/S-Umschlag in: nicht verwertbar bei RSB

Sokolow-Lyon-Index (mV): nicht verwertbar bei RSB

ST-Strecke: Isoelektrisch; zwar sieht es in V$_1$ bis V$_2$ nach einer Senkung aus, die jedoch als ein Teil des QRS-Komplexes zu bewerten ist. Ursache ist der RSB, Senkung in I und aVL.

T-Welle: konkordant

U-Welle: nein

Interpretation: Überdrehter Linkstyp (linksanteriorer Hemiblock) und Rechtsschenkelblock. Damit handelt es sich um einen bifaszikuläreren Block. Es liegt kein zusätzlicher AV-Block I° vor.

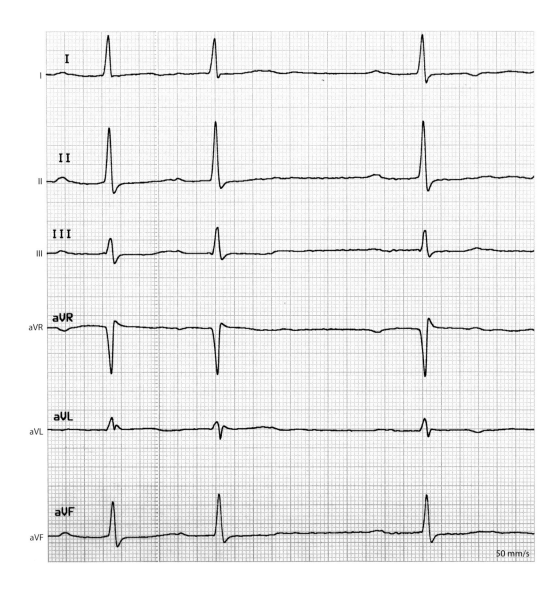

50 mm/s

Grundrhythmus: Sinusrhythmus
Herzfrequenz (/min): 68
Lagetyp: Indifferenztyp
PQ-Dauer (ms): 260
QRS-Dauer (ms): 70

QT-Dauer (ms): 340
Path. Q-Zacken: nein
Path. S-Zacken: nein
R/S-Umschlag in: $V_{3/4}$
Sokolow-Lyon-Index (mV): 2,2

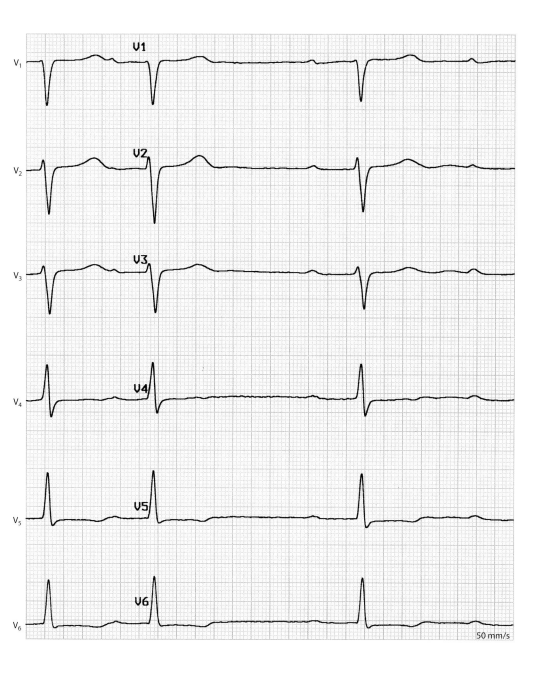

50 mm/s

ST-Strecke: isoelektrisch
T-Welle: sehr flache T-Welle in den Extremitätenableitungen, präterminale T-Negativierung in aVL,
V_5 und V_6
U-Welle: nein

Interpretation: AV-Block I°; supraventrikuläre
Extrasystole (zweiter QRS-Komplex mit P-Welle);
unspezifische Kammerendteilveränderungen (T-
Wellen)

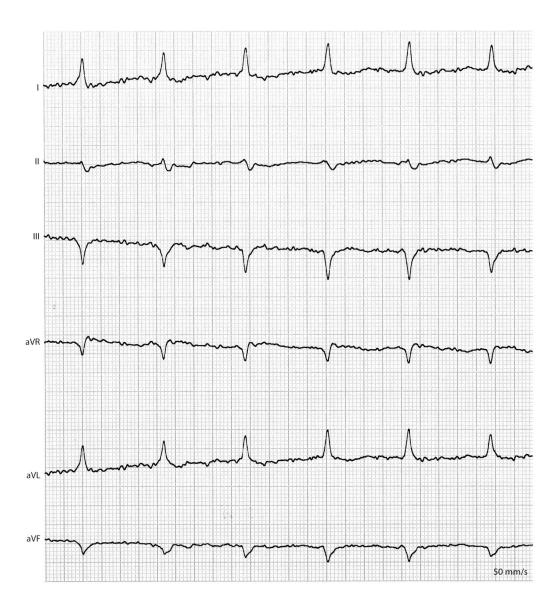

50 mm/s

Grundrhythmus: supraventrikuläre Tachykardie (Tachykardie mit schmalen QRS-Komplexen, keine P-Welle)

Herzfrequenz (/min): 136

Lagetyp: überdrehter Linkstyp

PQ-Dauer (ms): keine P-Welle

QRS-Dauer (ms): 100

QT-Dauer (ms): ca. 300 ms, nicht genau abgrenzbar, da die T-Welle nicht sicher zu beurteilen ist

Path. Q-Zacken: nein

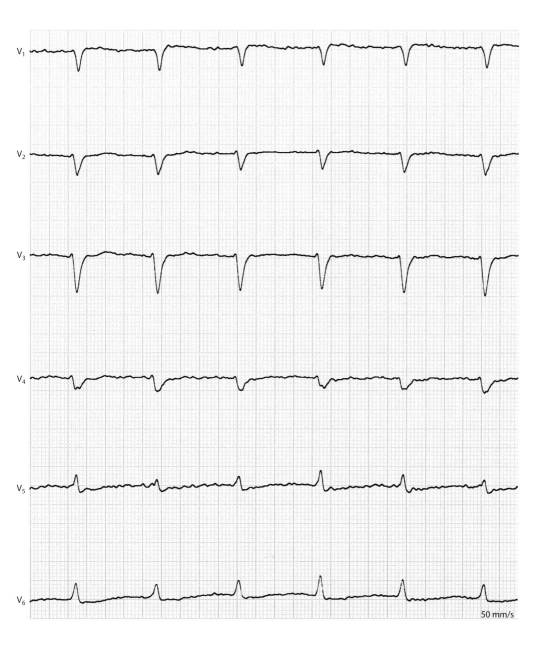

50 mm/s

Path. S-Zacken: nein
R/S-Umschlag in: V$_{4/5}$
Sokolow-Lyon-Index (mV): 1,3
ST-Strecke: isoelektrisch
T-Welle: sehr flach

U-Welle: nein
Interpretation: AV-Knoten-Reentrytachykardie
(AVNRT); Zittern der Grundlinie (Artefakt)

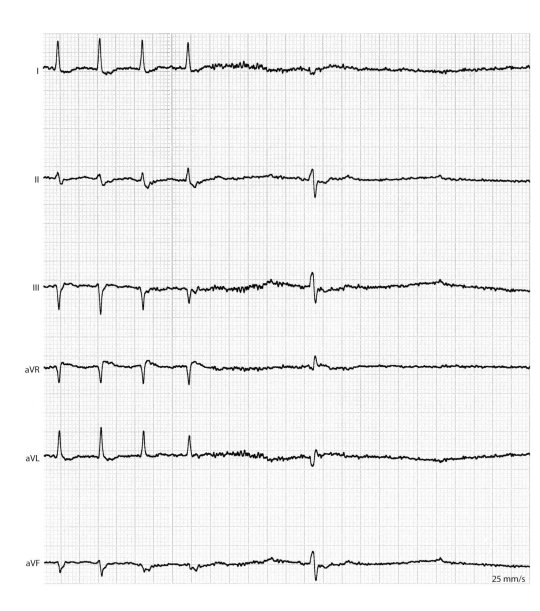

25 mm/s

Grundrhythmus: Tachykardie mit schmalem QRS-Komplex	**Path. Q-Zacken:** nein
	Path. S-Zacken: nein
Herzfrequenz (/min): 136	**R/S-Umschlag:** nur Extremitätenableitungen vorhanden
Lagetyp: Linkstyp	
P-Welle: keine P-Welle sichtbar	**Sokolow-Lyon-Index (mV):** nur Extremitätenableitungen vorhanden
PQ-Dauer (ms): nicht messbar	
QRS-Dauer (ms): 100	**ST-Strecke:** isoelektrisch
QT-Dauer (ms): nicht messbar	**T-Welle:** während der Tachykardie kaum zu sehen

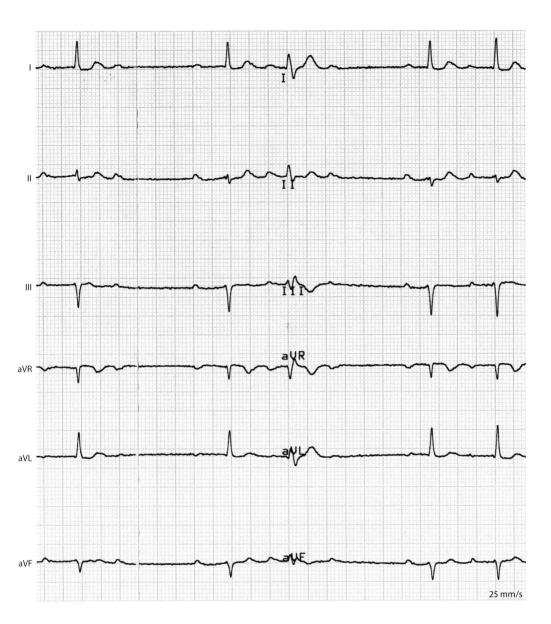

I

II

III

aVR

aVL

aVF

25 mm/s

U-Welle: nein

Besonderheit: Die Ableitung zwischen AV-Block (linke Buchseite) und Ersatzrhythmus (rechte Buchseite) wurde aus Platzgründen um 10 Sekunden gekürzt, damit der Übergang in den Sinusrhythmus sichtbar wird.

Cave: Papiergeschwindigkeit 25 mm/s

Interpretation: Bei einer Herzfrequenz von 136/min könnte als Differenzialdiagnose eine AV(N)RT oder ein Vorhofflattern in Frage kommen. Zur Differenzierung wird Adenosin gegeben. Nach Gabe von Adenosin kommt es zu einem AV-Block mit längerer Pause und einem Ersatzrhythmus. Es stellen sich keine P-Wellen dar. Ursache der Tachykardie war eine AVNRT.

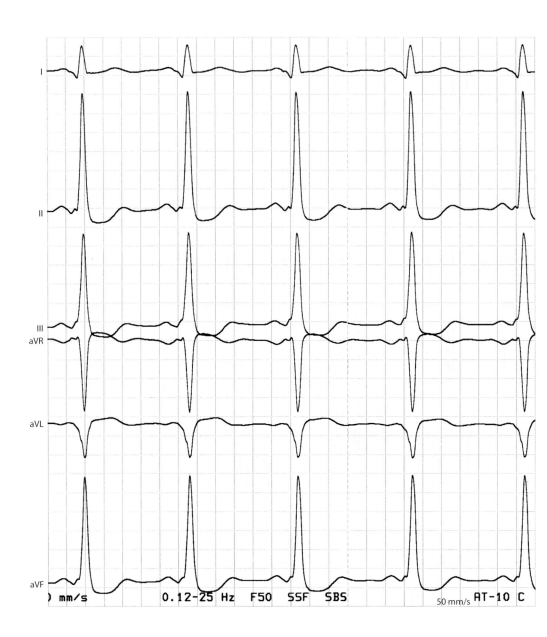

Grundrhythmus: Sinusrhythmus

Herzfrequenz (/min): 107

Lagetyp: Steiltyp

PQ-Dauer (ms): 100

QRS-Dauer (ms): 100

QT-Dauer (ms): 320

Path. Q-Zacken: nein

Path. S-Zacken: nein

R/S-Umschlag in: $V_{2/3}$

Sokolow-Lyon-Index (mV): 2,4

ST-Strecke: ST-Strecken-Senkungen in II, III, aVF, V_5 und V_6 im Sinne einer Erregungsrückbildungsstörung sind bei Delta-Wellen nicht pathologisch.

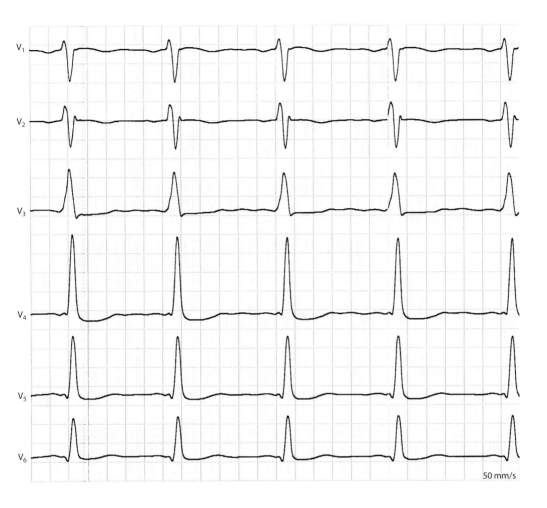

50 mm/s

T-Welle: abgeflacht

U-Welle: nein

Interpretation: Delta-Welle in II, III, aVF und V_3; durch die Veränderung der Erregungsausbreitung kommt es zu ST-Strecken-Veränderungen, die nicht im Sinne einer Ischämie gedeutet werden können. Ausschließen lässt sich eine Ischämie hierdurch nicht, so dass bei entsprechender Klinik ein Vor-EKG oder Laboruntersuchungen hilfreich sind.

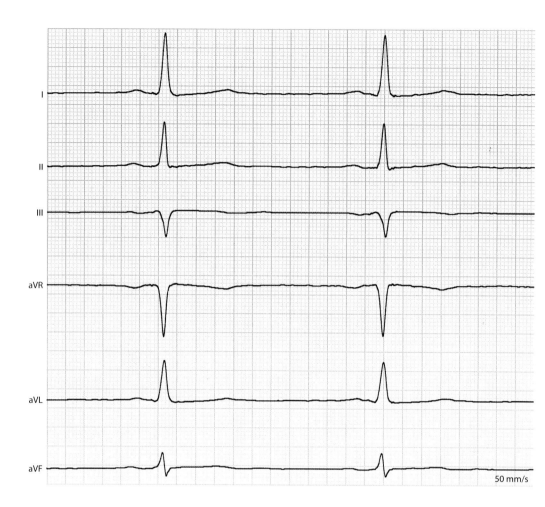

50 mm/s

Grundrhythmus: Sinusrhythmus	**QT-Dauer (ms):** 400
Herzfrequenz (/min): 52	**Path. Q-Zacken:** nein
Lagetyp: Linkstyp	**Path. S-Zacken:** nein
PQ-Dauer (ms): 180	**R/S-Umschlag in:** $V_{3/4}$, träge R-Progression
QRS-Dauer (ms): 90	**Sokolow-Lyon-Index (mV):** 2,9

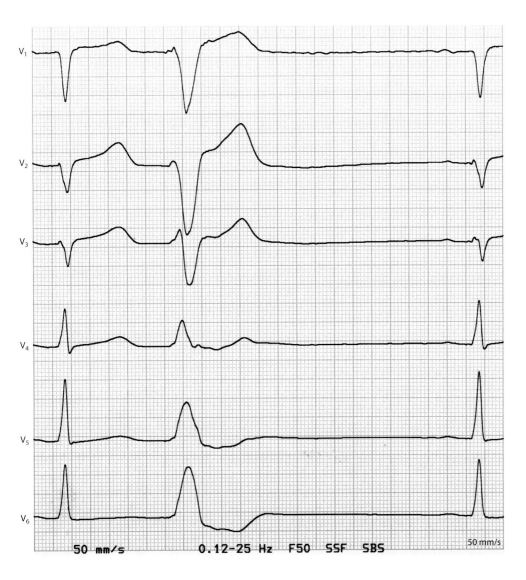

V₁

V₂

V₃

V₄

V₅

V₆

50 mm/s   0.12-25 Hz   F50   SSF   SBS   50 mm/s

ST-Strecke: isoelektrisch
T-Welle: flach in V₆ (Nur die schmalen QRS-Komplexe sind verwertbar.)
U-Welle: nein

Interpretation: linkspräkordiale Abflachung und eine VES in den Brustwandableitungen

Grundrhythmus: Sinusrhythmus

Herzfrequenz (/min): 76

Lagetyp: da nur die Brustwandableitungen vorliegen, nicht bestimmbar

PQ-Dauer (ms): 180

QRS-Dauer (ms): 80

QT-Dauer (ms): 320

Path. Q-Zacken: nein

Path. S-Zacken: nein

R/S-Umschlag in: $V_{4/5}$, vespätet, R-Verlust in V_2, sonst kein R-Verlust, aber träge R-Progression

Sokolow-Lyon-Index (mV): 1,4

ST-Strecke: Hebung in V_2 aus einem tiefen S heraus, daher nicht als Infarkt zu werten

T-Welle: präterminale T-Negativierung in V_5 und V_6

U-Welle: nein

Interpretation: VES, wobei der eigentliche Grundrhythmus nicht beeinflusst wird. Dies nennt man interponierte VES.

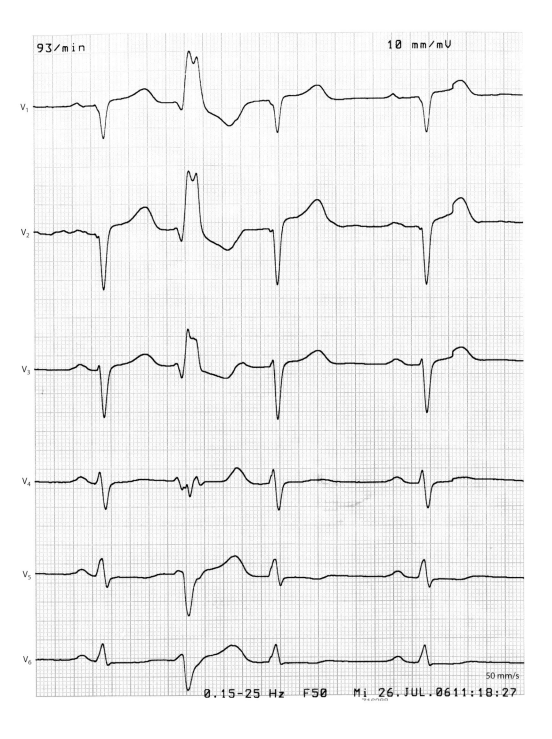

93/min

10 mm/mV

V1

V2

V3

V4

V5

V6

50 mm/s

0.15-25 Hz   F50   Mi 26.JUL.06 11:18:27

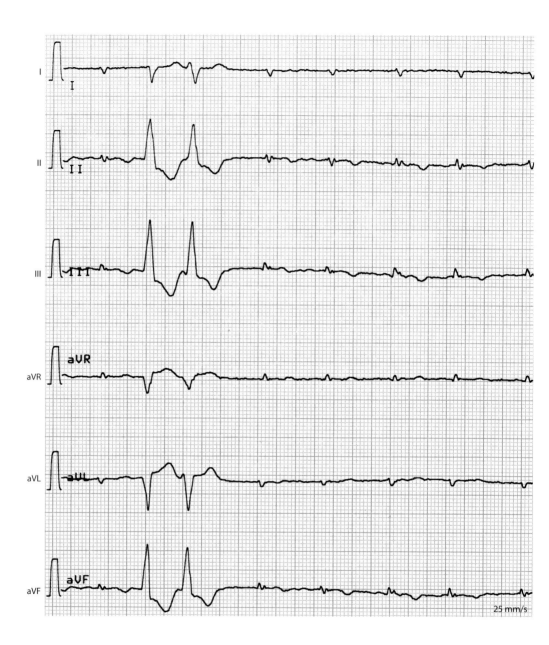

Grundrhythmus: Vorhofflimmern	QT-Dauer (ms): 380
Herzfrequenz (/min): 90	Path. Q-Zacken: R-Verlust bis V_3 (QS-Komplex)
Lagetyp: Rechtstyp	Path. S-Zacken: nein
PQ-Dauer (ms): keine P-Welle	R/S-Umschlag in: $V_{4/5}$
QRS-Dauer (ms): 100	Sokolow-Lyon-Index (mV): 1,6

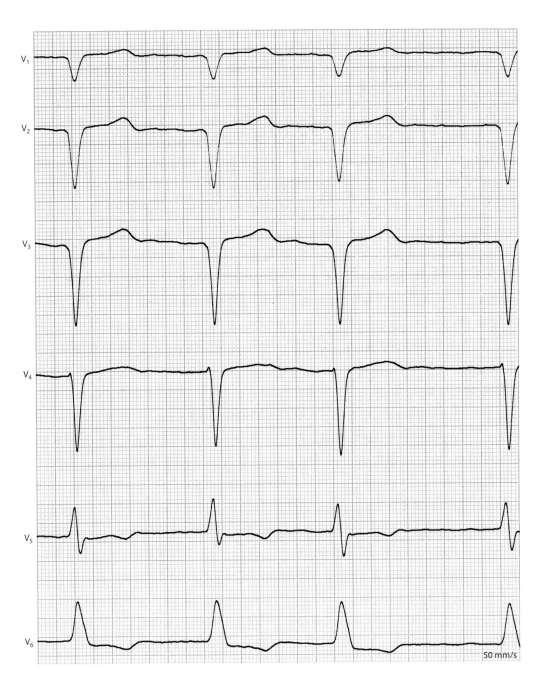

ST-Strecke: diskrete Elevation in V_2 bis V_4 aus einem tiefen S heraus

T-Welle: präterminal negativ in V_5 und V_6, peripher bei Niedervoltage nicht beurteilbar

U-Welle: nein

Interpretation: periphere Niedervoltage und ein Couplet bei Vorhofflimmern; R-Verlust bis V_3, präterminale T-Negativierung linkspräkordial

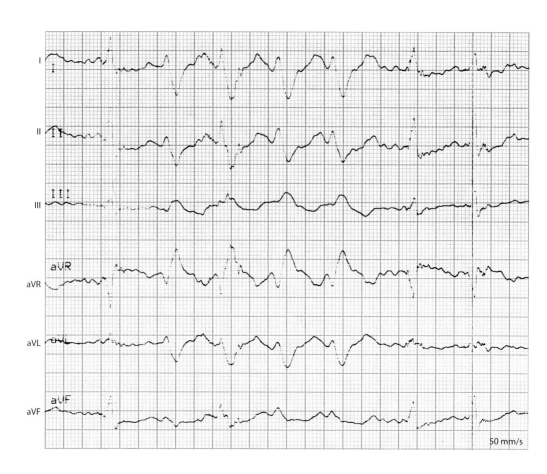

50 mm/s

Grundrhythmus: Vorhofflimmern

Herzfrequenz (/min): in der Salve 200/min, im EKG mit schmalerem QRS-Komplex ca. 100/min

Lagetyp: Indifferenztyp

PQ-Dauer (ms): keine P-Welle

QRS-Dauer (ms): 90

QT-Dauer (ms): 300

Path. Q-Zacken: nein

Path. S-Zacken: nein

R/S-Umschlag in: $V_{3/4}$

Sokolow-Lyon-Index (mV): 2,3

ST-Strecke: deszendierende ST-Strecken-Senkung in V_5 und V_6

T-Welle: präterminal negativ in V_6, Extremitäten bei verwackeltem EKG nicht sicher beurteilbar

U-Welle: nicht beurteilbar

Interpretation: Es zeigt sich eine ventrikuläre Vierer-Salve mit einer Frequenz in der Salve von 200/min.

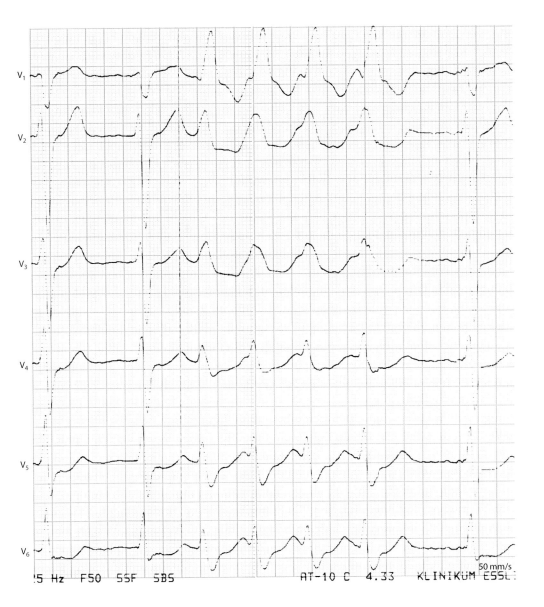

V₁

V₂

V₃

V₄

V₅

V₆

'5 Hz F50 S5F SBS   AT-10 C 4.33   KLINIKUM ESSL

50 mm/s

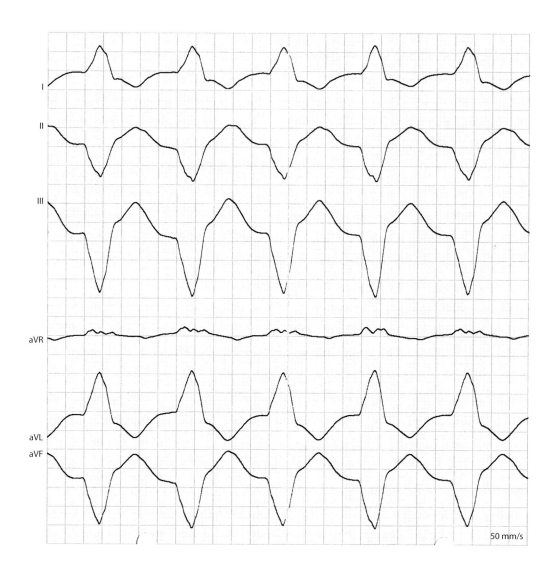

Grundrhythmus: ventrikuläre Tachykardie	**QRS-Dauer (ms):** ca. 140
Herzfrequenz (/min): 125	**QT-Dauer (ms):** nicht beurteilbar
Lagetyp: nicht beurteilbar	**Path. Q-Zacken:** nicht beurteilbar
PQ-Dauer (ms): retrograde P-Welle	**Path. S-Zacken:** nicht beurteilbar

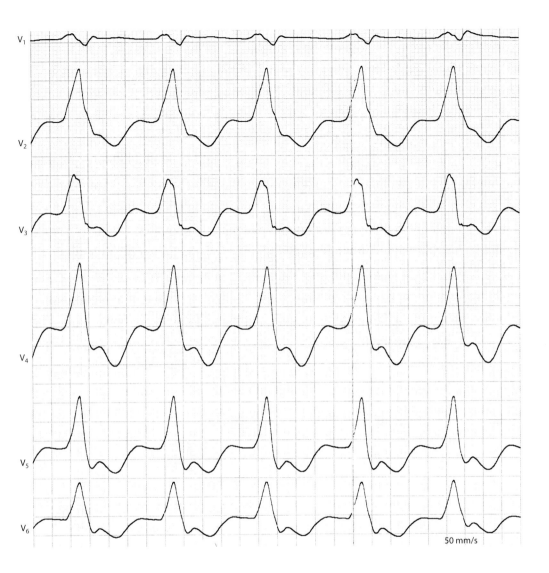

V₁

V₂

V₃

V₄

V₅

V₆

50 mm/s

R/S-Umschlag in: nicht beurteilbar

Sokolow-Lyon-Index (mV): nicht beurteilbar

ST-Strecke: nicht beurteilbar

T-Welle: nicht beurteilbar

U-Welle: nicht beurteilbar

Interpretation: Tachykardie mit breiten QRS-Komplexen und retrograder P-Welle

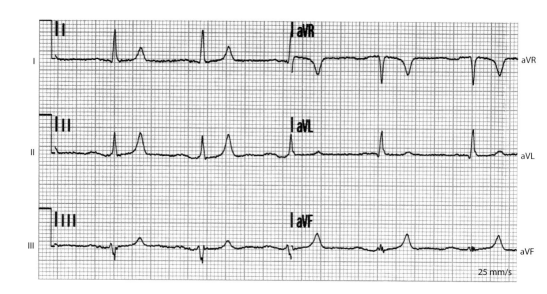

Grundrhythmus: Sinusrhythmus

Herzfrequenz (/min): 62

Lagetyp: Linkstyp

PQ-Dauer (ms): 200, grenzwertig verlängert

QRS-Dauer (ms): 200

QT-Dauer (ms): 360

Path. Q-Zacken: nein

Path. S-Zacken: nein

R/S-Umschlag in: $V_{2/3}$, etwas vorzeitig

Sokolow-Lyon-Index (mV): 1,7

ST-Strecke: isoelektrisch

T-Welle: hohes, spitzes, symmetrisches T in II und V_3 bis V_5, das mehr als 2/3 der R-Zacke misst

U-Welle: nein

Interpretation: Pathologische T-Welle; hier ist die Ursache eine Hyperkaliämie. Die Zeiten sind bei einer Schreibweise von 25mm/s nicht so sicher auszumessen.

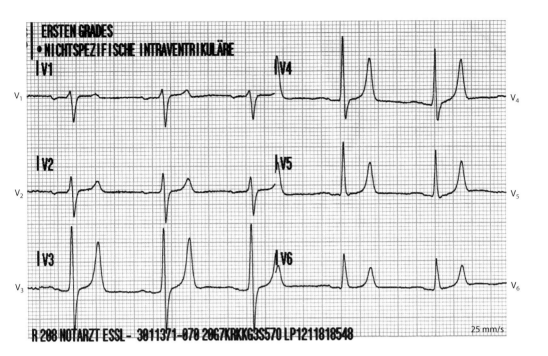

ERSTEN GRADES
• NICHTSPEZIFISCHE INTRAVENTRIKULÄRE

V1   V4

V2   V5

V3   V6

R 208 NOTARZT ESSL - 3011371-070 20G7KRKKG3S570 LP1211818548   25 mm/s

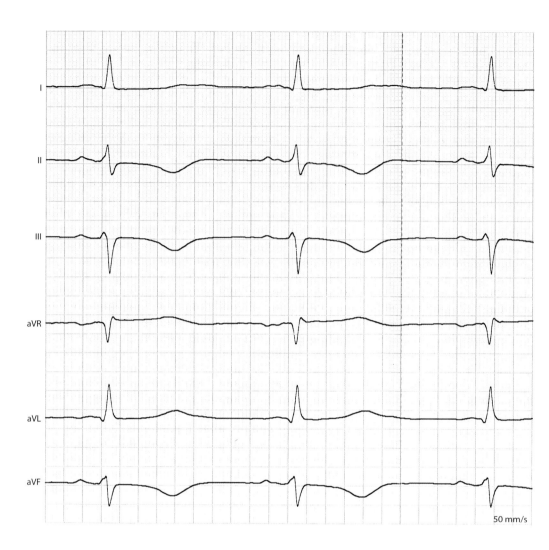

50 mm/s

Grundrhythmus: Sinusrhythmus
Herzfrequenz (/min): 60
Lagetyp: Linkstyp bis überdrehter Linkstyp
PQ-Dauer (ms): 160
QRS-Dauer (ms): 100
QT-Dauer (ms): 500

Path. Q-Zacken: nein
Path. S-Zacken: nein
R/S-Umschlag in: $V_{3/4}$, aber R-Verlust in V_2
Sokolow-Lyon-Index (mV): 2,5
ST-Strecke: ST-Elevation in V_2 aus einem tiefen S
heraus (kein Infarktzeichen)

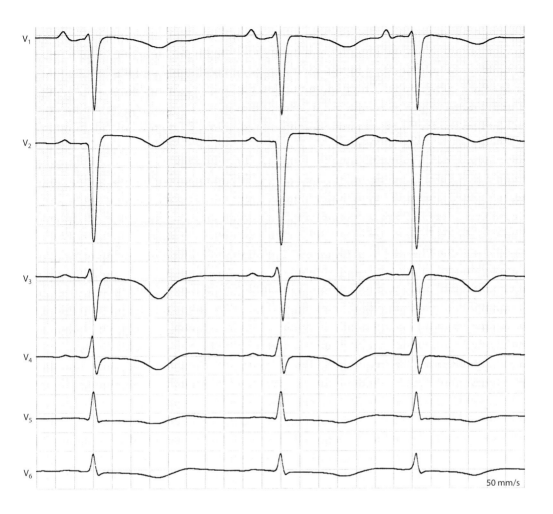

V₁

V₂

V₃

V₄

V₅

V₆

50 mm/s

T-Welle: T-Negativierung, gleichschenklig (terminal) in II, III, aVF und V_2 bis V_6

U-Welle: nein

Interpretation: Long-QT-Syndrom; bei termimaler T-Negativierung kann die Ursache des Long-QT-Syndroms eine KHK sein, jedoch findet man auch ohne eine KHK Kammerendteilveränderungen in allen Ableitungen; eine SVES in den Brustwandableitungen.

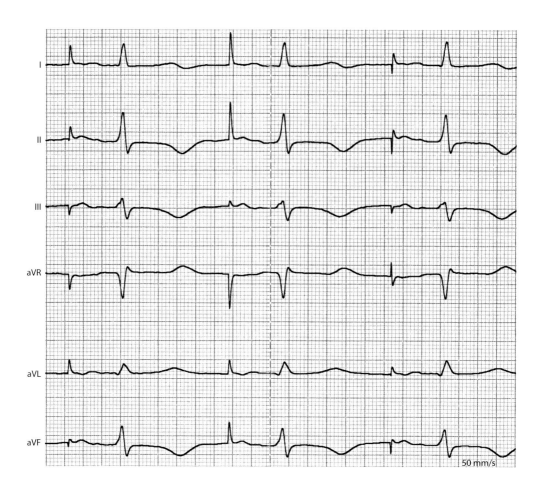

50 mm/s

Grundrhythmus: AAI-Stimulation

Herzfrequenz (/min): 70

Lagetyp: Linkstyp

PQ-Dauer (ms): 200

QRS-Dauer (ms): 100

QT-Dauer (ms): 450

Path. Q-Zacken: nein

Path. S-Zacken: nein

R/S-Umschlag in: $V_{3/4}$

Sokolow-Lyon-Index (mV): 1,5

ST-Strecke: isoelektrisch

T-Welle: negativ in II, III, aVF und V_3 bis V_6

U-Welle: nein

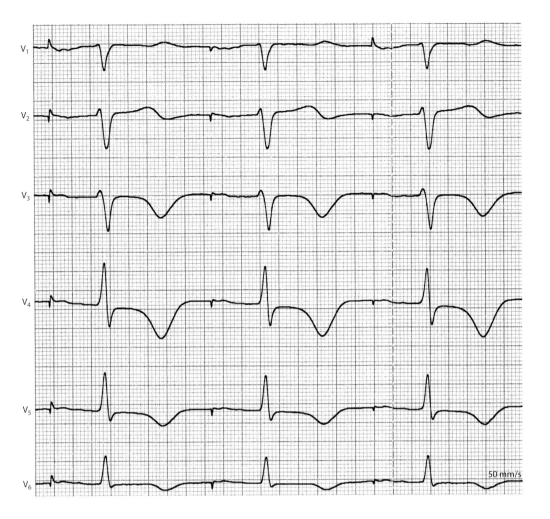

Interpretation: AAI-Stimulation; die QRS-Komplexe lassen sich hier beurteilen, da die Erregung über die Tawara-Schenkel läuft. Da aus dem EKG nicht ersichtlich wird, ob es sich um einen DDD-Schrittmacher handeln könnte, der eine Stimulation im Ventrikel durchführt, sind die Kammerendteil-veränderungen nicht sicher einzuordnen. Wenn eine ventrikuläre Stimulation häufig vorkommt, so sind die Kammerendteile in normalen, selbst übergeleiteten QRS-Kompexen häufig verändert.

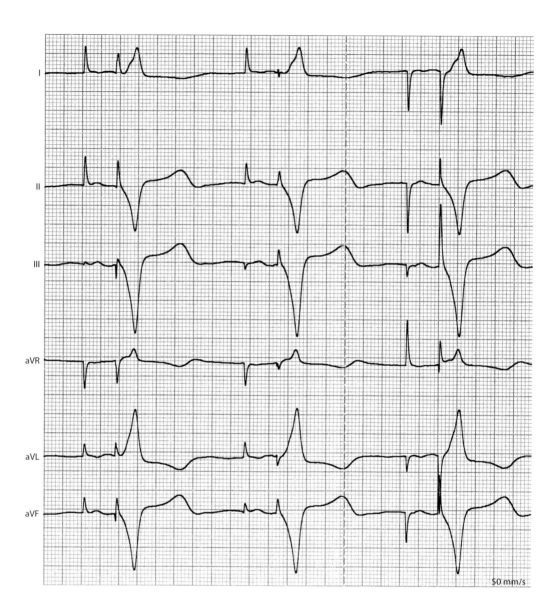

50 mm/s

Grundrhythmus: DDD-Stimulation

Herzfrequenz (/min): 70

Lagetyp: formal ein überdrehter Linkstyp

P-Welle: verformt durch die Schrittmacher-stimulation

PQ-Dauer (ms): siehe Interpretation

QRS-Dauer (ms): 150 (anhand der QRS-Komplexe, die nicht mit dem Schrittmacher-Impuls beginnen)

QT-Dauer (ms): 470

Path. Q-Zacken: nicht verwertbar

Path. S-Zacken: nicht verwertbar

R/S-Umschlag: S-Zacken bis V_6

Sokolow-Lyon-Index (mV): nicht verwertbar

ST-Strecke: nicht verwertbar

T-Welle: nicht verwertbar

U-Welle: nicht verwertbar

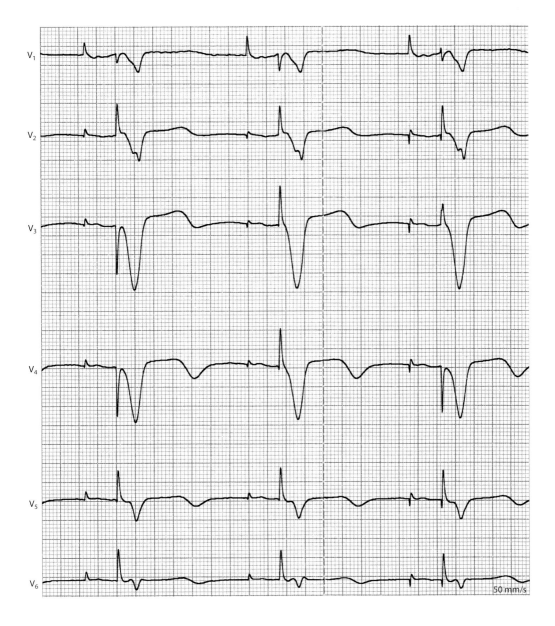

Interpretation: Die P-Welle ist in den Ableitungen II, III, aVF und V_2-V_5 gut zu erkennen. Der Schrittmacher gibt demnach den Rhythmus im Vorhof vor. Statt der PQ-Dauer bestimmt man im Schrittmacher-EKG den Abstand der Stimulations-Impulse (die programmierte AV-Zeit), welche hier 170 ms beträgt. Aus den S-Zacken bis V_6 lässt sich mit Kenntniss der üblichen Schrittmacher-Geräte folgern, dass die Sonde im Bereich der Herzspitze des rechten Ventrikels liegt.

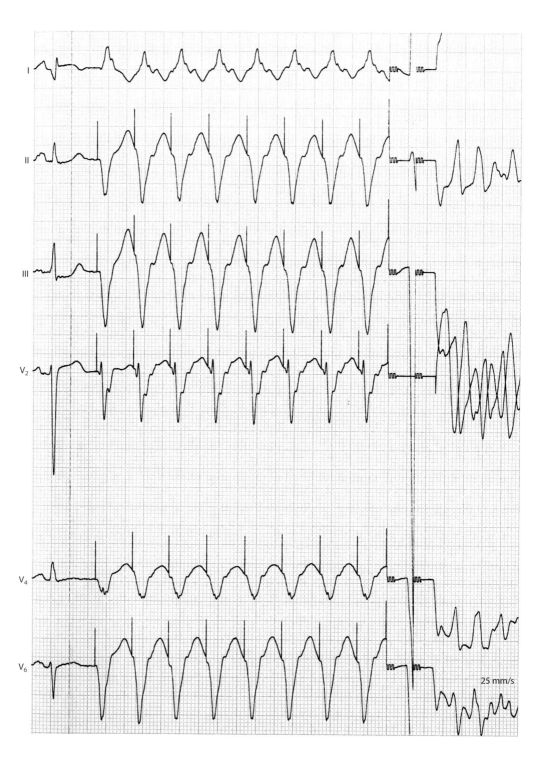

25 mm/s

Besonderheit: In diesem Beispiel sind fortlaufend nur die Ableitungen I, II, III sowie V_2, V_4 und V_6 gezeigt.

Interpretation: Im EKG zeigt sich nur ein normaler QRS-Komplex. Hinter diesem QRS-Komplex wird eine Kammerstimulation durchgeführt, so dass

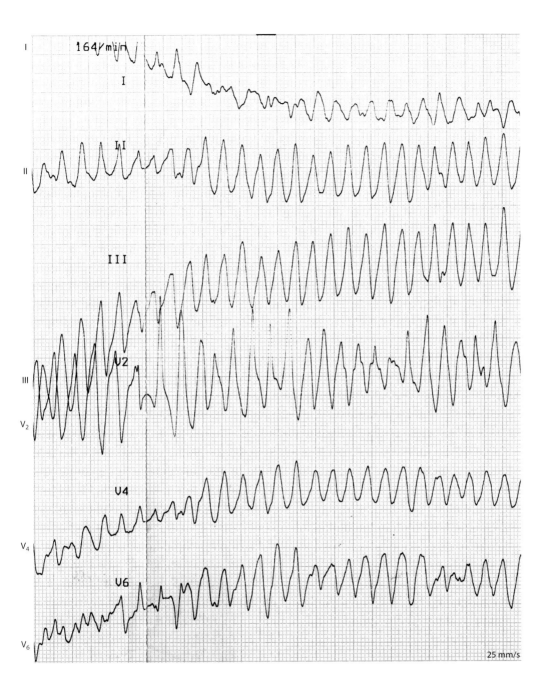

eine Messung der EKG-Parameter nicht sinnvoll ist. Hier wird ein spezieller Schrittmacher getestet, der Kammerflimmern durch Elektroschockabgabe beenden kann (ICD, Implantierbarer Cardioverter Defibrillator). Dazu wird ein Kammerflimmern induziert, um sicher zu gehen, dass der Schrittmacher dieses erkennt und sicher beenden kann. Im EKG sieht man zunächst den Übergang von einem Sinusrhythmus in einen schnellen Schrittmacherrhythmus. Dann wird ein Elektroschock abgegeben, der zu Kammerflimmern führt. Die erfolgreiche Beendigung des Flimmerns ist hier nicht gezeigt, da die zweite Elektroschockabgabe ganz ähnlich aussieht, wie die auf S. 304.

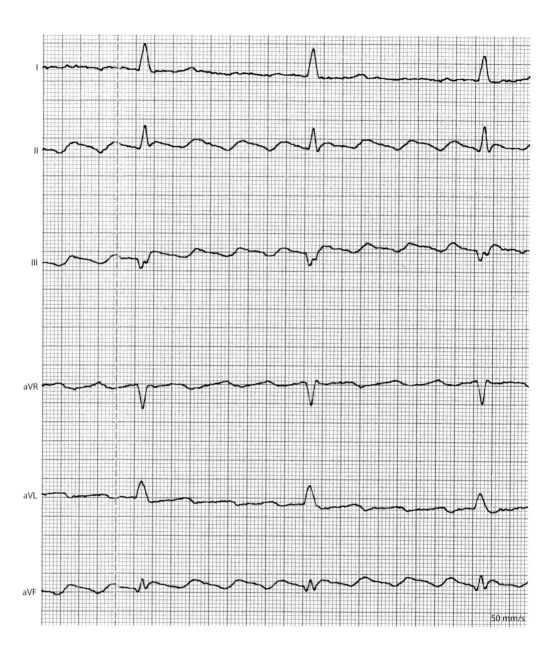

Grundrhythmus: _____   PQ-Dauer (ms): _____

Herzfrequenz (/min): _____   QRS-Dauer (ms): _____

Lagetyp: _____   QT-Dauer (ms): _____

P-Welle: _____   Path. Q-Zacken: _____

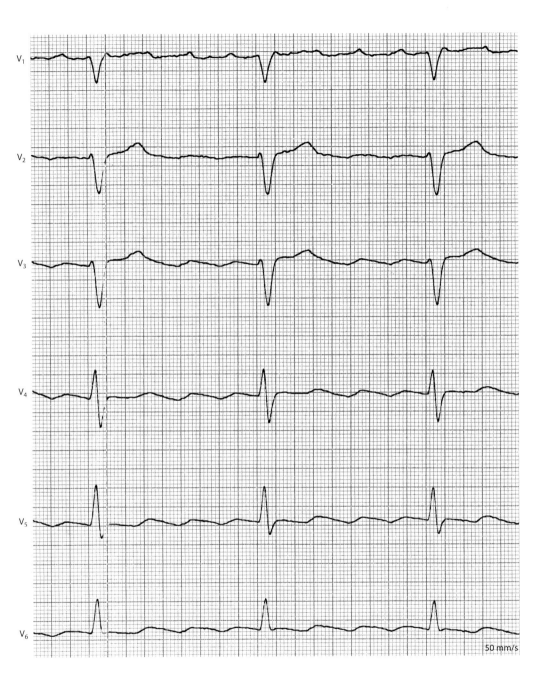

Path. S-Zacken: _____   T-Welle: _____

R/S-Umschlag in: _____   U-Welle: _____

Sokolow-Lyon-Index (mV): _____   Interpretation: _____

ST-Strecke: _____

307

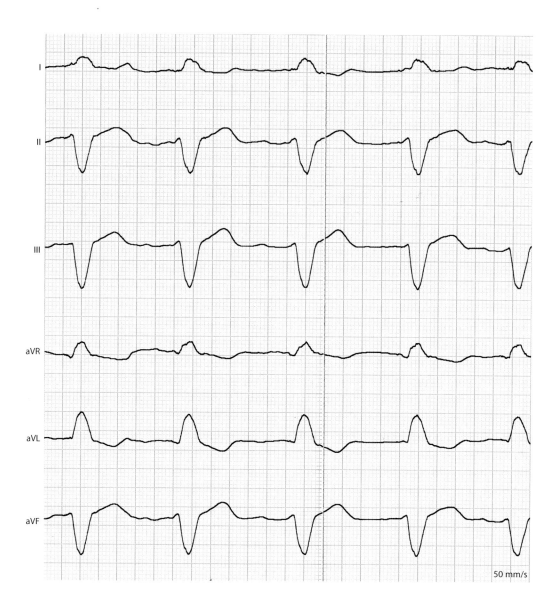

50 mm/s

Grundrhythmus: _____   PQ-Dauer (ms): _____
Herzfrequenz (/min): _____   QRS-Dauer (ms): _____
Lagetyp: _____   QT-Dauer (ms): _____
P-Welle: _____   Path. Q-Zacken: _____

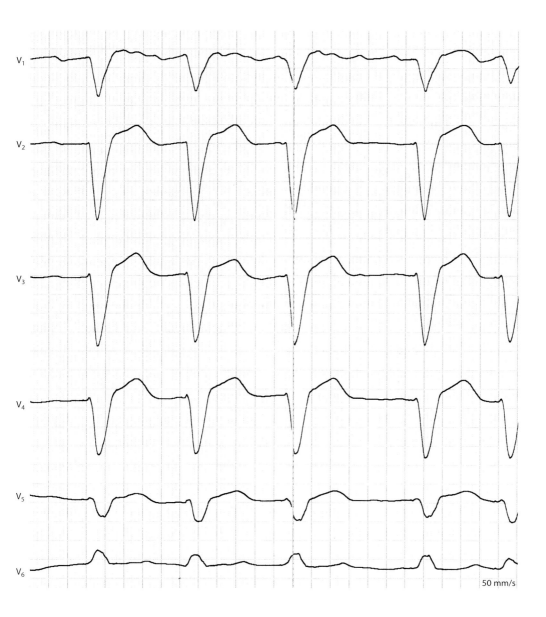

V₁

V₂

V₃

V₄

V₅

V₆

50 mm/s

Path. S-Zacken: _____   T-Welle: _____

R/S-Umschlag in: _____   U-Welle: _____

Sokolow-Lyon-Index (mV): _____   Interpretation: _____

ST-Strecke: _____

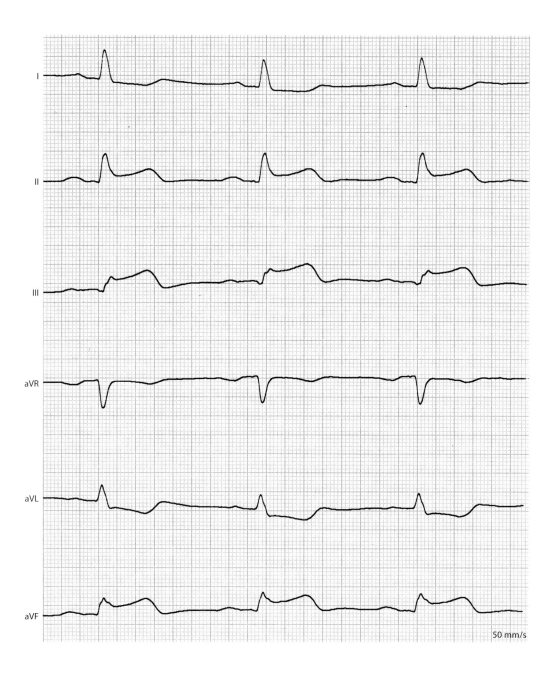

50 mm/s

Grundrhythmus: _____   PQ-Dauer (ms): _____
Herzfrequenz (/min): _____   QRS-Dauer (ms): _____
Lagetyp: _____   QT-Dauer (ms): _____
P-Welle: _____   Path. Q-Zacken: _____

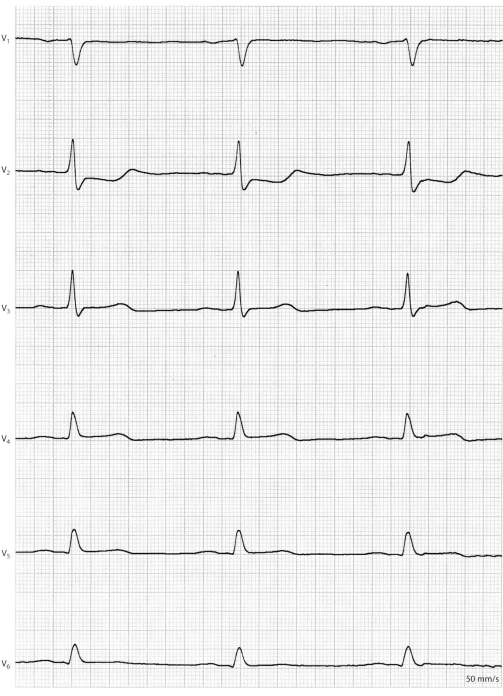

50 mm/s

Path. S-Zacken: _____ T-Welle: _____
R/S-Umschlag in: _____ U-Welle: _____
Sokolow-Lyon-Index (mV): _____ Interpretation: _____
ST-Strecke: _____

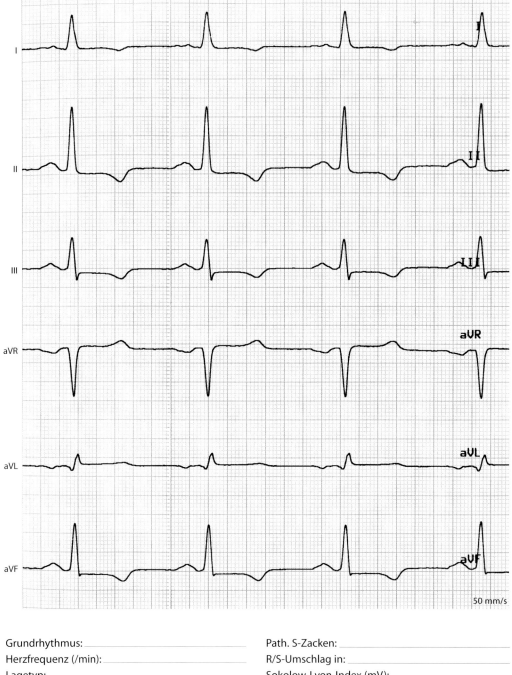

Grundrhythmus: _____

Herzfrequenz (/min): _____

Lagetyp: _____

P-Welle: _____

PQ-Dauer (ms): _____

QRS-Dauer (ms): _____

QT-Dauer (ms): _____

Path. Q-Zacken: _____

Path. S-Zacken: _____

R/S-Umschlag in: _____

Sokolow-Lyon-Index (mV): _____

ST-Strecke: _____

T-Welle: _____

U-Welle: _____

Interpretation: _____

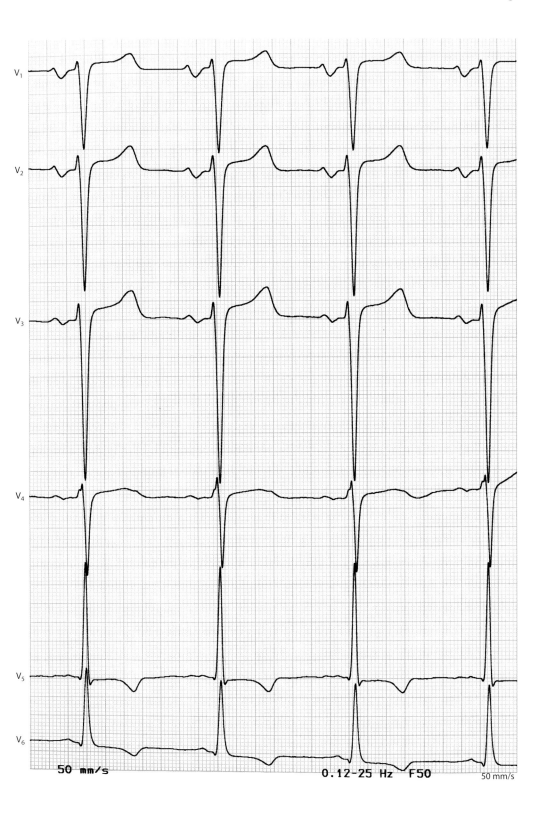

50 mm/s

0.12-25 Hz   F50

50 mm/s

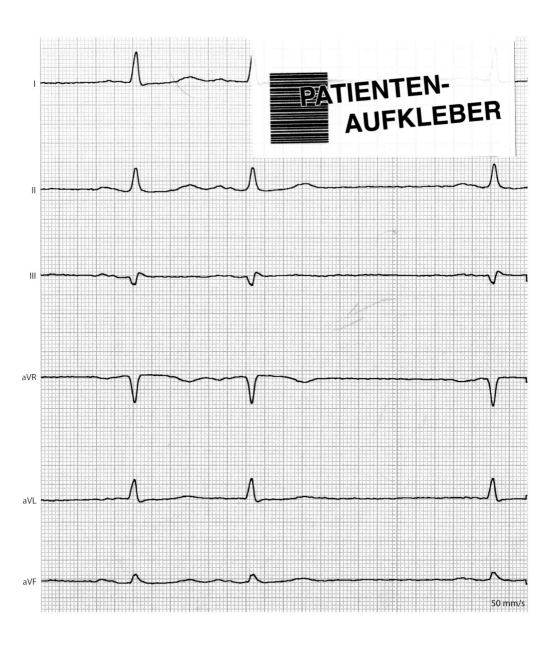

Grundrhythmus: _____   PQ-Dauer (ms): _____

Herzfrequenz (/min): _____   QRS-Dauer (ms): _____

Lagetyp: _____   QT-Dauer (ms): _____

P-Welle: _____   Path. Q-Zacken: _____

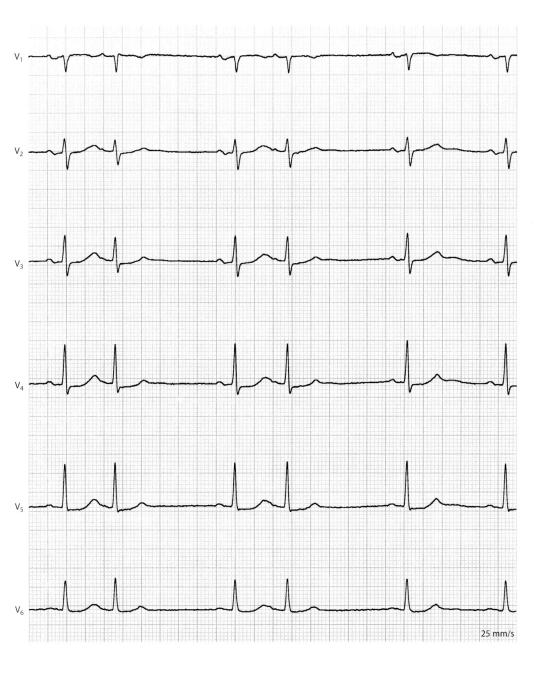

25 mm/s

Path. S-Zacken: _____   T-Welle: _____
R/S-Umschlag in: _____   U-Welle: _____
Sokolow-Lyon-Index (mV): _____   Interpretation: _____
ST-Strecke: _____

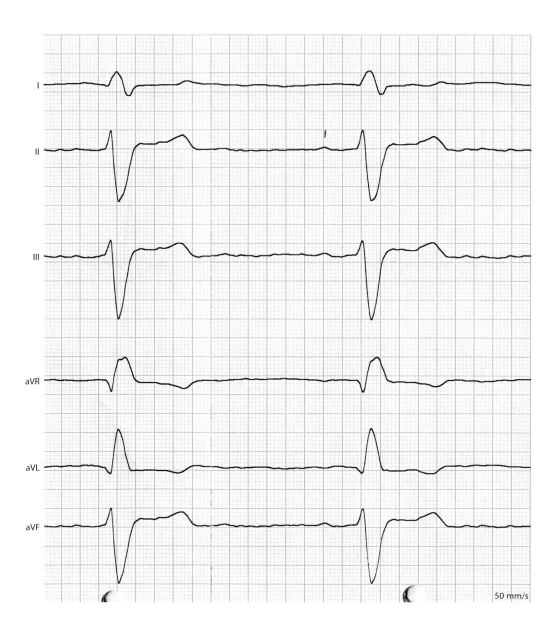

50 mm/s

Grundrhythmus: _____   PQ-Dauer (ms): _____

Herzfrequenz (/min): _____   QRS-Dauer (ms): _____

Lagetyp: _____   QT-Dauer (ms): _____

P-Welle: _____   Path. Q-Zacken: _____

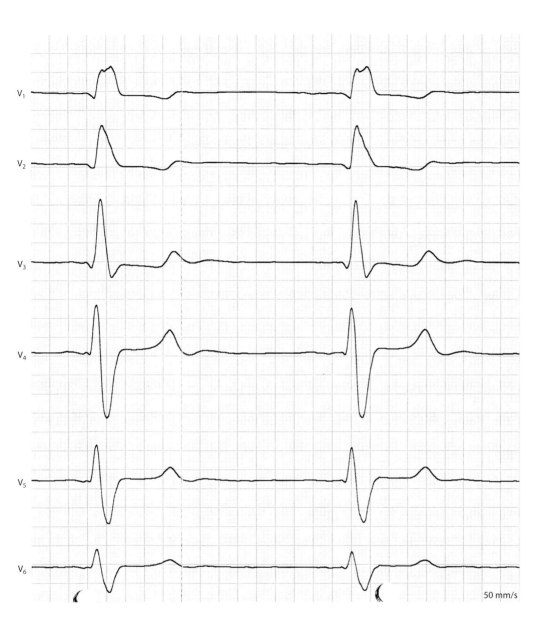

50 mm/s

Path. S-Zacken: _____	T-Welle: _____
R/S-Umschlag in: _____	U-Welle: _____
Sokolow-Lyon-Index (mV): _____	Interpretation: _____
ST-Strecke: _____	

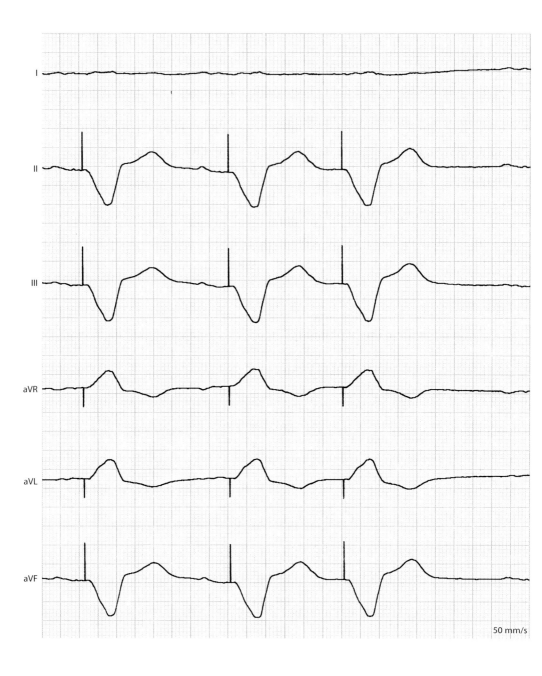

50 mm/s

Grundrhythmus: _____   PQ-Dauer (ms): _____

Herzfrequenz (/min): _____   QRS-Dauer (ms): _____

Lagetyp: _____   QT-Dauer (ms): _____

P-Welle: _____   Path. Q-Zacken: _____

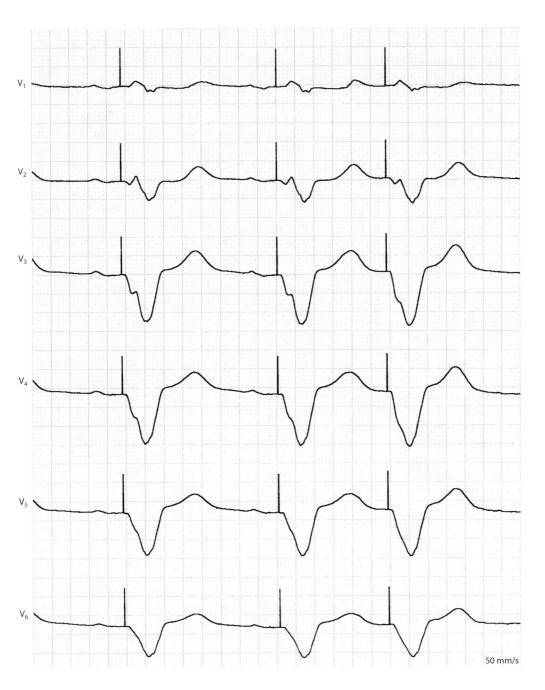

Path. S-Zacken: _____   T-Welle: _____
R/S-Umschlag in: _____   U-Welle: _____
Sokolow-Lyon-Index (mV): _____   Interpretation: _____
ST-Strecke: _____

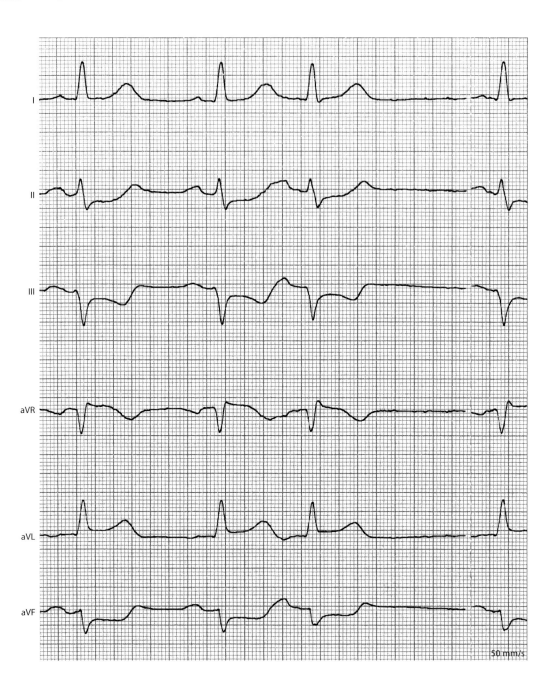

Grundrhythmus: _____   PQ-Dauer (ms): _____
Herzfrequenz (/min): _____   QRS-Dauer (ms): _____
Lagetyp: _____   QT-Dauer (ms): _____
P-Welle: _____   Path. Q-Zacken: _____

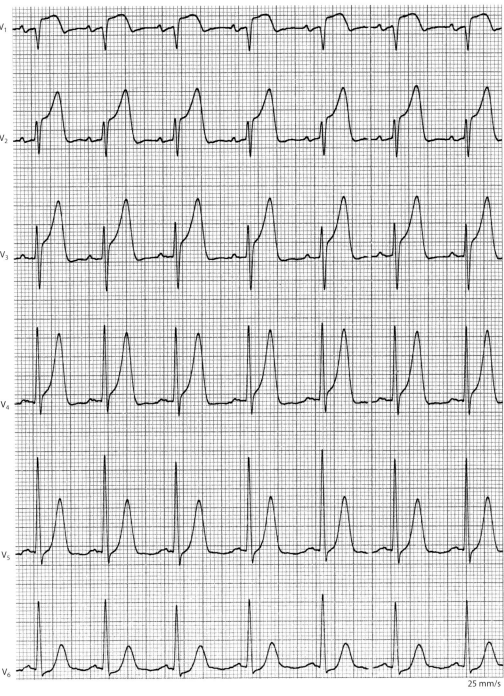

25 mm/s

Path. S-Zacken: _____   T-Welle: _____
R/S-Umschlag in: _____   U-Welle: _____
Sokolow-Lyon-Index (mV): _____   Interpretation: _____
ST-Strecke: _____

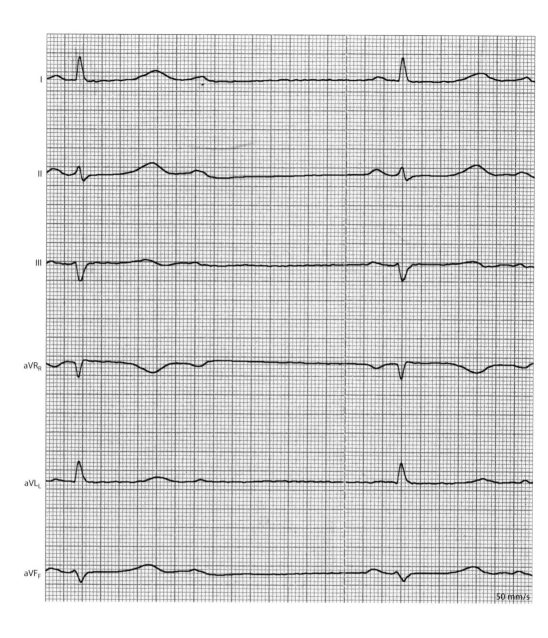

50 mm/s

Grundrhythmus: _____

Herzfrequenz (/min): _____

Lagetyp: _____

P-Welle: _____

PQ-Dauer (ms): _____

QRS-Dauer (ms): _____

QT-Dauer (ms): _____

Path. Q-Zacken: _____

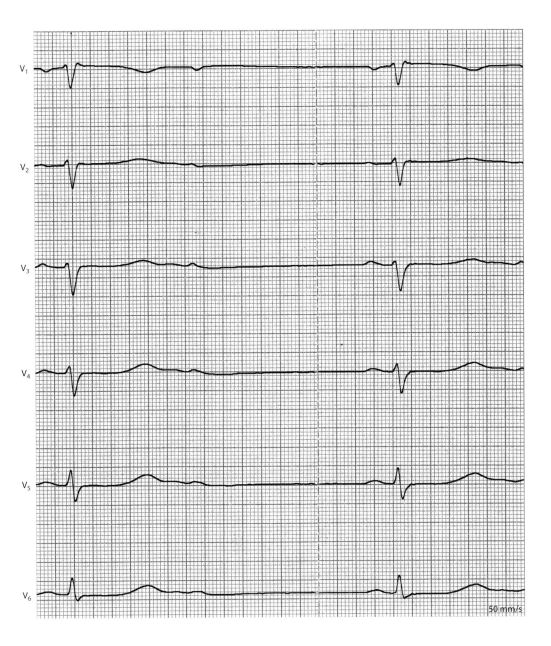

V₁

V₂

V₃

V₄

V₅

V₆

50 mm/s

Path. S-Zacken: _____   T-Welle: _____

R/S-Umschlag in: _____   U-Welle: _____

Sokolow-Lyon-Index (mV): _____   Interpretation: _____

ST-Strecke: _____

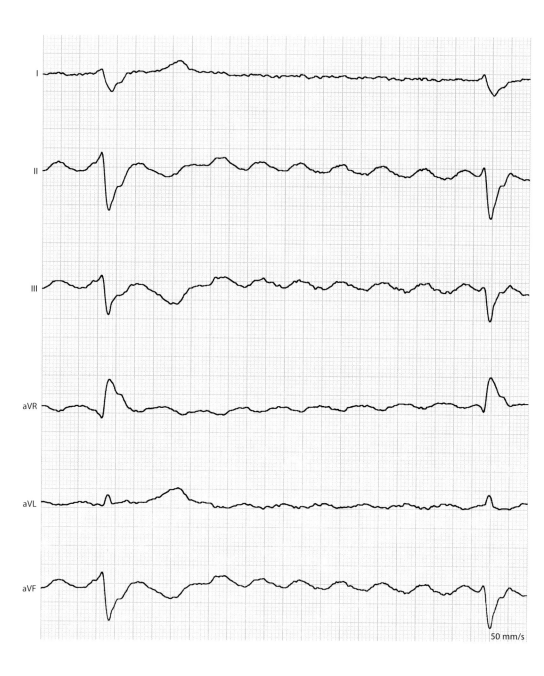

50 mm/s

Grundrhythmus: _____   PQ-Dauer (ms): _____

Herzfrequenz (/min): _____   QRS-Dauer (ms): _____

Lagetyp: _____   QT-Dauer (ms): _____

P-Welle: _____   Path. Q-Zacken: _____

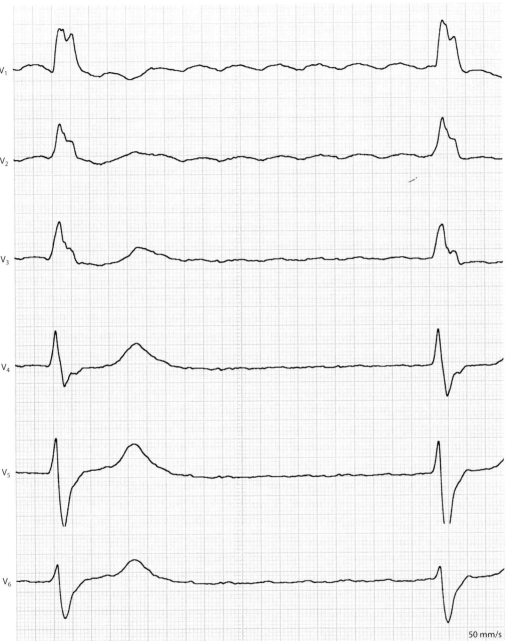

Path. S-Zacken: _____
R/S-Umschlag in: _____
Sokolow-Lyon-Index (mV): _____
ST-Strecke: _____

T-Welle: _____
U-Welle: _____
Interpretation: _____

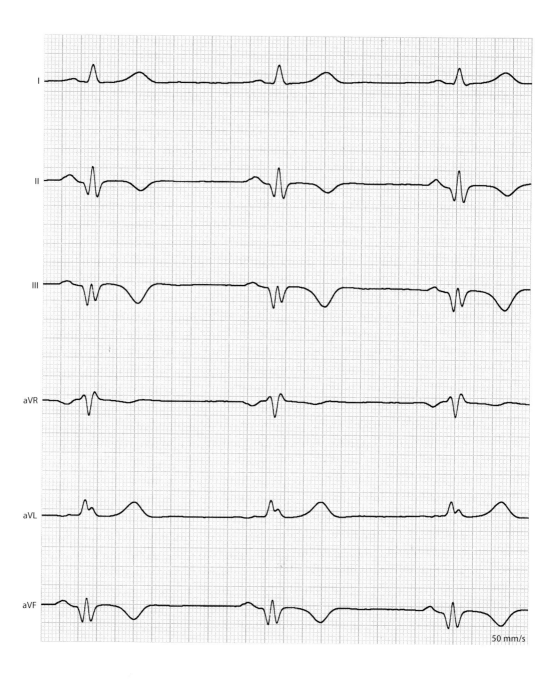

50 mm/s

Grundrhythmus: _____   PQ-Dauer (ms): _____
Herzfrequenz (/min): _____   QRS-Dauer (ms): _____
Lagetyp: _____   QT-Dauer (ms): _____
P-Welle: _____   Path. Q-Zacken: _____

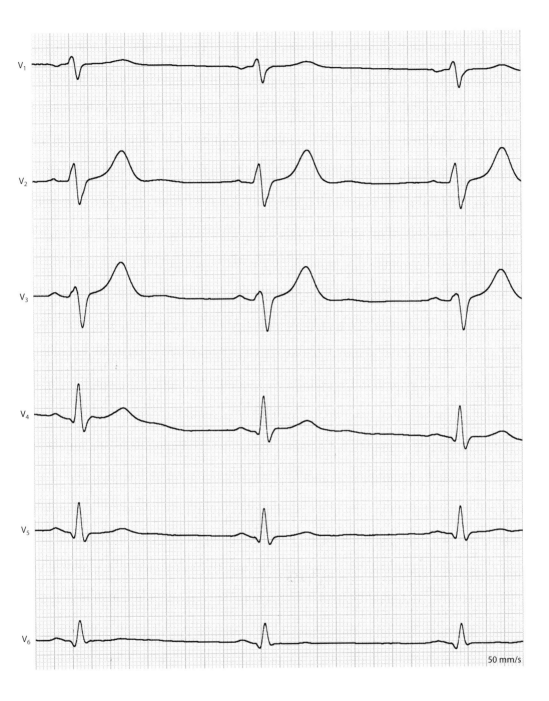

50 mm/s

Path. S-Zacken: _____

R/S-Umschlag in: _____

Sokolow-Lyon-Index (mV): _____

ST-Strecke: _____

T-Welle: _____

U-Welle: _____

Interpretation: _____

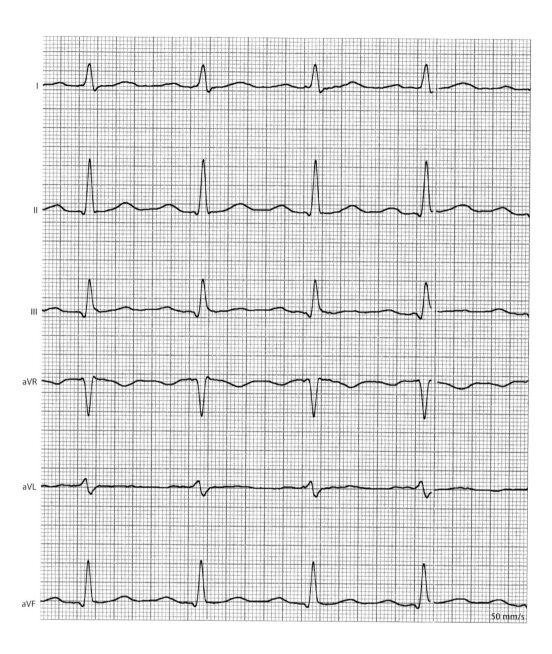

Grundrhythmus: _____   PQ-Dauer (ms): _____

Herzfrequenz (/min): _____   QRS-Dauer (ms): _____

Lagetyp: _____   QT-Dauer (ms): _____

P-Welle: _____   Path. Q-Zacken: _____

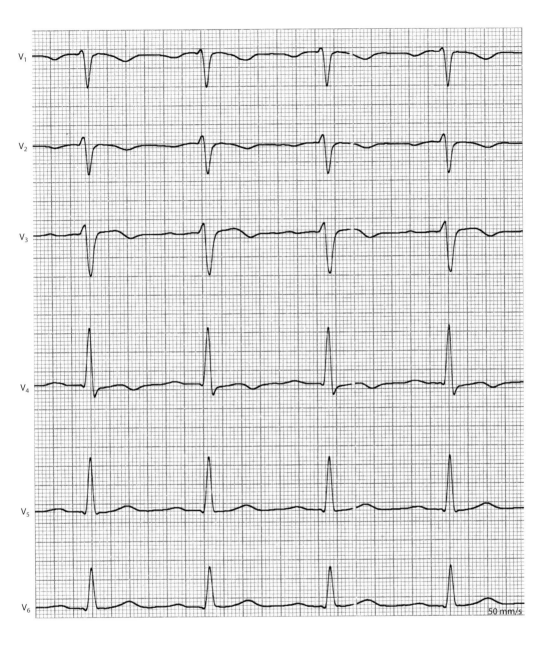

50 mm/s

Path. S-Zacken: _____   T-Welle: _____
R/S-Umschlag in: _____   U-Welle: _____
Sokolow-Lyon-Index (mV): _____   Interpretation: _____
ST-Strecke: _____

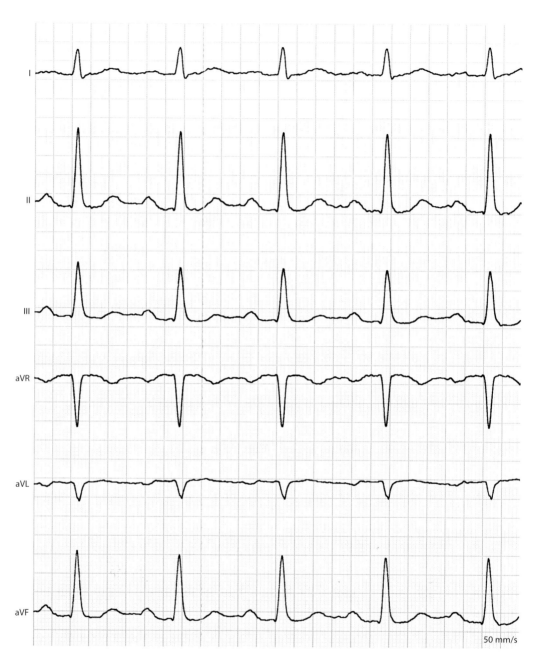

50 mm/s

Grundrhythmus: _____

Herzfrequenz (/min): _____

Lagetyp: _____

P-Welle: _____

PQ-Dauer (ms): _____

QRS-Dauer (ms): _____

QT-Dauer (ms): _____

Path. Q-Zacken: _____

Path. S-Zacken: _____

R/S-Umschlag in: _____

Sokolow-Lyon-Index (mV): _____

ST-Strecke: _____

T-Welle: _____

U-Welle: _____

Interpretation: _____

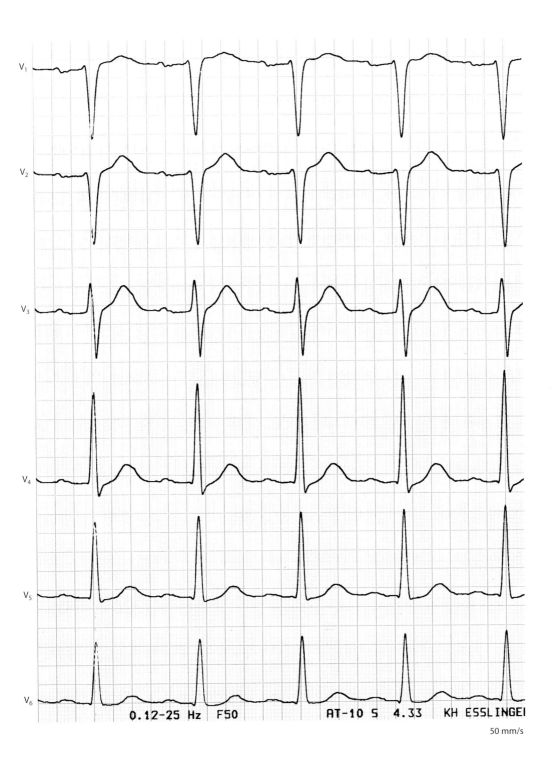

V₁

V₂

V₃

V₄

V₅

V₆

0.12-25 Hz   F50   AT-10 5   4.33   KH ESSLINGE

50 mm/s

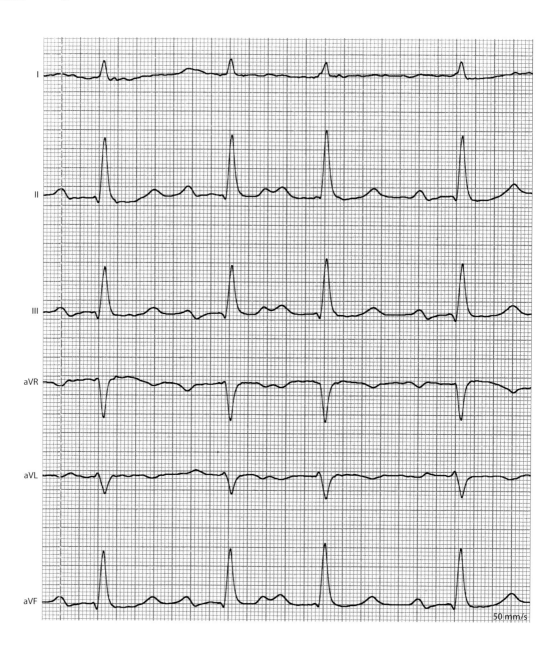

50 mm/s

Grundrhythmus: _____

Herzfrequenz (/min): _____

Lagetyp: _____

P-Welle: _____

PQ-Dauer (ms): _____

QRS-Dauer (ms): _____

QT-Dauer (ms): _____

Path. Q-Zacken: _____

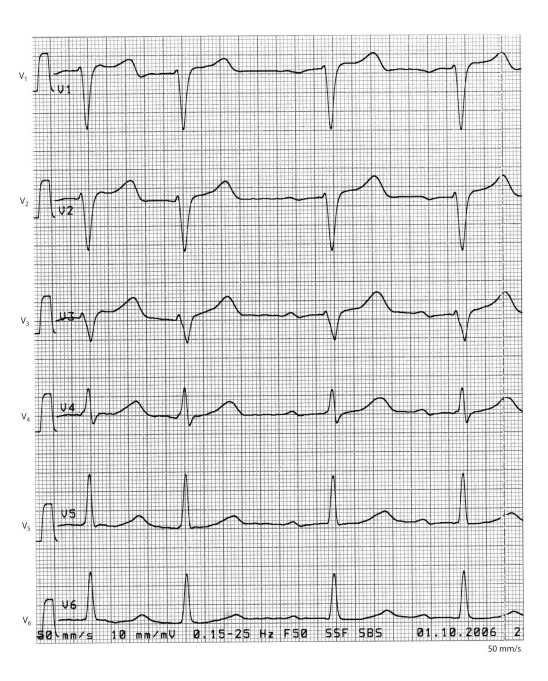

Path. S-Zacken: _____   T-Welle: _____

R/S-Umschlag in: _____   U-Welle: _____

Sokolow-Lyon-Index (mV): _____   Interpretation: _____

ST-Strecke: _____

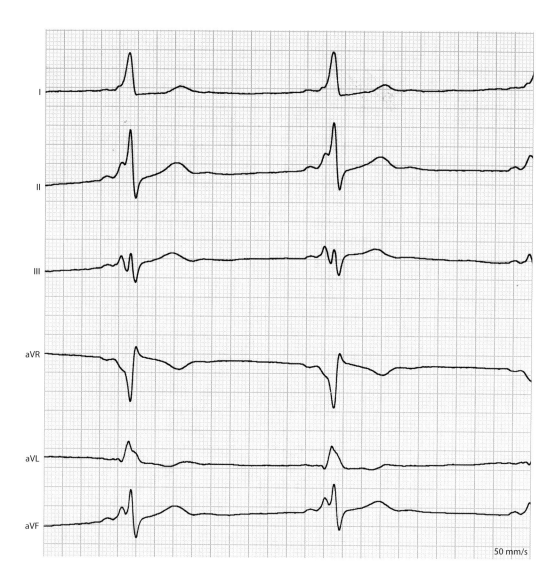

50 mm/s

Grundrhythmus: _____

Herzfrequenz (/min): _____

Lagetyp: _____

P-Welle: _____

PQ-Dauer (ms): _____

QRS-Dauer (ms): _____

QT-Dauer (ms): _____

Path. Q-Zacken: _____

Path. S-Zacken: _____

R/S-Umschlag in: _____

Sokolow-Lyon-Index (mV): _____

ST-Strecke: _____

T-Welle: _____

U-Welle: _____

Interpretation: _____

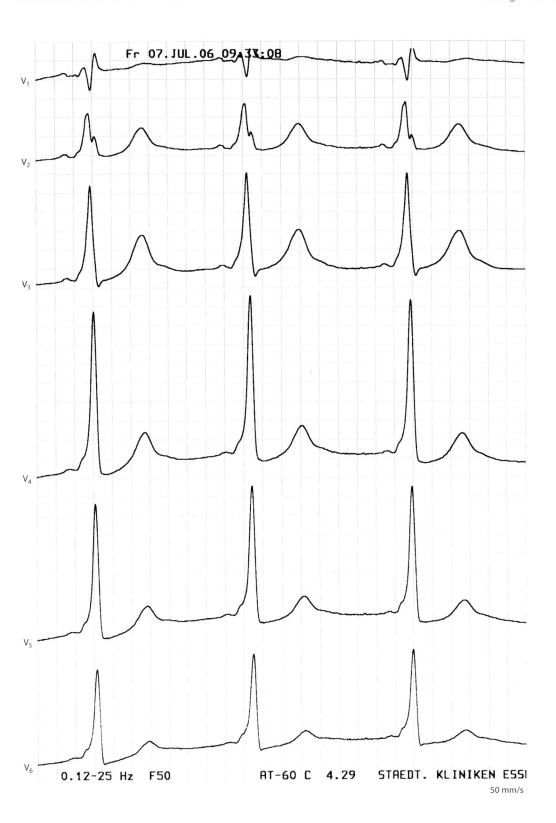

Fr 07.JUL.06 09:33:08

V₁

V₂

V₃

V₄

V₅

V₆

0.12-25 Hz   F50   AT-60 C   4.29   STAEDT. KLINIKEN ESSI

50 mm/s

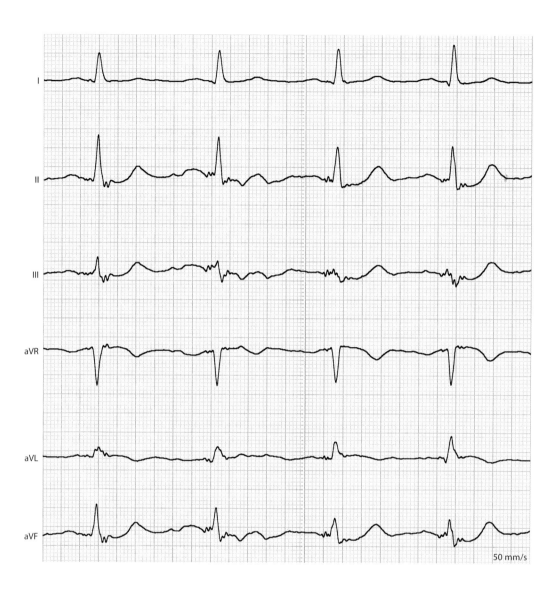

50 mm/s

Grundrhythmus: _____   PQ-Dauer (ms): _____
Herzfrequenz (/min): _____   QRS-Dauer (ms): _____
Lagetyp: _____   QT-Dauer (ms): _____
P-Welle: _____   Path. Q-Zacken: _____

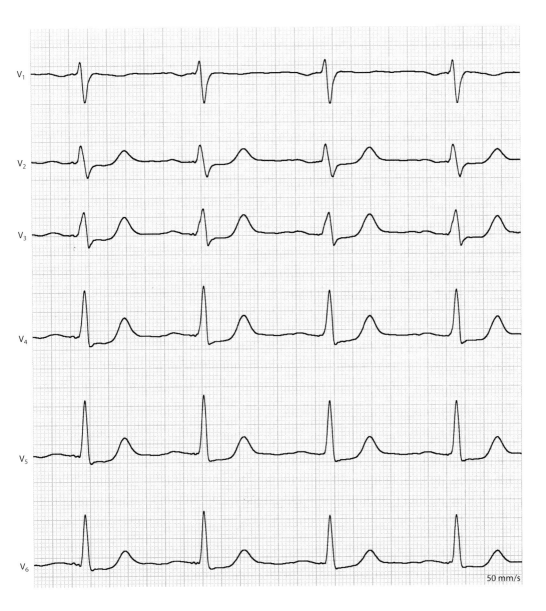

Path. S-Zacken: _____   T-Welle: _____
R/S-Umschlag in: _____   U-Welle: _____
Sokolow-Lyon-Index (mV): _____   Interpretation: _____
ST-Strecke: _____

50 mm/s

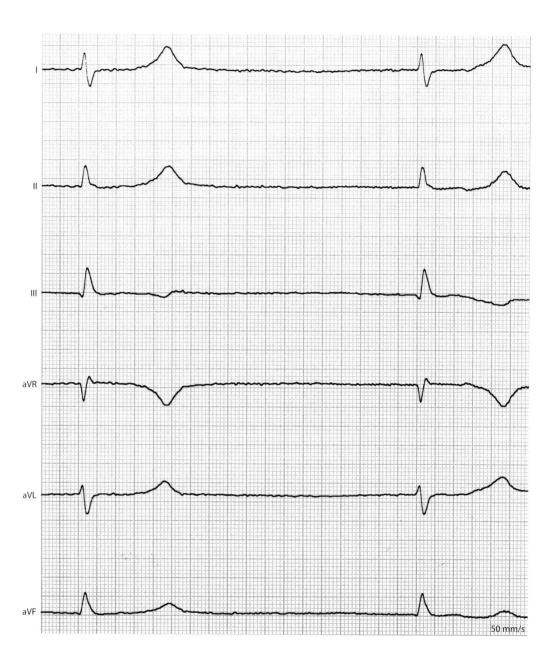

50 mm/s

Grundrhythmus: _____ PQ-Dauer (ms): _____

Herzfrequenz (/min): _____ QRS-Dauer (ms): _____

Lagetyp: _____ QT-Dauer (ms): _____

P-Welle: _____ Path. Q-Zacken: _____

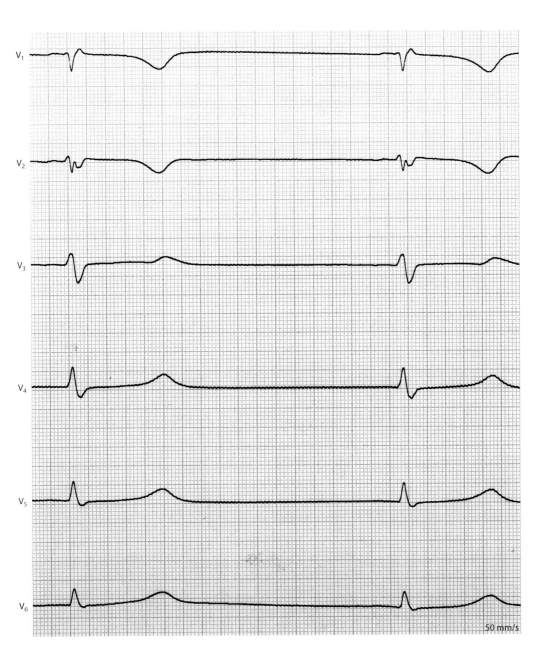

50 mm/s

Path. S-Zacken: _____   T-Welle: _____
R/S-Umschlag in: _____   U-Welle: _____
Sokolow-Lyon-Index (mV): _____ Interpretation: _____
ST-Strecke: _____

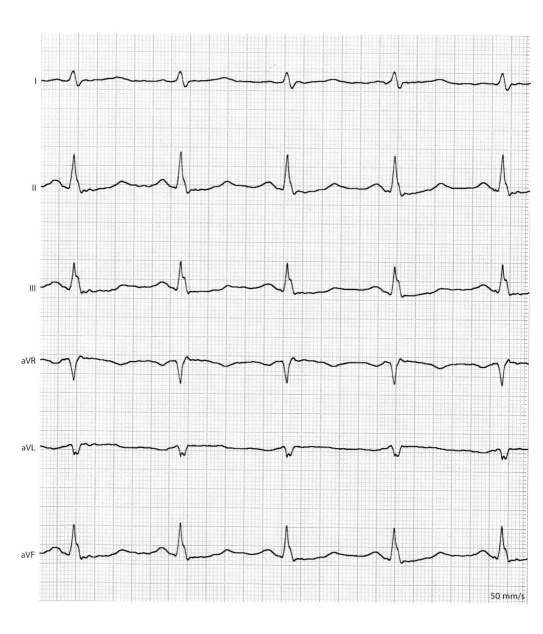

50 mm/s

Grundrhythmus: _____ PQ-Dauer (ms): _____

Herzfrequenz (/min): _____ QRS-Dauer (ms): _____

Lagetyp: _____ QT-Dauer (ms): _____

P-Welle: _____ Path. Q-Zacken: _____

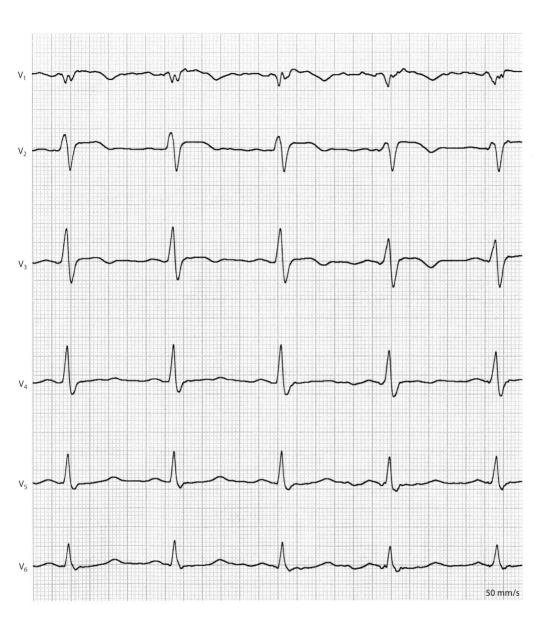

50 mm/s

Path. S-Zacken: _____   T-Welle: _____
R/S-Umschlag in: _____   U-Welle: _____
Sokolow-Lyon-Index (mV): _____   Interpretation: _____
ST-Strecke: _____

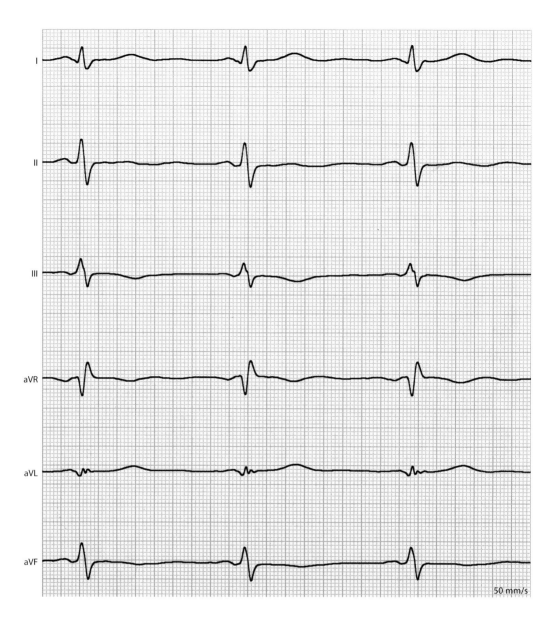

Grundrhythmus: _____ PQ-Dauer (ms): _____

Herzfrequenz (/min): _____ QRS-Dauer (ms): _____

Lagetyp: _____ QT-Dauer (ms): _____

P-Welle: _____ Path. Q-Zacken: _____

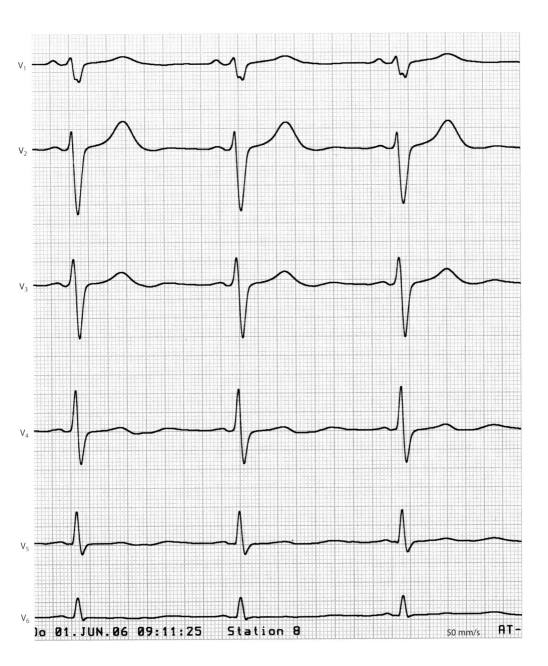

V₁

V₂

V₃

V₄

V₅

V₆

Jo 01.JUN.06 09:11:25   Station 8   50 mm/s   AT-

Path. S-Zacken: _____   T-Welle: _____

R/S-Umschlag in: _____   U-Welle: _____

Sokolow-Lyon-Index (mV): _____   Interpretation: _____

ST-Strecke: _____

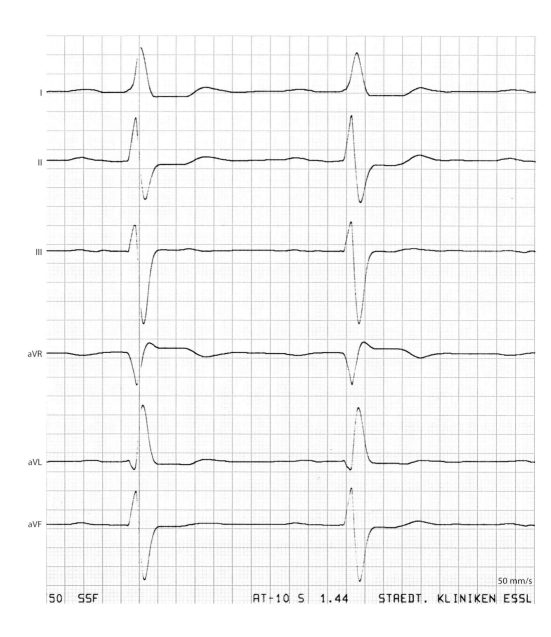

Grundrhythmus: _____   PQ-Dauer (ms): _____
Herzfrequenz (/min): _____   QRS-Dauer (ms): _____
Lagetyp: _____   QT-Dauer (ms): _____
P-Welle: _____   Path. Q-Zacken: _____

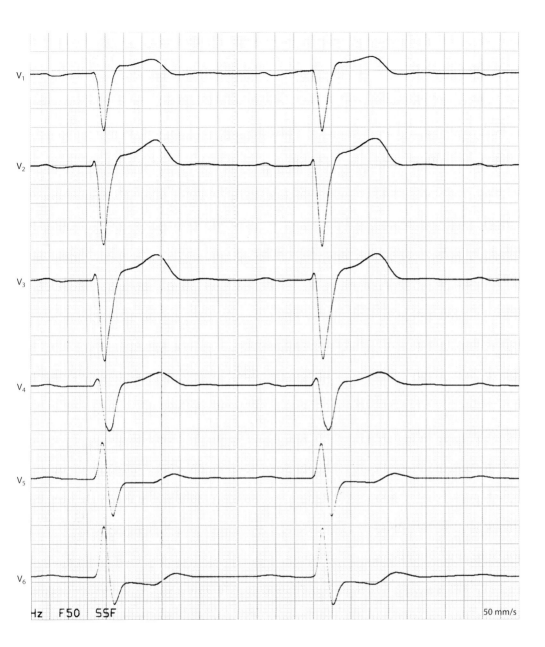

Hz F50 SSF

50 mm/s

Path. S-Zacken: _____   T-Welle: _____

R/S-Umschlag in: _____   U-Welle: _____

Sokolow-Lyon-Index (mV): _____   Interpretation: _____

ST-Strecke: _____

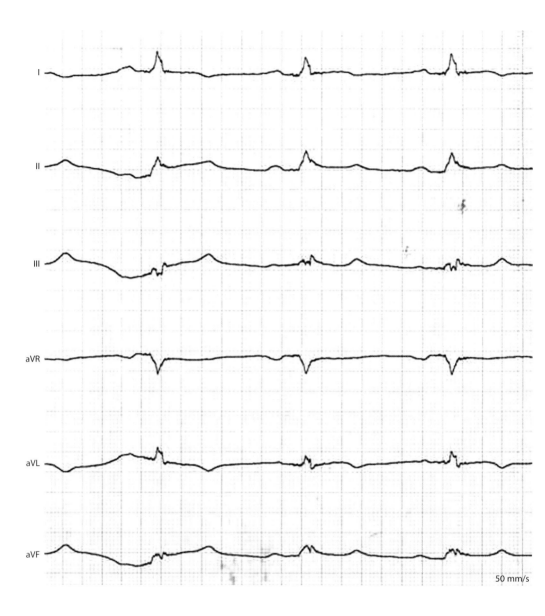

50 mm/s

Grundrhythmus: _____   PQ-Dauer (ms): _____
Herzfrequenz (/min): _____   QRS-Dauer (ms): _____
Lagetyp: _____   QT-Dauer (ms): _____
P-Welle: _____   Path. Q-Zacken: _____

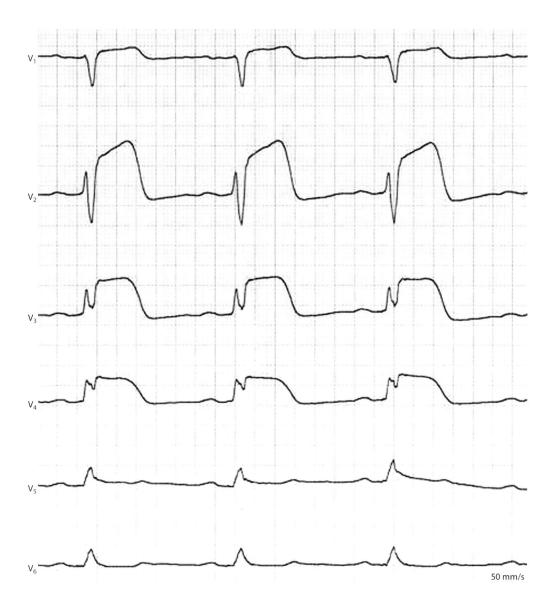

V₁

V₂

V₃

V₄

V₅

V₆

50 mm/s

Path. S-Zacken: _____   T-Welle: _____
R/S-Umschlag in: _____   U-Welle: _____
Sokolow-Lyon-Index (mV): _____   Interpretation: _____
ST-Strecke: _____

347

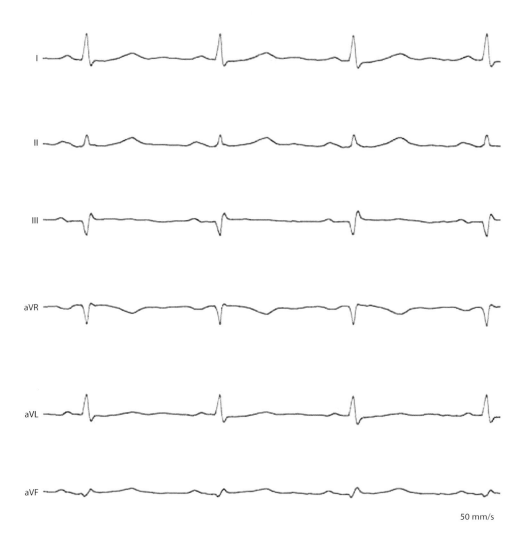

50 mm/s

Grundrhythmus: _____   PQ-Dauer (ms): _____
Herzfrequenz (/min): _____   QRS-Dauer (ms): _____
Lagetyp: _____   QT-Dauer (ms): _____
P-Welle: _____   Path. Q-Zacken: _____

50 mm/s

Path. S-Zacken: _____   T-Welle: _____
R/S-Umschlag in: _____   U-Welle: _____
Sokolow-Lyon-Index (mV): _____   Interpretation: _____
ST-Strecke: _____

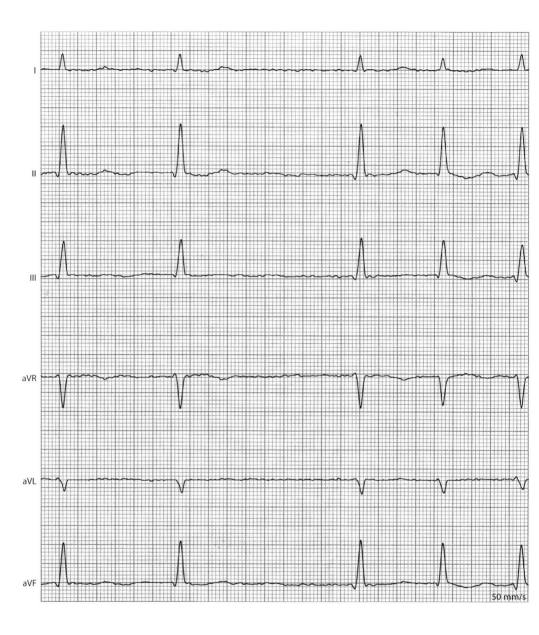

Grundrhythmus: _____ PQ-Dauer (ms): _____

Herzfrequenz (/min): _____ QRS-Dauer (ms): _____

Lagetyp: _____ QT-Dauer (ms): _____

P-Welle: _____ Path. Q-Zacken: _____

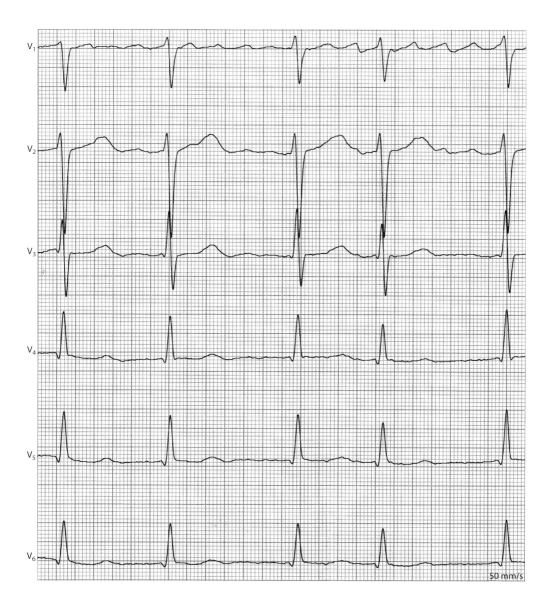

Path. S-Zacken: _____ T-Welle: _____

R/S-Umschlag in: _____ U-Welle: _____

Sokolow-Lyon-Index (mV): _____ Interpretation: _____

ST-Strecke: _____

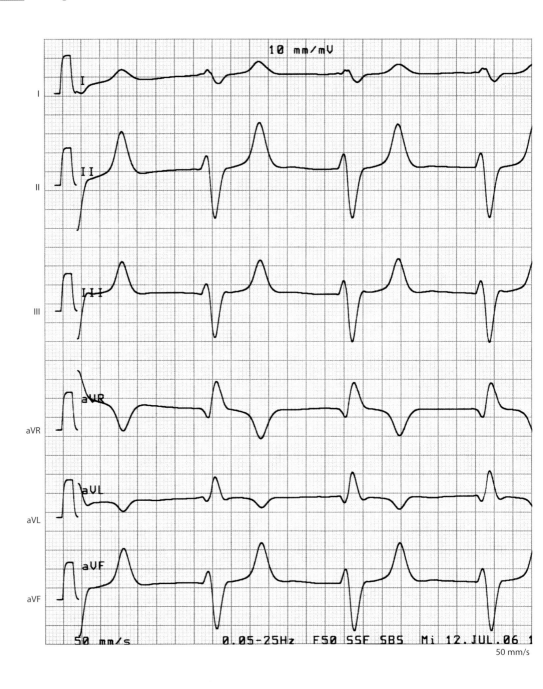

10 mm/mV

50 mm/s   0.05–25Hz   F50 SSF SBS   Mi 12.JUL.06 1

50 mm/s

Grundrhythmus: _____   PQ-Dauer (ms): _____
Herzfrequenz (/min): _____   QRS-Dauer (ms): _____
Lagetyp: _____   QT-Dauer (ms): _____
P-Welle: _____   Path. Q-Zacken: _____

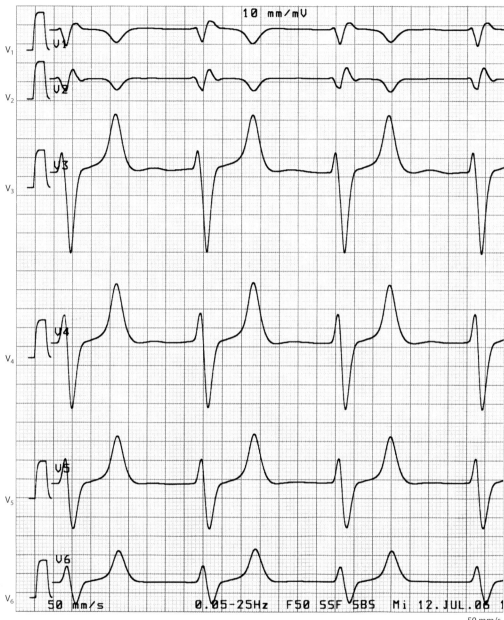

Path. S-Zacken: _____   T-Welle: _____

R/S-Umschlag in: _____   U-Welle: _____

Sokolow-Lyon-Index (mV): _____   Interpretation: _____

ST-Strecke: _____

Antworten zu den Fragen am Ende der Kapitel 1–19

Kapitel 1

1.1 Bei der Herzmuskelzelle hat die Depolarisation eine Plateauphase, in der die Herzzelle lange depolarisiert bleibt.

1.2 Durch eine Plateauphase kann eine Kontraktion nur in bestimmten zeitlichen Abständen erfolgen. Eine teilweise oder dauerhafte Kontraktion ist für die Pumpfunktion des Herzens nicht sinnvoll. Bei der Skelettmuskulatur ist dies natürlich anders.

1.3 Die langsame diastolische Depolarisation ist eine spontan ablaufende Depolarisation spezifischer Herzmuskelzellen, wie sie zum Beispiel im Sinusknoten vorkommen.

1.4 Falsch. Alle Zellen des Erregungsleitungssystems haben die Fähigkeit zur diastolischen Depolarisation. Die Zellen des Sinusknotens haben jedoch im Normalfall die schnellste eigenständige diastolische Depolarisation und bestimmen somit die Herzfrequenz.

1.5 Die anatomischen Strukturen werden in dieser Reihenfolge erregt: Sinusknoten, Vorhofmyokard, AV-Knoten, His-Bündel, Tawara-Schenkel, Purkinje-System, Ventrikelmyokard.

1.6 Der Sinusknoten zeigt im EKG keinen Ausschlag. Die P-Welle wird durch die Erregung des Vorhofmyokards, der QRS-Komplex durch die Erregung des Ventrikelmyokards erzeugt.

1.7 Falsch. Das EKG lässt keine Unterscheidung zu, aber nicht wegen einer Gleichzeitigkeit, sondern weil die Anzahl der erregten Zellen zu gering ist, um sie an der Körperoberfläche zu messen.

1.8 P-Welle: Antwort b, Vorhofmyokard
T-Welle: Antwort e, Ventrikelmyokard

1.9 Falsch. Beide Strukturen zeigen keinen Ausschlag im EKG und liegen im selben EKG-Abschnitt, nämlich innerhalb der Strecke zwischen der P-Welle und dem QRS-Komplex.

1.10 Die Erregung des Sinusknotens fällt in die Strecke vor der P-Welle.

Kapitel 2

2.1 Einthoven

2.2 Die Ableitungen nach Goldberger heißen aVL, aVF und aVR.

2.3 Platzierung der Elektroden für die Extremitätenableitungen: rechter Arm: rote Elektrode, linker Arm: gelbe Elektrode, linker Fuß: grüne Elektrode, rechter Fuß: schwarze Elektrode (Erde).

2.4 Die Brustwandableitungen zeichnen die Spannungsveränderungen in der Horizontalebene auf.

2.5 Die Elektrode V_3 wird zwischen V_2 und V_4 platziert. V_2 wird im 4. Interkostalraum in der linken Parasternallinie des Patienten angebracht. Die Elektrode V_4 kommt in den 5. Interkostalraum in der Medioklavikularlinie links.

2.6 Cabrera-Kreis s. Seite S. 12

2.7 Die nach „rechts unten" verlaufende Erregungsausbreitung wird durch die Ableitungen III und aVL angezeigt. In III sieht man in diese Richtung laufende Erregungen als positive Ausschläge, in aVL als negative Ausschläge.

2.8 Die Ableitung II ist senkrecht zu aVL.

Kapitel 3

3.1 Antwort b. Bei einem Papiervorschub von 50 mm/s entsprechen 1 cm im EKG 200 ms (0,2 s).

3.2 Bei 25 mm/s entsprechen 5 mm genau 200 ms (0,2 s).

3.3 Bevor ein EKG ausgemessen werden kann, wird die Papiergeschwindigkeit benötigt. Anhand dieser lassen sich die Abstände auf dem Papier in Zeitintervalle umrechnen.

3.4 10 mm auf dem Papier entsprechen in der Regel 10 mV.

3.5 Bei 25 mm/s läuft das Papier nur halb so schnell. Die einzelnen Ausschläge sind zwar weniger detailliert, aber man bekommt einen besseren Eindruck von der Herztätigkeit über einen längeren Zeitraum. Der Papierverbrauch ist geringer.

3.6 Bei 10 mm/mV entsprechen 21 kleine Kästchen 210 mV.

3.7 Das Intervall ist 340 ms (0,34 s) lang (1 mm entspricht 0,04 s. 0,04 s • 8,5 mm = 0,34 s).

3.8 Artefakte sind Ausschläge im EKG, die nicht von Spannungsveränderungen im Herzen stammen.

3.9 Keine Herzzyklen: Kontakt der Elektroden und Anschluss der Elektroden an das EKG-Gerät. Hochfrequentes Rauschen: Elektrische Störfelder. Schwankende Grundlinie: Bewegungsartefakte durch Sprechen.

Kapitel 4

4.1 Die PQ-Zeit wird vom Beginn der P-Welle bis zum Beginn des QRS-Komplexes gemessen.

4.2 Falsch. Der J-Punkt ist das Ende des QRS-Komplexes.

4.3 PQ-Dauer und QT-Dauer sind von der Herzfrequenz abhängig.

4.4 Nein. Es müssen nicht in jeder Ableitung alle Zacken des QRS-Komplexes vorhanden sein.

4.5 Auf der isoelektrischen Linie liegen gewöhnlich die Strecke zwischen den Herzzyklen (zwischen der T-Welle des letzten und der P-Welle des nächsten Zyklus), die PQ-Strecke und die ST-Strecke.

4.6 Die Myokardmasse des linken Ventrikels ist erheblich größer als die Masse des rechten Ventrikels. Daher wird das kleine Signal des rechten Ventrikels vom großen Signal des linken Ventrikels überdeckt.

Kapitel 5

5.1 Beim überdrehten Lagetyp ist die Ableitung II negativ.

5.2 Bei einem überdrehten Rechtstyp muss nach einer Verpolung von Elektroden gesucht werden. Man muss überprüfen, ob möglicherweise ein Fehler beim Anlegen der Elektroden vorlag. Die Diagnose eines überdrehten Rechtstyps (negativer Ausschlag in I und II) ist extrem selten. Die Konstellation kommt aber sehr häufig vor, wenn die beiden Elektroden des Armes links und rechts vertauscht werden. Bei Vorliegen eines überdrehten Rechtstyps ist ein Neuschreiben des EKG unter genauer Überprüfung der Elektrodenlage sinnvoll.

5.3 Der Rechtstyp ist ein Lagetyp des Kindes- und Jugendalters.

5.4 Einen Sagittaltyp erkennt man an der deutlichen S-Zacke in Ableitung I und der Q-Zacke in Ableitung III bzw. an der deutlichen S-Zacke in Ableitung I, II oder III.

5.5 Im Bereich der linken Herzachse liegen die Ableitungen I und aVL.

5.6 Im Cabrera-Kreis liegt rechts vom Linkstyp der Indifferenztyp.

Kapitel 6

6.1 Um die Herzfrequenz zu bestimmen, braucht man bei einem EKG-Lineal mit der Angabe „2 RR" drei R-Zacken; es werden zwei RR-Intervalle benutzt.

6.2 Antwort c). Mit der Formel 60 / RR-Intervall [s] berechnet man die Herzfrequenz.

6.3 Bei einer Papiergeschwindigkeit von 50 mm/s muss das Intervall mindestens 3 cm lang sein, damit der Sinusrhythmus noch als normal gilt. Bei 25 mm/s sind es 1,5 cm.

6.4 Merkmale des Sinusrhythmus sind: 1. Einer P-Welle folgt immer ein QRS-Komplex. 2. Die P-Wellen sind regelmäßig.

6.5 Atmungsabhängige Schwankungen im Sinusrhythmus sind physiologisch.

Kapitel 7

7.1 Eine Bradykardie ist ein Rhythmus mit einer niedrigen Herzfrequenz von unter 50 Schlägen pro Minute.

7.2 Beim Vorhofflattern folgt nicht nach jeder P-Welle ein QRS-Komplex und die Erregungsausbreitung beginnt nicht im Sinusknoten. Wenn ein Vorhofflattern mit 2:1-Überleitung vorliegt, entsteht häufig eine Kammerfrequenz von ca. 130/min. Bei diesem Überleitungsmodus kann jede zweite P-Welle vom QRS-Komplex überlagert sein.

7.3 Absolute Arrhythmie beschreibt die völlig unregelmäßigen RR-Intervalle in einem EKG. Sie kommt bei Vorhofflimmern vor. Auch bei Vorhofflattern kann bei nicht-regelmäßiger Überleitung eine absolute Arrhythmie vorkommen.

7.4 Die Überleitungsgeschwindigkeit im AV-Knoten bestimmt im Wesentlichen den Überleitungsmodus von den Vorhöfen zu den Ventrikeln.

7.5 Die aufgedruckte Herzfrequenz wurde automatisch bestimmt. Hier ist zu fragen, ob sie richtig ist, also nicht z. B. durch Artefakte entstanden ist. Beträgt die Papiergeschwindigkeit 50 mm/s? Sind die QRS-Komplexe breit? Bei breiten QRS-Komplexen muss rasch gehandelt werden (s. Kap. 7.4).

7.6 Die Fähigkeit zur langsamen diastolischen Depolarisation haben alle Zellen des Erregungsleitungssystems.

7.7 Wenn der Sinusknoten ausfällt oder die Erregungsleitung blockiert ist, kann ein Ersatzrhythmus auftreten.

Kapitel 8

8.1 Ja. Je höher die Frequenz in Ruhe ist, desto kürzer ist die maximale PQ-Zeit.

8.2 Nein. Sowohl proximal des AV-Knotens, im Vorhof (P-Welle), wie auch distal des AV-Knotens, im His-Bündel und in den Tawara-Schenkeln, kann eine Leitungsverzögerung zu einer Veränderung der PQ-Zeit beitragen.

8.3 Nein. Die Herzfrequenz wird weiterhin durch den Sinusknoten bestimmt.

8.4 Bei der Wenckebach-Periodik ist vor dem Ausfall einer AV-Überleitung eine Zunahme der PQ-Zeit messbar.

8.5 Nein. Auch eine Blockierung im oberen AV-Knoten (Wenckebach-Periodik) kann zum 2:1-Block führen. Im Unterschied zum Vorhofflattern mit 2:1-Überleitung existiert beim AV-Block II° ein normofrequenter Sinusrhythmus.

8.6 Beim AV-Block III° wird die Kammerfrequenz durch einen Ersatzrhythmus gesteuert. Der AV-Block III° beschreibt eine Ursache der unabhängigen Aktionen von Vorhöfen und Kammern. Der allgemeinere Begriff „AV-Dissoziation" wird in Kap. 13.1 erläutert.

8.7 Wenn bei Auftreten eines AV-Block III° der Ersatzrhythmus erst mit Verzögerung einsetzt, kann es vorübergehend zu einem Herzstillstand kommen. Die Gefahr ist umso größer, je „tiefer" im Erregungsleitungssystem die Reizbildung (z. B. erst im Purkinje-System) ersatzweise erfolgen muss.

Kapitel 9

9.1 Falsch. Auch eine Hypertrophie des rechten Ventrikels kann zu Veränderungen im EKG führen. Die Muskelmasse des rechten Ventrikels kann stark zunehmen und durch die Ausdehnung des rechten Ventrikels kann sich der Lagetyp ändern.

9.2 Die Amplitude des QRS-Komplexes ist bei einer Zunahme der Muskelmasse eines oder beider Ventrikel erhöht. Als Normvariante ist auch der geringere Abstand zwischen Elektroden und Herz bei Kindern, schlanken Jugendlichen und bei kachektischen Patienten eine Ursache erhöhter Amplituden.

9.3 Wenn sie breiter als 30 ms und tiefer als 1/4 der R-Zacke ist.

9.4 Die eher horizontale Lage des Herzens in der Sagittalebene, wie sie beim liegenden Patienten (funktionaler Zwerchfellhochstand) vorkommt, wird aufgehoben. Das Herz steht in tiefer Inspiration steiler. Die tatsächliche Ausprägung der Q-Zacke lässt sich bestimmen, weil eine lagebedingte Q-Zacke unter der Inspiration verschwindet.

9.5 Eine isolierte Q-Zacke in Ableitung III ist zunächst kein pathologischer Befund, sondern als Zeichen des Linkslagetyps zu werten.

9.6 Nach Q-Zacken sollte in den Extremitätenableitungen II, III und aVF sowie in den Brustwandableitungen gesucht werden. Pathologische Q-Zacken können auf eine geänderte Erregungsausbreitung bzw. Lagetyp-Änderung hinweisen. Wichtige Ursachen sind ein abgelaufener Myokardinfarkt und eine Links- oder Rechtsherzbelastung.

9.7 Eine S-Zacke in allen Extremitätenableitungen kommt auch bei einer Rechtsherzbelastung vor.

9.8 Eine tiefe S-Zacke ist linkspräkordial pathologisch.

9.9 Nein. Ein R-Verlust ist nicht auf V_1 beschränkt. Erst ab V_2 muss eine R-Zacke vorhanden sein.

9.10 Einem R-Verlust sollte besondere Beachtung geschenkt werden. Er kann auf einen ablaufenden oder abgelaufenen Vorderwandinfarkt sowie auf eine starke Hypertrophie hinweisen.

9.11 Formel für den linksventrikulären Sokolow-Lyon-Index: S (V_1) + R ($V_{5/6}$). Der Index gilt bei Erwachsenen als normal, wenn er höchstens 3,5 mV beträgt.

9.12 Ja. Insbesondere bei einer Rechtsherzhypertrophie können jegliche Zeichen im EKG fehlen.

Kapitel 10

10.1 Die ST-Strecke beginnt am J-Punkt.

10.2 Man sucht in den anderen Ableitungen (Brustwand- und Extremitätenableitungen) nach dem Ende des QRS-Komplexes. Dieses Ende ist in allen Ableitungen als Endpunkt anzunehmen.

10.3 Falsch. ST-Strecken-Hebungen kommen bei einer ganzen Reihe von Erkrankungen vor (s. Kap. 10.3). Je nach Verlauf der Strecke und dem Auftreten in bestimmten Ableitungen sind auch ST-Strecken-Hebungen ohne pathologische Bedeutung möglich.

10.4 Weitere Ursachen einer ST-Strecken-Hebung sind: physiologische Varianten, Hypertrophie, Linksschenkelblock, Perimyokarditis, Herzwandaneurysma.

10.5 Die Messung der ST-Strecken-Senkung erfolgt bei 60 ms nach dem J-Punkt.

10.6 Beim Rechtsschenkelblock lassen sich ST-Strecken-Veränderungen, wie z. B. Hebungen, als Hinweis auf einen Infarkt werten. Beim Linksschenkelblock nicht. Hier sind bereits ohne Vorliegen eines Infarktes Hebungen vorhanden.

10.7 Nein. In manchen Ableitungen folgt die T-Welle der Hauptrichtung des QRS-Komplexes (Konkordanz), in anderen nicht. Für eine Übersicht s. Memo, S. 89.

10.8 In den Ableitungen III und V_1.

10.9 Eine terminale T-Negativierung ist akut gefährlicher, weil sie Ausdruck einer akuten Ischämie des Herzens sein kann. Dies deutet auf einen Herzinfarkt oder einen drohenden Herzinfarkt hin. Eine prä-terminale Negativierung ist ein eher unspezifisches Zeichen, dessen Bedeutung im Zusammenhang mit anderen Veränderungen im EKG zu werten ist.

10.10 Chronische Veränderungen des Herzens führen eher zur präterminalen T-Negativierung.

10.11 Prinzipiell ist ein hohes T (> 2/3 Höhe der R-Zacke) als pathologisch zu bewerten. Es sei denn, es han-delt sich um eine asymmetrische T-Wellen-Erhöhung, bei der der Anstieg der T-Welle flach und der Abfall steil ist.

10.12 Eine biphasische T-Welle kreuzt während ihres Verlaufs die isoelektische Linie. Pathologisch ist ein erster negativer Anteil einer biphasischen T-Welle.

Kapitel 11

11.1 Die fünf Schritte zur Auswertung eines EKG sind:
1. Grundrhythmus und Herzfrequenz, P-Welle
2. Lagetyp
3. PQ-, QRS- und QT-Dauer
4. Q- und S-Zacke, R/S-Beziehung
5. ST-Strecke und T-Welle

11.2 Der Lagetyp ist für die Beurteilung von Q- und S-Zacken sowie negativen T-Wellen wichtig.

11.3 Praktisch wird der Grundrhythmus mit Hilfe von zwei Kriterien bestimmt:
1. Regelmäßigkeit der RR-Intervalle.
2. Beziehung der P-Welle zum QRS-Komplex. Bei der Beziehung sind zu unterscheiden:
   a) feste Beziehung (P-Welle vor, unter oder nach QRS-Komplex);
   b) wechselnde Beziehung mit festem Verhältnis (z. B. 2:1) oder völlige Unabhängigkeit von P-Welle und QRS-Komplex;
   c) keine P-Wellen (Flimmerwellen).

11.4 Die maximale PQ-Dauer und die QT-Dauer sind abhängig von der Herzfrequenz. Bei hohen Frequen-zen kann die ST-Strecke in die T-Welle übergehen, ohne dass dies als eine pathologische ST-Strecken-Hebung gilt.

11.5 Die Abwesenheit von pathologischen EKG-Zeichen beweist nicht das Fehlen einer krankhaften Veränderung. Beispielsweise können bei einem akuten Herzinfarkt ST-Strecken-Hebungen im EKG fehlen. Bei dem Patienten kann also durchaus eine lebensbedrohliche Erkrankung vorliegen.

Kapitel 12

12.1 Es gibt keine obligaten Zeichen eines Herzinfarkts im EKG. Zeichen eines akuten Herzinfarkts sind die ST-Strecken-Hebung und/oder die terminale T-Negativierung.

12.2 Ein abgelaufener Herzinfarkt zeigt sich in der Ausbildung einer pathologischen Q-Zacke und einer Reduktion der R-Zacke. In einigen Fällen kommt es sogar zum kompletten R-Verlust. Der daraus resul-tierende Kammer-Komplex wird QS-Komplex genannt.

12.3 Eine Q-Zacke weist nur dann auf eine Infarktnarbe nach Herzinfarkt hin, wenn diese eine Breite von 0,03 s und eine Höhe von mindestens 1/4 der R-Zacke aufweist.

12.4 In den Ableitungen der Hinterwand (inferiore Ableitungen) II, III, aVF sowie in den Brustwandablei-tungen ab V_2. Eine Q-Zacke oder ein QS-Komplex in V_1 sind kein sicheres Zeichen einer Infarktnarbe.

12.5 ST-Strecken-Senkungen finden sich einerseits bei Durchblutungsstörungen der Innenwand eines Ventrikels. Bei der KHK ist dies gewöhnlich bei Belastung der Fall. In Ruhe verschwinden die ST-Strecken-Senkungen wieder. Zum anderen können so genannte spiegelbildliche Senkungen bei einem Herzinfarkt mit Hebungen zu finden sein.

12.6 Ableitungen, die eine Herzregion gut abbilden, sind für die Hinterwand II, III, aVF, für die Vorderwand und das Septum V_1 bis V_4 und für die Seitenwand I, aVL, V_5 und V_6.

12.7 Fehlende ST-Strecken-Hebungen im EKG schließen einen Herzinfarkt nicht aus. Ein Herzinfarkt ist nicht über das EKG definiert, sondern über einen vollständigen oder fast vollständigen Verschluss eines Herzkranzgefäßes.

12.8 Ein Lateralwandinfarkt zeigt häufig keine oder nur sehr geringe Veränderungen im EKG. Deswegen ist bei Verdacht auf einen Infarkt die Laborkontrolle unerlässlich. Auch wenn sich jüngere oder ungeduldige Patienten in der Notaufnahme mit Thoraxschmerzen vorstellen, sollte grundsätzlich nach den aktuellen klinischen Leitlinien verfahren werden. Dies betrifft die Diagnostik und eine Überwachung der Patienten, denn ein potenziell tödlicher Herzinfarkt sollte nicht „übersehen" werden.

12.9 Ursachen von ST-Strecken-Hebungen:
- Akuter Vorderwandinfarkt. Hier ist meist die Anamnese mit akutem Schmerzereignis richtungsweisend. Einfach ist die Diagnose auch, wenn noch kein R-Verlust eingetreten ist.
- Hypertrophie mit einer ST-Strecken-Hebung aus einem tiefen S heraus.
- Vorderwandaneurysma. Hier liegt das Infarktereignis länger zurück.
- Eine Linksherzdekompensation kann neben Luftnot (Dyspnoe) auch Thoraxschmerzen verursachen. Hier kann eine ST-Strecken-Hebung mit Thoraxschmerzen und Dyspnoe einen Herzinfarkt nahe legen. Ein akutes Versagen der Kompensationsmechanismen für die Pumpfunktion des linken Ventrikels ist allerdings ebenfalls ein Notfall.

Kapitel 13

13.1 Üblicherweise ist der QRS-Komplex bei einem Hemiblock nicht länger als 100 ms, bei deutlicher Linksherzhypertrophie kann die QRS-Dauer allerdings auch zwischen 100–120 ms liegen. Bei breiteren Komplexen liegt ein Schenkelblock vor.

13.2 Der linksanteriore Hemiblock ist häufig, der LPH ist dagegen selten.

13.3 Erkennung des LAH: überdrehter Linkstyp und üblicherweise eine S-Zacke bis V_6.

13.4 Die Erkennung eines LPH ist unsicher, weil jeder Rechtslagetyp beim Erwachsenen ohne gleichzeitige Hinweise auf eine Rechtsherzhypertrophie verdächtig für einen LPH ist.

13.5 Selten steckt hinter einem inkompletten Rechtsschenkelblock eine pathologische Veränderung am Herzen. Dies gilt insbesondere dann, wenn der inkomplette RSB bereits seit langem bekannt ist. Der neu aufgetretene inkomplette RSB ist ein Hinweis auf eine Rechtsherzbelastung.

13.6 Bei breiten QRS-Komplexen mit Tachykardie sollte sehr rasch festgestellt werden, ob es sich um eine ventrikuläre Tachykardie handelt. Eine ventrikuläre Tachykardie ist lebensbedrohlich.

13.7 Man betrachtet bei breiten QRS-Komplexen erst Ableitung V_2. Ist der QRS-Komplex dort positiv, liegt ein RSB vor, ansonsten ein LSB. Bei negativem Ausschlag ist auf eine pathologische S-Zacke in Ableitung I und V_6 zu achten (diffuser Block). Diese ist beim reinen LSB nicht vorhanden.

13.8 Beim RSB sieht man eine breite S-Zacke in den „linken" Ableitungen, also in I und aVL sowie linkspräkordial in V_5 und V_6.

13.9 Differenzialdiagnosen eines breiten QRS-Komplexes (s. Kap. 9.10):
- Schenkelblock
- Ventrikuläre Tachykardie
- Hyperkaliämie (S-Zacke in Ableitung I und V_6)
- WPW-Syndrom (Delta-Welle, s. Kap. 14.6)

13.10 Beim AV-Block I° wird noch immer jede normofrequente Vorhofaktion mit einem QRS-Komplex beantwortet. Beim AV-Block II° kommt es zu Ausfällen der Überleitung im AV-Knoten.

13.11 Beim AV-Block III° übernimmt ein tieferes Schrittmacherzentrum die Herzfrequenz, so dass der Ersatzrhythmus regelmäßig ist

13.12 Die Erregungsleitung ist in zwei Faszikeln gestört. Das ist bei einem LSB oder bei einem RSB in Kombination mit einem linksanterioren oder linksposterioren (sehr selten) Block der Fall.

13.13 Eine Kombination von bifaszikulärem Block und AV-Block I° kann im schlimmsten Fall bedeuten, dass auch der letzte noch leitende Faszikel geschädigt ist (PQ-Zeit verlängert). Ein AV-Block III° droht. Der AV-Block I° kann auch durch eine Leitungsverzögerung oberhalb des His-Bündels entstehen. Dann ist die Prognose günstiger (s. Kap. 8.7). Im Standard-EKG ist dies nicht zu unterscheiden.

Kapitel 14

14.1 Es gibt neben tachykarden auch bradykarde supraventrikuläre Arrhythmien: Das bradykarde Vorhofflimmern und die Sinusbradykardie.

14.2 Vorhofflimmern ist immer dann gefährlich, wenn auf dem Boden einer abnorm schnellen Erregungsüberleitung zwischen Vorhöfen und Ventrikel zu einer Tachykardie kommt. Eine lebensbedrohliche Tachykardie kann insbesondere bei Vorhofflimmern mit WPW-Syndrom auftreten, weil hier eine zusätzliche, schnell leitende Bahn existiert.

14.3 Es besteht eine kreisende Erregung im AV-Knoten, die über eine langsam und eine schnell leitende Bahn aufrechterhalten wird. Die Erregung der Ventrikel und der Vorhöfe beginnt im AV-Knoten. Die Frequenz der kreisenden Erregung ist schneller als der Sinusrhythmus.

14.4 Der Begriff AV-Reentrytachykardie ist der Sammelbegriff für supraventrikuläre Tachykardien, die den AV-Knoten als einen Teil ihrer kreisenden Erregung benutzen. Dazu gehören die antidrome und orthodrome AVRT und das WPW-Syndrom. Die AV-Knoten-Reentrytachykardie läuft ausschließlich im AV-Knoten ab.

14.5 Wenn zwischen Vorhof- und Ventrikelebene ein Kent-Bündel existiert, wird ein Teil des Ventrikelmyokards, ausgehend von dieser akzessorischen Bahn, erregt. Dies erzeugt die Delta-Welle im EKG, die sich als früher, träger Anstieg des QRS-Komplexes darstellt. Das restliche Ventrikelmyokard wird über das His-Bündel und Purkinje-System depolarisiert. Je schneller die akzessorische Bahn leitet und je langsamer das eigentliche Reizleitungssystem (AV-Knoten, His-Bündel, Tawara-Schenkel) ist, desto ausgeprägter ist die Delta-Welle.

14.6 Bei gleichzeitigem Vorliegen einer Delta-Welle und einer AV-Reentrytachykardie spricht man von einem WPW-Syndrom.

14.7 Bei isoliert auftretenden verkürzten RR-Intervallen und schmalen QRS-Komplexen handelt es sich am ehesten um supraventrikuläre Extrasystolen, die für sich genommen keine weitere Bedeutung haben. Dennoch sollten sie dokumentiert werden.

14.8 Eine Extrasystole mit kompensatorischer Pause hat vor der Extrasystole ein verkürztes RR-Intervall, weil die Extrasystole früher auftritt als die normale nächste Herzaktion. Das nachfolgende RR-Intervall ist länger als die normalen RR-Intervalle, weil die nächste Herzaktion erst zum regulären Zeitpunkt (nicht früher) erfolgt. Das ist die kompensatorische Pause.

Kapitel 15

15.1 Eine ventrikuläre Extrasystole (VES) ist ein vorzeitig ausgelöster Herzschlag durch eine gesteigerte Automatie oder eine kreisende Erregung im Ventrikelmyokard. Die Depolarisation der Ventrikel wird nicht wie gewöhnlich durch Sinusknoten, AV-Knoten oder His-Bündel hervorgerufen. Durch die veränderte Erregungsausbreitung im Myokard und verzögert auch über Teile des Erregungsleitungssystems, entsteht ein breiter QRS-Komplex. In den Extremitätenableitungen zeigt sich ein veränderter Lagetyp.

15.2 Ein Couplet sind zwei VES, die direkt hintereinander auftreten (Kette). Ein Triplet ist eine Kette von drei VES.

15.3 VT und Kammerflattern sind beides schnelle und gefährliche ventrikuläre Tachykardien. Das Kammerflattern ist eine regelmäßige VT mit sehr hohen Frequenz vom über 250/min, bei der üblicherweise keine ST-Strecken mehr sichtbar sind.

15.4 Eine anhaltende VT dauert länger als 30 Sekunden.

15.5 Ein Trigeminus ist ein 2:1-Verhältnis von normalen Herzschlägen zu Extrasystolen. Nach zwei normalen Herzzyklen folgt jeweils eine Extrasystole.

15.6 Ventrikulären Extrasystolen geht keine P-Welle voran. Ihr QRS-Komplex ist breit und die Hauptrichtung der Erregungsausbreitung (Lagetyp) verändert. In der Regel haben VES eine kompensatorische Pause. Ausnahme: Es handelt sich um eine interponierte VES.

15.7 Sie lassen den Patienten keinesfalls warten. Es handelt sich sehr wahrscheinlich um einen Notfall! Eine ventrikuläre Tachykardie (Herzfrequenz > 100/min, breite QRS-Komplexe) kann mit dem EKG erkannt werden.

15.8 Es sind keine regelmäßigen Herzzyklen zu erkennen. Die Grundlinie zeigt schnelle, wechselnde Wellen mit niedriger Amplitude. Gegebenenfalls sollten die EKG-Elektroden oder der Anschluss an das EKG-Gerät überprüft werden, um ein Artefaktgeschehen auszuschließen, bevor eine Defibrilllation eingeleitet wird.

15.9 Eine kreisende Erregung entsteht im Ventrikelmyokard meist im oder in der Nähe zum Narbengewebe. Ein Teil des Myokards leitet langsamer als gesundes Myokard, so dass bei Austritt der Erregung aus dieser langsam leitenden Zone der Ventrikel nicht mehr refraktär ist. Es kommt durch den Reentry zu einer Erregungsausbreitung im gesamten Ventrikelmyokard, die wieder den Beginn der langsamen Zone erreicht.

Kapitel 16

16.1 Der LSB ist nicht spezifisch für eine Herzerkrankung. Vielmehr kann jede Schädigung des linken Ventrikels zu einem LSB führen. Bei neu aufgetretenem LSB sollte eine Erkrankung des linken Ventrikels abgeklärt werden (z. B. mit einem Herzecho).

16.2 Wie bei einem Herzinfarkt finden sich ST-Strecken-Hebungen, die jedoch eher aus dem abfallenden Schenkel der R-Zacke, selten aus dem aufsteigenden Schenkel der S-Zacke hervorgehen (insbesondere Akutphase der Perikarditis). Zudem kommen terminale T-Negativierungen vor.

16.3 Bei einer Elektrolyt-Störung des Kalium- oder Kalziumhaushalts kann die QT-Zeit, die Amplitude der T-Welle und der U-Welle verändert sein.

16.4 Bei der schweren Hyperkaliämie kommt es zur Verbreiterung des QRS-Komplexes mit einem negativen Auschlag in V_2 (Merkmale eines LSB), aber gleichzeitig auch zu einem tiefen S in V_6 (typisch für RSB). Diese Konstellation muss an eine Hyperkaliämie denken lassen. Das gleiche Bild findet sich jedoch auch bei einer DCM. Die Hyperkaliämie kann zum gefährlichen Kammerflimmern führen.

16.5 Es handelt sich um eine Verlängerung der QT-Zeit, verursacht beispielsweise durch Medikamenteneinnahme oder einen angeborenen Defekt. Das Risiko eines plötzlichen Herztods durch Kammerflimmern (Torsades des pointes-Tachykardien) ist sehr hoch.

16.6 Wenn einfach vom Sokolow-Lyon-Index die Rede ist, ohne dass links oder rechts angegeben wird, ist meist der linksventrikuläre Sokolow-Lyon-Index gemeint. Definition: Amplitude von S in V_1 wird zur Amplitude von R in V_5 oder V_6 addiert. Die Summe ist im Normalfall ≤ 3,5mV.

16.7 Bei der Hypertrophie finden sich eher präterminale T-Negativierungen.

16.8 Die Leitungsgeschwindigkeit im AV-Knoten wird unter anderem durch Betablocker, Kalziumantagonisten und Digitalis herabgesetzt. Ein bestehender AV-Block kann verstärkt werden. Ein vormals asymptomatischer Block kann durch eine Arrhythmie symptomatisch werden.

16.9 Die Torsade de pointes-Tachykardie ist eine ventrikuläre Tachykardie. Sie ist aber in den meisten Fällen unregelmäßig. Es kommt auch zu wechselnder Richtung und Amplitude der QRS-Komplexe.

Kapitel 17

17.1   Hinterwand: II, III, aVF
Vorderwand und Septum: V_1–V_4
Seitenwand: I, aVL, V_5 und V_6

17.2   Im Rahmen eines Herzinfarkts mit ST-Strecken-Hebungen kommt es in den gegenüberliegenden Ableitungen zu ST-Strecken-Senkungen. Beispielsweise finden sich bei einem Hinterwandinfarkt mit Hebungen in II, III, aVF häufig Senkungen in I und aVL.

17.3   Nein. Ein Herzinfarkt ist nicht über das EKG definiert, sondern durch einen Verschluss oder einen nahezuen Verschluss eines Herzkranzgefäßes, der zum Untergang von Gewebe führt.

17.4   Ein Lateralwandinfarkt zeigt häufig keine oder nur sehr geringe Veränderungen im EKG. Daher ist bei einem Verdacht auf einen Herzinfarkt die Laborkontrolle unerlässlich. Das ist vor allem wichtig bei jüngeren oder nicht geduldigen Patienten, die sich in Notaufnahmen mit Thoraxschmerzen vorstellen. Sie müssen nach den entsprechenden aktuellen Leitlinien diagnostiziert oder überwacht werden. Ein übersehener Herzinfarkt kann tödlich sein.

17.5   - Akuter Vorderwandinfarkt. Hier ist meist die Anamnese mit akutem Schmerzereignis richtungweisend. Einfach ist die Diagnose auch, wenn noch kein R-Verlust eingetreten ist.
- Hypertrophie mit einer ST-Strecken-Hebung aus einem tiefen S heraus.
- Vorderwandaneurysma. Hier liegt das Infarktereignis länger zurück.
Insbesondere eine Linksherzdekompensation kann auch neben der Luftnot (Dyspnoe) Thoraxschmerzen verursachen, was dazu führen kann, die beiden letzteren Ursachen einer ST-Strecken-Hebung einem akuten Herzinfarkt zuzuordnen.

17.6   Eigentlich nicht. Man kann eine Lungenembolie im EKG schlecht erkennen (geringe Sensitivität). Außerdem lässt sich eine Lungenembolie bei fehlenden EKG-Veränderungen nicht ausschließen (negativer prädiktiver Wert). Die Zeichen einer Rechtsherzbelastung können bei vielen Erkrankungen auftreten. Die Spezifität ist somit ebenfalls nicht hoch. Das EKG kann deshalb allenfalls einen Hinweis geben. Die Diagnose oder der Ausschluss einer Lungenembolie erfolgt nicht mit dem EKG.

17.7   Zunächst sollte die Papiergeschwindigkeit kontrolliert werden. Bei einer Papiergeschwindigkeit von 50 mm/s sind entweder mehr als 10 QRS-Komplexe auf einem ca. DIN A4 großen Blatt vorhanden oder der Abstand der R-Zacken untereinander ist geringer als 3 cm. Das EKG-Lineal kann natürlich auch verwendet werden.

17.8   Ist der QRS-Komplex schmal oder breit? Bei einem breiten QRS-Komplex kann es sich um eine gefährliche VT handeln. Man sollte sofort zum Patienten gehen.

17.9   Adenosin. Es blockiert kurzzeitig den AV-Knoten, so dass Tachykardien, die vom AV-Knoten abhängen (AVNRT oder AVRT) beendet werden. Reine Vorhoftachykardien, wie das Vorhofflattern, lassen sich besser diagnostizieren, da die QRS-Komplexe für eine kurze Zeit nicht mehr zu sehen und die P-Wellen analysierbar sind.

Kapitel 18

18.1   Durch Abgabe eines elektrischen Impulses wird die Erregung des Myokards eingeleitet.

18.2   Solange das Herz des Patienten schneller schlägt als die Interventionsfrequenz, muss der Schrittmacher nicht arbeiten. Die Interventionsfrequenz ist die Herzfrequenz, bei der der Schrittmacher arbeitet, wenn sie unterschritten wird.

18.3   Man spricht von einer vorhofgesteuerten Ventrikelstimulation, wenn der Sinusknoten die Herzfrequenz bestimmt und der Schrittmacher über Sensing im Vorhof und Pacing im Ventrikel für die Depolarisation der Ventrikel sorgt.

18.4   Für den Ort der Stimulation (Pacing).

18.5   Im Schrittmacher-Code stehen an dritter Stelle die Buchstaben I, T oder D. Sie bezeichnen die Art der Reaktion des Schrittmachers auf einen erkannten eigenen Herzschlag.

18.6 Ja. Bei AAIR-, VVIR- oder DDDR-Schrittmachern kann die Stimulationsfrequenz in Abhängigkeit eines Sensors eigenständig erhöht und wieder erniedigt werden. Das R in der Notation steht für die Fähigkeit zur „Rate modulation".

18.7 Ein Einkammer-Schrittmacher verfügt lediglich über eine Sonde im Vorhof oder im Ventrikel. Der Zweikammer-Schrittmacher hat sowohl im Vorhof als auch im Ventrikel eine Sonde liegen. Dadurch ist eine Überwachung von Sinusknoten-Funktion und AV-Überleitung möglich.

18.8 Exitblock: Der Schrittmacher stimuliert regelrecht, aber die Stimulation führt nicht zu einem Herzschlag.

18.9 Beim Oversensing werden Artefakte, wie z. B. Muskelpotenziale, als Herzaktionen fehlinterpretiert. Wegen seiner Inhibierungs-Funktion stimuliert der Schrittmacher nicht, obwohl dies notwendig ist. Längere Pausen ohne Herzaktivität können zu einer Synkope oder einem Herzstillstand führen.

18.10 Der Schrittmacher stellt die Erkennung ab und stimuliert ohne Rücksicht auf den eigenen Rhythmus mit einer fabrikatspezifischen Frequenz.

18.11 Bei Schrittmachern, die im Trigger-Modus arbeiten, um Vorhofaktionen zu erkennen und im Ventrikel stimulieren, kann die Frequenz, mit der stimuliert wird, auf 120/min ansteigen. Wenn der Sinusknoten z. B. unter körperlicher Belastung eine erhöhte Frequenz erhöht, so wird diese vom Schrittmacher weitergeleitet. Tritt Vorhofflimmern neu auf, kann der Schrittmacher dieses als sehr schnelle Vorhoffrequenz interpretieren, ist also nicht defekt. Dennoch sollte er bei Vorhofflimmern umprogrammiert werden, um nicht ständig mit der maximalen Frequenz zu stimulieren.

Kapitel 19

19.1 Mit dem Langzeit-EKG können Arrhythmien erkannt werden, die nur zeitweise auftreten und somit durch ein einmaliges Standard-EKG nicht erfasst werden. Es bietet zudem den Vorteil, dass der Patient sich in seiner gewohnten Umgebung frei bewegen kann.

19.2 Das Belastungs-EKG erlaubt Aussagen zur Belastbarkeit des Patienten, zur myokardialen Ischämie (bzw. Koronarinsuffizienz) sowie zu belastungsabhängigen Arrhythmien.

19.3 ST-Strecken-Veränderungen werden wie in Kap. 10.2 ausgemessen. 60 ms (manchmal auch bis 80 ms) hinter dem J-Punkt wird der Abstand der ST-Strecke von der isoelektrischen Linie bestimmt. Unter Belastung mit Anstieg der Herzfrequenz (Tachykardie) sind beim gesunden Menschen aszendierende ST-Hebungen bis 0,15 mV als Normalbefund zu werten. Größere Hebungen sind pathologisch.

19.4 Die Abbruchkriterien beim Belastungs-EKG sind wichtig, um Komplikationen wie Kammerflimmern, kardiale Dekompensation oder Herzinfarkt zu vermeiden.

19.5 Eine chronotrope Inkompetenz ist die Unfähigkeit des Herzens, unter Belastung mit einem adäquaten Frequenzanstieg zu antworten.

19.6 Eine erstmalige Angina pectoris ist eine instabile Angina pectoris. Sie gehört zu den Kontraindikationen des Belastungs-EKG! Darüber hinaus ist bereits aufgrund des Standard-EKG mit gleichzeitiger Symptomatik die Wahrscheinlichkeit für eine KHK sehr hoch. Daher hätte hier ein Belastungs-EKG ohnehin keine zusätzliche Erkenntnis erbracht.

19.7 Die automatische Analyse beim Langzeit- und beim Monitor-EKG wird insbesondere durch Artefakte beeinträchtigt oder sogar unmöglich gemacht.

Lösungstexte für die Übungs-EKGs aus Kapitel 21

1

Grundrhythmus: Vorhofflattern mit 4:1-Überleitung
Herzfrequenz (/min): 67. Das Vorhofflattern hat eine Frequenz von ca. 270/min.
Lagetyp: Linkstyp
P-Welle: Vorhofflattern
PQ-Dauer (ms): entfällt bei Vorhofflattern
QRS-Dauer (ms): 100
QT-Dauer (ms): 340. Eingeschränkt beurteilbar, weil die Flatterwelle von der T-Welle kaum zu unterscheiden ist.
Path. Q-Zacken: nein
Path. S-Zacken: nein
R/S-Umschlag in: V4
Sokolow-Lyon-Index (mV): 1,7
ST-Strecke: isoelektrisch
T-Welle: Weitgehend konkordant; in einigen Ableitungen (alle Extremitätenableitungen außer I, V_4 bis V_6) ist die P-Welle dominant.
U-Welle: nicht nachweisbar
Interpretation: Vorhofflattern mit 4:1-Überleitung

Bemerkung: Das Vorhofflattern ist leichter zu erkennen, als bei einer 2:1-Überleitung, weil bei letzterer die P-Welle nach dem QRS-Komplex mit der T-Welle verschmelzen oder als U-Welle fehlgedeutet werden kann.

2

Grundrhythmus: Vorhofflimmern
Herzfrequenz (/min): ca. 95
Lagetyp: Überdrehter Linkstyp
P-Welle: keine
PQ-Dauer (ms): entfällt bei Vorhofflimmern
QRS-Dauer (ms): 160
QT-Dauer (ms): 360
Path. Q-Zacken: nein
Path. S-Zacken: keine S-Zacke in V_6, daher LSB ohne weitere Leitungsblockierungen
R/S-Umschlag in: $V_{5/6}$ (bei LSB nicht aussagekräftig)
Sokolow-Lyon-Index (mV): entfällt bei Linksschenkelblock
ST-Strecke: deutlich verändert bei Linksschenkelblock Typisch sind die Hebungen in V_1 bis V_4 bei gleichzeitig tiefem S.
T-Welle: konkordant
U-Welle: nein
Interpretation: Linksschenkelblock, Vorhofflimmern

Bemerkung: Der QRS-Komplex ist verbreitert und in V_2 negativ. In I und V_6 sind zudem keine breiten S-Zacken zu sehen. In diesem EKG ist damit ein klassischer Linksschenkelblock (LSB) zu sehen. Darüber hinaus besteht hier bei Vorhofflimmern eine absolute Arrhythmie.

3

Grundrhythmus: Sinusrhythmus
Herzfrequenz (/min): 69
Lagetyp: Indifferenz- bis Linkstyp (In III lässt sich das Q nicht sicher dem Lagetyp oder einem infarktbedingten Q zuordnen.)
P-Welle: positiv
PQ-Dauer (ms): 160
QRS-Dauer (ms): 80
QT-Dauer (ms): 340
Path. Q-Zacken: Angedeutet in III und aVF und könnte auch durch Lagetyp bedingt sein. Formal beträgt in aVF die Amplitude der Q-Zacke 0,1 mV, die der R-Zacke 5 mV.
Path. S-Zacken: nein
R/S-Umschlag in: $V_{1/2}$
Sokolow-Lyon-Index (mV): 1,2
ST-Strecke: Hebungen in II, III und aVF sowie angedeutet in V_4 und V_5, Senkung in V_2
T-Welle: konkordant
U-Welle: nein
Interpretation: akuter Hinterwandinfarkt

Bemerkung: Die ST-Strecken-Hebungen in den inferioren Ableitungen sprechen für einen akuten Hinterwandinfarkt.

4

Grundrhythmus: Sinusrhythmus
Herzfrequenz (/min): 83
Lagetyp: Indifferenztyp
P-Welle: negativ in aVL, biphasisch in V_1 bis V_4
PQ-Dauer (ms): 150
QRS-Dauer (ms): 100
QT-Dauer (ms): 400
Path. Q-Zacken: nein
Path. S-Zacken: nein
R/S-Umschlag in: $V_{4/5}$
Sokolow-Lyon-Index (mV): 5,0
ST-Strecke: angehobener Abgang und aszendierender Verlauf (Hebung) in V_1 bis V_4
T-Welle: präterminal negativ in II, III, aVF, V_5 und V_6
U-Welle: keine
Interpretation: Linksherzhypertrophie

Bemerkung: Für eine Linksherzhypertrophie spricht bereits die P-Welle, die rechtspräkordial biphasisch ist (zunächst leicht positiver, dann negativer Verlauf). Weitere positive Zeichen sind der nach links verschobene R/S-Umschlag, der positive Sokolow-Lyon-Index und die präterminale T-Negativierung linkspräkordial. Die ST-Hebungen zeigen eine Repolarisationsstörung, die von der Hypertrophie verursacht wird.
Ursache ist meist eine Hypertonie. Es kommen aber auch eine Aortenstenose oder eine hypertroph obstruktive Kardiomyopathie (HOCM) in Betracht.

5
Grundrhythmus: Sinusrhythmus mit SVES
Herzfrequenz (/min): Der Sinusrhythmus hat eine Frequenz von 63/min.
Lagetyp: Linkstyp
P-Welle: biphasisch in V_2
PQ-Dauer (ms): 190
QRS-Dauer (ms): 80
QT-Dauer (ms): 400
Path. Q-Zacken: nein
Path. S-Zacken: nein
R/S-Umschlag in: $V_{2/3}$
Sokolow-Lyon-Index (mV): 1,5
ST-Strecke: isoelektrisch
T-Welle: konkordant
U-Welle: nein
Interpretation: Sinusrhythmus mit Häufung von SVES.

Bemerkung: Die QRS-Komplexe sind schmal und jedem QRS-Komplex geht eine P-Welle voran. Die früh einsetzenden P-Wellen sind in II und V_2 gegen Ende der T-Welle differenzierbar. Es handelt sich also um einen Sinusrhythmus mit gehäuft auftretenden supraventrikulären Extrasystolen (SVES). Die längeren Pausen nach einer SVES sind kompensatorische Pausen.

6
Grundrhythmus: Sinusrhythmus
Herzfrequenz (/min): 45
Lagetyp: überdrehter Linkstyp
P-Welle: sehr flach in den Brustwandableitungen
PQ-Dauer (ms): 220
QRS-Dauer (ms): 160
QT-Dauer (ms): 460
Path. Q-Zacken: nein
Path. S-Zacken: für Rechtsschenkelblock typische Zacken in I, V_6
R/S-Umschlag in: entfällt bei RSB
Sokolow-Lyon-Index (mV): entfällt bei RSB
ST-Strecke: aus tiefem S in aVF leicht gehoben
T-Welle: konkordant, biphasisch (erst positiv, dann negativ, deutlich in V_4)
U-Welle: nein
Interpretation: bifaszikulärer Block und AV-Block I°

Bemerkung: Verbreiterter QRS-Komplex, der in V_2 positiv ist. Damit handelt es sich um einen Rechtsschenkelblock (RSB). Zusätzlich weisen überdrehter Linkstyp und Fehlen einer Linksverspätung linkspräkordial (letzter oberer Umschlagspunkt in V_4 bis V_6) auf einen linksanterioren Hemiblock (LAH) hin. Die verlängerte PQ-Dauer beweist einen AV-Block I°. Die Veränderungen der Kammerendteile sind als Repolarisationsstörungen bei RSB zu werten.

7
Grundrhythmus: Sinusrhythmus mit SVES
Herzfrequenz (/min): ca. 67
Lagetyp: entfällt
P-Welle: unauffällig, vor der SVES durch T-Welle verdeckt
PQ-Dauer (ms): entfällt
QRS-Dauer (ms): verbreitert bei Kammerstimulation
QT-Dauer (ms): entfällt
Path. Q-Zacken: nein
Path. S-Zacken: entfällt
R/S-Umschlag in: entfällt
Sokolow-Lyon-Index (mV): entfällt
ST-Strecke: nicht aussagekräftig bei Kammerstimulation
T-Welle: konkordant
U-Welle: nein
Interpretation: Sinusrhythmus mit SVES bei Schrittmacher im VAT-Modus

Bemerkung: Nach einer P-Welle und direkt vor den verbreiterten QRS-Komplexen ist jeweils ein Schrittmacher-Impuls zu erkennen. Dieser Schrittmacher arbeitet im VAT-Modus. Physiologische Vorhofaktionen werden detektiert und daraufhin zeitverzögert die Ventrikel getriggert. Auch supraventrikuläre Extrasystolen (SVES) werden als Vorhofaktionen erkannt und ziehen dementsprechend ebenfalls eine Stimulation der Kammern nach sich.

8
Grundrhythmus: Sinusrhythmus
Herzfrequenz (/min): 75
Lagetyp: Linkstyp
P-Welle: unauffällig
PQ-Dauer (ms): 170
QRS-Dauer (ms): 90
QT-Dauer (ms): 380
Path. Q-Zacken: nein
Path. S-Zacken: nein
R/S-Umschlag in: $V_{3/4}$
Sokolow-Lyon-Index (mV): 3,1
ST-Strecke: Hebungen in V_1 und V_4, Senkungen in II, III und aVF
T-Welle: konkordant, aber Erstickungs-T in V_2 bis V_4, symmetrisch hoch, breit
U-Welle: nein
Interpretation: ST-Hebungs-Infarkt der Vorderwand

Bemerkung: Hier ist eine seltene Differenzialdiagnose dargestellt, die Prinzmetalangina mit Spasmus des proximalen Ramus interventrikularis anterior (RIVA). SVES in den Extremitätenableitungen des Anfalls-EKG. Deutlich wird die ST-Strecken-Hebung insbesondere bei einer 25er-Schreibweise, weshalb hier die Brustwandableitungen mit dieser Papiergeschwindigkeit abgebildet sind. Die ST-Strecken-Hebungen bzw. -Senkungen waren unter Nitrogabe komplett rückläufig (nicht gezeigt). Dies beweist das Vorliegen einer Prinzmetalangina.

9
Grundrhythmus: Sinusrhythmus, 2:1-Block
Herzfrequenz (/min): 34
Lagetyp: Linkstyp
P-Welle: unauffällig
PQ-Dauer (ms): 160
QRS-Dauer (ms): 80
QT-Dauer (ms): 520
Path. Q-Zacken: nein
Path. S-Zacken: nein
R/S-Umschlag in: $V_{4/5}$
Sokolow-Lyon-Index (mV): 1,0
ST-Strecke: isoelektrisch
T-Welle: konkordant
U-Welle: keine
Interpretation: Bradykardie, AV-Block II° mit 2:1-Überleitung

Bemerkung: Die 58-jährige Patientin klagte seit zwei Wochen über Dyspnoe. In Ableitung II ist die P-Welle gut zu erkennen. Sie wird nur jedes zweite Mal mit einem QRS-Komplex beantwortet. Es liegt ein AV-Block II° mit 2:1-Block vor. Hier lässt sich nicht entscheiden, ob es sich um einen AV-Block vom Typ Mobitz oder vom Typ Wenkebach handelt. Da die resultierende Herzfrequenz jedoch unter 40/min liegt und die Patientin über eine neu aufgetretene Dyspnoe klagt, ist die Indikation zur Schrittmachertherapie gegeben.

10
Grundrhythmus: AV-Block III° bei Vorhofflattern
Herzfrequenz (/min): 30
Lagetyp: Negativ in I, II, III
P-Welle: Vorhofflattern
PQ-Dauer (ms): entfällt wegen AV-Block III°
QRS-Dauer (ms): 200
QT-Dauer (ms): 600
Path. Q-Zacken: Rechtsschenkelblock
Path. S-Zacken: Rechtsschenkelblock, daher S bis V_6 möglich
R/S-Umschlag in: entfällt wegen Schenkelblock
Sokolow-Lyon-Index (mV): entfällt wegen Schenkelblock
ST-Strecke: isoelektrisch
T-Welle: negativ in II, III, aVF und V1
U-Welle: entfällt wegen Schenkelblock
Interpretation: AV-Block III° bei bradykardem Vorhofflattern

Erläuterung: Stark verbreiterter QRS-Komplex mit tiefem S in I, II, III und aVF sowie positivem QRS in V_1 bis V_3 als Ausdruck einer verspäteten Erregung des rechten Ventrikels. Rechtsschenkelblock (RSB) und Ersatzrhythmus bei AV-Block III°. Auffällig ist, dass die Ableitungen I, II und III alle negativ sind. Dies liegt an den tiefen S-Zacken, die der RSB hier hinterlässt. Die negativen T-Wellen in II und III sind ebenfalls durch den RSB bedingt. Der Vorhofrhythmus ist deutlich zu erkennen. Es handelt sich um Vorhofflattern.

11
Grundrhythmus: Sinusrhythmus
Herzfrequenz (/min): 62
Lagetyp: Steiltyp
P-Welle: positiv
PQ-Dauer (ms): 130
QRS-Dauer (ms): 100
QT-Dauer (ms): 370
Path. Q-Zacken: in II, III, aVF, ohne begleitenden R-Verlust; kleine, nicht signifikante Q-Zacken in V_4–V_6
Path. S-Zacken: in II, III und aVF
R/S-Umschlag in: $V_{3/4}$
Sokolow-Lyon-Index (mV): 1,3
ST-Strecke: isoelektrisch
T-Welle: terminale T-Negativierung in II, III und aVF
U-Welle: in V_2 und V_3
Interpretation: abgelaufener Hinterwandinfarkt ohne R-Verlust

Bemerkung: Pathologische Q-Zacken und terminale T-Negativierungen in den inferioren Ableitungen sind Ausdruck eines alten Infarkts im Bereich der Hinterwand.

12
Grundrhythmus: Sinusrhythmus
Herzfrequenz (/min): 97
Lagetyp: Indifferenztyp
P-Welle: negativ in V_2
PQ-Dauer (ms): 170
QRS-Dauer (ms): 80
QT-Dauer (ms): 300
Path. Q-Zacken: nein
Path. S-Zacken: nein
R/S-Umschlag in: $V_{3/4}$
Sokolow-Lyon-Index (mV): 2,3
ST-Strecke: leicht aszendierend in V_3 und V_4
T-Welle: terminal negativ in V_1 bis V_4
U-Welle: nein
Interpretation: Vorderwandischämie

Bemerkung: Aszendierende ST-Hebungen und terminale T-Negativierungen in V_1 bis V_4 weisen auf eine Vorderwandischämie hin. Im Herzkatheter zeigte sich eine hochgradige Stenose der Vorderwandarterie (Ramus interventrikularis anterior, RIVA). Dieses EKG soll verdeutlichen, dass ein Infarkt mit diskreten EKG-Zeichen einhergehen kann.

13
Grundrhythmus: Sinusrhythmus
Herzfrequenz (/min): 115
Lagetyp: Steiltyp
P-Welle: angedeutet biphasisch in V_2
PQ-Dauer (ms): 170
QRS-Dauer (ms): 100
QT-Dauer (ms): 300
Q-Zacken: nein
S-Zacken: nein

R/S-Umschlag in: $V_{3/4}$
Sokolow-Lyon-Index (mV): 3,6
ST-Strecke: isoelektrisch
T-Welle: konkordant
U-Welle: nein
Interpretation: Sinustachykardie

Bemerkung: Der Sokolow-Lyon-Index ist mit 3,6 mV grenzwertig erhöht. Die QRS-Komplexe sind mit einer Dauer von 100 ms schmal.

14

Grundryhthmus: Sinusrhythmus
Herzfrequenz (/min): 87
Lagetyp: Steiltyp
P-Welle: biphasisch in III, aVF und V_2 bis V_6
PQ-Dauer (ms): 200
QRS-Dauer (ms): 110
QT-Dauer (ms): 360
Path. Q-Zacken: nein
Path. S-Zacken: nein
R/S-Umschlag in: $V_{3/4}$, träge R-Progression, aber ein R in V_1 bis V_3 vorhanden
Sokolow-Lyon-Index (mV): 2,8
ST-Strecke: angedeutet muldenförmige Senkungen in II, III, aVF
T-Welle: konkordant
U-Welle: nein
Interpretation: AV-Block I°, Verdacht auf Hypertrophie.

Bemerkung: Es findet sich sowohl in den Brustwand- als auch in den Extremitätenableitungen eine SVES. Bei grenzwertig verbreitertem QRS-Komplex, träger R-Progression und biphasischem P liegt vermutlich eine Hypertrophie vor. Bei Vorliegen dieser Zeichen sollte die kardiale Anamnese erhoben werden, insbesondere im Hinblick auf eine Herzinsuffizienz oder eine arterielle Hypertonie. Der AV-Block I° zwingt nicht zur Handlung.

15

Grundrhythmus: Sinusrhythmus
Herzfrequenz (/min): 57
Lagetyp: Linkstyp bis überdrehter Linkstyp
P-Welle: positiv
PQ-Dauer (ms): 90
QRS-Dauer (ms): 120
QT-Dauer (ms): 410
Path. Q-Zacken: nein
Path. S-Zacken: nein
R/S-Umschlag in: $V_{1/2}$, damit deutlich vorzeitig; R und R' in V_1, so dass das EKG in diesem Aspekt einem Rechtsschenkelblock ähnlich sieht
Sokolow-Lyon-Index (mV): 3,6 (grenzwertig erhöht)
ST-Strecke: Senkungen in V_3 bis V_5
T-Welle: konkordant
U-Welle: nein
Interpretation: akzessorische Bahn

Bemerkung: Bei verkürzter PQ-Zeit liegt eine akzessorische Bahn vor. Daher ist der QRS-Komplex verbreitert. Denn ein Teil der Erregung erreicht den Ventrikel bereits sehr früh, nämlich bevor die Erregung den AV-Knoten und das His-Bündel passiert. Erst nach ca. 40–50 ms überholt die reguläre Erregungsausbreitung über das Reizleitungssystem (Tawara-Schenkel) die Erregungsausbreitung von Muskelzelle zu Muskelzelle, welche über die akzessorische Bahn eingeleitet wurde. Daher wird der QRS-Komplex im Verlauf schmal. Die rechtsschenkelblockartige Konfiguration spricht dafür, dass die Bahn im Bereich des linken Ventrikels liegt. Bei einem RSB kommt die Erregung rechts verzögert an und die Erregung beginnt links.

16

Rhythmus: Sinusrhythmus
Herzfrequenz (/min): 97
Lagetyp: Linkstyp
P-Welle: unauffällig
PQ-Dauer (ms): 140
QRS-Dauer (ms): 80
QT-Dauer (ms): 340
Path. Q-Zacken: nein
Path. S-Zacken: nein
R/S-Umschlag in: $V_{2/3}$
Sokolow-Lyon-Index (mV): 2,3
ST-Strecke: horizontale Senkungen in II, aVF und V_3 bis V_6
T-Welle: konkordant
U-Welle: nein
Interpretation: Seitenwandinfarkt

Bemerkung: Die horizontalen ST-Strecken-Senkungen sprechen für eine Myokardischämie. In diesem Fall handelt es sich um einen lateralen Infarkt. Dieser ist sehr häufig nicht ideal im EKG abgebildet. Bei diesem Patienten sind keine ST-Hebungen, sondern nur Senkungen zu sehen.
In den Extremitätenableitungen finden sich kleinere Artefakte.

17

Grundrhythmus: Sinusarrest, AV-Ersatzrhythmus
Herzfrequenz (/min): 35
Lagetyp: Steil- bis Rechtstyp
P-Welle: keine
PQ: entfällt
QRS: 80
QT: 560
Path. Q-Zacken: Zwar angedeutet in III, aber die Q-Zacke ist in Relation zur R-Zacke zu klein, um als pathologisch zu gelten.
Path. S-Zacken: nein
R/S-Umschlag in: V_3
Sokolow-Lyon-Index (mV): 1,0
ST-Strecke: isoelektrisch
T-Welle: negativ in III und V_2

U-Welle: nein
Interpretation: Sinusarrest, bradykarder Ersatzrhythmus

Bemerkung: AV-Ersatzrhythmus bei fehlender P-Welle. Dies ist ein Sinusarrest. Ursache war hier eine Hyperkaliämie. Die Bradykardie und die Hyperkaliämie erzeugen eine extrem lange QT-Zeit, wodurch das Risiko von Kammerflimmern (Torsade des pointes-Tachykardie) steigt.

18
Grundrhythmus: Sinusrhythmus
Herzfrequenz (/min): 102
Lagetyp: Steil- bis Rechtstyp
P-Welle: unauffällig
PQ-Dauer (ms): 130
QRS-Dauer (ms): 90
QT-Dauer (ms): 310
Path. Q-Zacken: nein
Path. S-Zacken: in I
R/S-Umschlag in: $V_{2/3}$ (vorzeitig)
Sokolow-Lyon-Index (mV): 1,0
ST-Strecke: leichte Elevation in V_1 bis V_3 (rechtspräkordial)
T-Welle: negativ in V_2 und V_3
U-Welle: nein
Interpretation: Tachykardie, Verdacht auf akute Rechtsherzbelastung

Bemerkung: Der Lagetyp ist ein Steil- bis Rechtstyp, weil in Ableitung I die R-Zacke genauso groß ist wie die S-Zacke. Tachykardie, Elevation und T-Negativierung rechtspräkordial sowie der Steil- bis Rechtstyp sind immer verdächtig auf eine akute Rechtsherzbelastung! In diesem Fall lag eine akute Lungenembolie vor. Ein Herzinfarkt ist nicht sicher im EKG abzugrenzen.

19
Grundrhythmus: Sinusrhythmus
Herzfrequenz (/min): 68
Lagetyp: S_I-S_{II}-S_{III}-Typ
P-Welle: unauffällig
PQ-Dauer (ms): 130
QRS-Dauer (ms): 110
QT-Dauer (ms): 420
Path. Q-Zacken: nein
Path. S-Zacken: in I, II, III und aVF bei Sagittaltyp
R/S-Umschlag in: $V_{3/4}$
Sokolow-Lyon-Index (mV): 1,3
ST-Strecke: isoelektrisch
T-Welle: Abflachung in V_5 und V_6
U-Welle: in V_2 bis V_5
Interpretation: Sagittaltyp

Bemerkung: Bei S-Zacken in I, II, III und aVF handelt es sich hier um einen S_I-S_{II}-S_{III}-Typ (Sagittaltyp). Dieser Lagetyp kann auf eine Rechtsherzbelastung hinwei-

sen. Da weitere Zeichen wie ein (inkompletter) Rechtsschenkelblock, S in V_6 oder ein P-pulmonale (P-dextroatriale) fehlen, spricht dies hier nicht für eine Rechtsherzbelastung.

20
Grundrhythmus: Sinusrhythmus
Herzfrequenz (/min): 53
Lagetyp: überdrehter Linkstyp
P-Welle: unauffällig
PQ-Dauer (ms): 300
QRS-Dauer (ms): 130
QT-Dauer (ms): 440
Path. Q-Zacken: nein
Path. S-Zacken: in V_6
R/S-Umschlag in: $V_{4/5}$
Sokolow-Lyon-Index (mV): entfällt bei Linksschenkelblock
ST-Strecke: entfällt bei Linksschenkelblock
T-Welle: konkordant
U-Welle: angedeutet in V_2 bis V_4
Interpretation: diffuse Erregungsausbreitungsstörung

Bemerkung: In V_2 ist der QRS-Komplex negativ, was für einen Linksschenkelblock (LSB) spricht. Das S ist jedoch noch bis V_6 vorhanden. Dies spricht gegen einen isolierten LSB und für eine zusätzliche Erregungsausbreitungsstörung rechts. Es handelt sich damit um eine diffuse Ausbreitungsstörung. Dies kommt bei einer Hyperkaliämie oder auch bei einer Dilatativen Kardiomyopathie (DCM) vor. Während die DCM eine chronische Erkrankung darstellt, besteht im Gegensatz dazu bei einer Hyperkaliämie akute Lebensgefahr!

21
Grundrhythmus: Sinusrhythmus
Herzfrequenz (/min): 80
Lagetyp: Linkstyp
P-Welle: unauffällig
PQ-Dauer (ms): 160
QRS-Dauer (ms): 70
QT-Dauer (ms): 330
Path. Q-Zacken: nein
Path. S-Zacken: nein
R/S-Umschlag in: V_3
Sokolow-Lyon-Index (mV): 1,1
ST-Strecke: Hebungen in V_1–V_4
T-Welle: ST-Verschmelzung in V_1–V_4
U-Welle: nein
Interpretation: akuter Herzinfarkt

Bemerkung: Das EKG zeigt einen sehr frühen Zeitpunkt des Herzinfarktes. Folglich hat sich noch kein R-Verlust ereignet (deutliche R-Zacke in V_2, V_3). Hier ist sehr rasches Handeln erforderlich, um so schnell wie möglich das verschlossene Herzkranzgefäß zu eröffnen, und den Schaden für das Myokard so gering wie möglich zu halten.

22
Grundrhythmus: Sinusrhythmus
Herzfrequenz (/min): 82
Lagetyp: Linkstyp
P-Welle: konkordant
PQ-Dauer (ms): 140
QRS-Dauer (ms): 80
QT-Dauer (ms): 340
Path. Q-Zacken: III und aVF
Path. S-Zacken: nein
R/S-Umschlag in: $V_{5/6}$
Sokolow-Lyon-Index (mV): 0,9
ST-Strecke: isoelektrisch
T-Welle: konkordant
U-Welle: nein
Interpretation: Verdacht auf einen abgelaufenen Hinterwandinfarkt

Bemerkung: Der 70-jährige Patient stellte sich mit Dyspnoe vor und litt vor Jahren unter nächtlichen thorakalen Schmerzen, die jedoch nicht abgeklärt worden waren. Die Q-Zacken in den Ableitungen III und aVF deuten auf einen abgelaufenen Hinterwandinfarkt hin. Der R/S-Umschlag ist verzögert und die R-Progression träge. In V_2 und V_3 ist vor der tiefen S-Zacke ein kleines R sichtbar, womit also kein R-Verlust vorliegt.

23
Grundrhythmus: Vorhofflimmern
Herzfrequenz (/min): 90
Lagetyp: Linkstyp
P-Welle: entfällt
PQ-Dauer (ms): entfällt
QRS-Dauer (ms): 80
QT-Dauer (ms): 340
Path. Q-Zacken: nein
Path. S-Zacken: nein
R/S-Umschlag in: V_3
Sokolow-Lyon-Index (mV): 2,2
ST-Strecke: isoelektrisch
T-Welle: konkordant, wobei die T-Welle in I und aVL kaum zu sehen ist
U-Welle: nein
Interpretation: Vorhofflimmern

Beurteilung: In Ableitung V_1 könnte man fast von Vorhofflattern ausgehen. In manchen Bereichen fehlen jedoch auch in V_1 die P-Wellen. Weil in den übrigen Ableitungen (z. B. in II) keine P-Wellen vorhanden sind, handelt es sich um Vorhofflimmern mit absoluter Arrhythmie.

24
Grundrhythmus: regelmäßiger Rhythmus, eine P-Welle ist nicht erkennbar
Herzfrequenz (/min): 83
Lagetyp: Sagittaltyp (S_I-S_{II}-S_{III}-Typ)
P-Welle: nicht abgrenzbar
PQ-Dauer (ms): nicht messbar
QRS-Dauer (ms): 130
QT-Dauer (ms): 440
Path. Q-Zacken: nein
Path. S-Zacken: Sagittaltyp; in V_5 und V_6
R/S-Umschlag in: V_6
Sokolow-Lyon-Index (mV): 1,0
ST-Strecke: isoelektrisch
T-Welle: hohes spitzes T in V_3 bis V_5 und in II, III, aVF; terminale T Negativierung in aVL, V_1 und V_3
U-Welle: in V_3, V_4
Interpretation: Diffuse Erregungsausbreitungsstörung und pathologisch hohe T-Wellen bei Hyperkaliämie

Beurteilung: Der QRS-Komplex ist mit 130 ms verbreitert. Für eine rechtsseitige Verzögerung spricht der verspätete endgültige Negativitätsdurchbruch in V_1, sowie das pathologische S in V_6. Die tiefen S-Zacken in V_2-V_4 sprechen für eine linksseitige Verzögerung. Es handelt sich um eine diffuse Erregungsausbreitungsstörung beider Kammern.

Quellenangaben

Belz GG, Stauch M: Notfall EKG-Fibel, Springer, Berlin, 1994, 5. Auflage

Brugada P, Brugada J, Mont L, Smeets J, Andries EW: Circulation 1991; 83; S. 1649–1659

Deetjen P, Speckmann EJ, Hescheler J: Physiologie, Urban & Fischer/Elsevier München, 2005, 4. Auflage

Fox K et al.: Guidelines on the management of stabil angina pectoris, Eur Heart J., 2006, 27. Auflage, S. 1341–1381

Garcia TB, Holtz NE: 12-Lead ECG, The Art of Interpretation, Jones and Bartlett Publishers, Boston, 2001, 1. Auflage

Herold G: Innere Medizin, Selbstverlag, Köln, 2007

Kamke D, Walcher W: Physik für Mediziner, Teubner Verlag, Stuttgart, 1994, 2. Auflage

Klepzig H, Klepzig H: Herz und Gefäßkrankheiten, Thieme, Stuttgart, 1988, 5. Auflage

Nusser E, Trieb G, Weidner: Differentialdiagnostik des EKG, Schattauer, Stuttgart, 1987, 3. Auflage

Reiche D: Roche Lexikon Medizin, Urban & Fischer/Elsevier, München, 2003, 5. Auflage

Reichert H: Neurobiologie, Thieme, Stuttgart, 2000, 2. Auflage

Reuter P: Springer Lexikon Medizin, Springer, Berlin, 2004, 1. Auflage

Schuster H-P, Trappe H-J: EKG-Kurs für Isabel, Thieme, Stuttgart, 2005, 4. Auflage

Seifart C: EKG Grundlagen, Lehmanns make your own book, PowerCards, KVM, Marburg, 2004, 1. Auflage

Stedman TL: Stedman's medical dictionary, Williams & Wilkins, Baltimore, 1995, 26. Auflage

Wang K, Asinger RW, Marriott HJ: ST-Segment Elevation in Conditions Other Than Acute Myocardial Infarction, N Engl J Med, 2003, 349: S. 2128–2135

Zimetbaum PJ, Josephson ME: Use of the Electrocardiogram in Acute Myocardial Infarction, N Engl J Med 2003, 348: S. 933–940

Bildquellen

Abb. 1.1, S. 1: mod. nach Netter FH.: Farbatlanten der Medizin, Herz, Thieme, Stuttgart, 1990, 3. Auflage; Abb. 1.2, S. 1: mod. nach Garcia TB, Holtz NE: Introduction to 12-Lead ECG: The Art of Interpretation, Jones and Bartlett Publishers International, 2003; Abb. 1.3, S. 2: mod. nach Netter HF: Farbatlanten der Medizin, Neuroanatomie und Physiologie, Thieme, Stuttgart, 1987, 1. Auflage; Abb. 1.4, 1.5, S. 3: mod. nach Schmidt RF, Lang F, Thews G: Physiologie des Menschen, Springer, Heidelberg, 2004, 29. Auflage; Abb. 4.16, S. 30: mod. nach Gonska BD, Heinecker R: EKG in Klinik und Praxis, Thieme, Stuttgart, 1999, 14. Auflage; Abb. 4.17, S. 31: mod. nach Gonska BD, Heinecker R: EKG in Klinik und Praxis, Thieme, Stuttgart, 1999, 14. Auflage; Abb. 5.7, S. 37: mod. nach Wehr M: Praktische Elektrokardiographie und Elektrophysiologie des Herzens, Gustav Fischer, Stuttgart, Jena, 1988; Abb. 9.12, S. 66: mod. nach Garcia TB, Holtz NE: Introduction to 12-Lead ECG: The Art of Interpretation, Jones and Bartlett Publishers International, 2003; Abb. 9.35, S. 76 und Abb. 9.36, S. 76: mod. nach Garcia TB, Holtz NE: Introduction to 12-Lead ECG: The Art of Interpretation, Jones and Bartlett Publishers International, 2003; Abb. 9.40–9.42, S. 78: mod. nach Garcia TB, Holtz NE: Introduction to 12-Lead ECG: The Art of Interpretation, Jones and Bartlett Publishers International, 2003; Abb. 10.32, S. 92: mod. nach Garcia TB, Holtz NE: Introduction to 12-Lead ECG: The Art of Interpretation, Jones and Bartlett Publishers International, 2003; Abb. 12.11, S. 110: mod. nach Garcia TB, Holtz NE: Introduction to 12-Lead ECG: The Art of Interpretation, Jones and Bartlett Publishers International, 2003; Abb. 16.2, 16.3, S. 160 und Abb. 16.4–16.6, S. 161: mod. nach Gonska BD, Heinecker R: EKG in Klinik und Praxis, Thieme Stuttgart, 1999, 14. Auflage; Abb. 16.8, 16.9, S. 162: zur Verfügung gestellt von Dr. Jochen Michaelsen, St. Bonifatius Hospital, 49809 Lingen; Abb. 19.1, S. 186: Eggeling T, Osterhues HH, Kochs, M: Langzeit-EKG-Kompendium, Thieme, Stuttgart, 1992

Sachverzeichnis

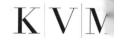
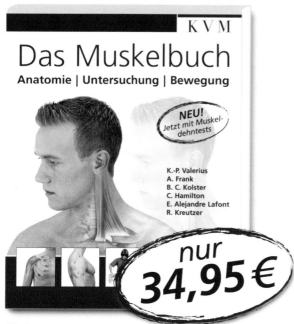
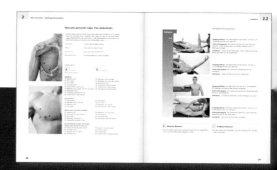

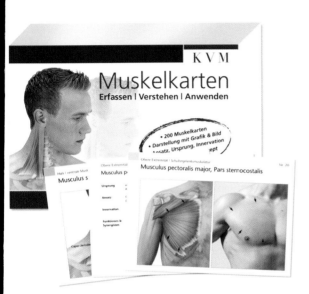
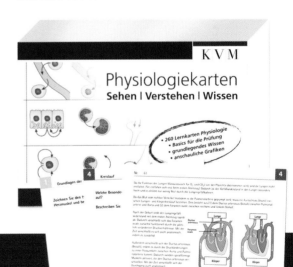

Facts INNERE MEDIZIN

Das neue medizinische Nachschlagewerk

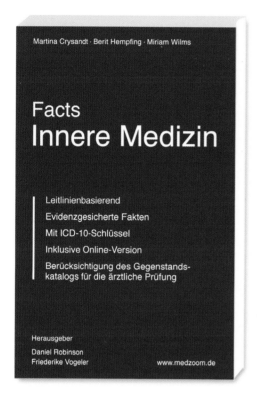

Facts Innere Medizin ist ideal für die praktische Anwendung
Schneller Wissenszuwachs, effektives und vernetztes Lernen
im klinischen Alltag bei höchsten fachlichen Anforderungen!
Systematisch aufgearbeitet, anatomische und physiologische
Grundlagen vor jedem Kapitel, evidenzgesicherte Fakten: So
lernen Sie effektiv und nachhaltig!

Facts Innere Medizin – Täglicher Begleiter in der Kitteltasche, handliches Nachschlagewerk und kompakte Faktensammlung!

Pluspunkte

- Zahlreiche Schaubilder, konsequente Gliederung, Übersichtstabellen und Merksätze
- Integration von Leitsymptomen, diagnostischen Methoden und leitliniengerechten Therapieoptionen
- Referenzbereiche und Interpretation aller gängigen Laborwerte
- Tabellen der therapeutischen und toxischen Konzentrationen im Blut und deren Eliminationshalbwertszeiten
- Hervorragend zur Prüfungsvorbereitung geeignet
- Sämtliche Inhalte unter www.medzoom.de

Die Autoren
M. Crysandt, B. Hempfing, M. Wilms

Interessenten
Ärzte, Weiterbildungsassistenten, Medizinstudenten

Bibliografie
ca. 830 S., 66 farbige Abb., Softcover, 29,80 €, 2010

ISBN 978-3-940698-27-8

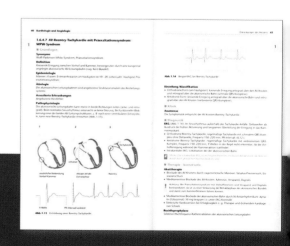

Bestellen Sie jetzt!

Quintessenz Verlags-GmbH
Komturstraße 18 | 12099 Berlin
Telefon: (030) 761 80 662
Fax: (030) 761 80 692
E-Mail: kvm@quintessenz.de

Weitere Infos & Produkte:
www.kvm-medizinverlag.de

Facts HNO

Das neue medizinische Nachschlagewerk

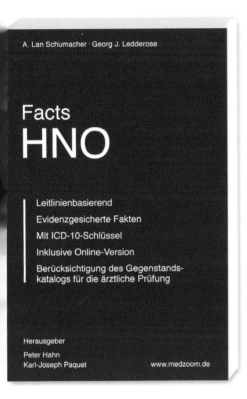

A. Lan Schumacher · Georg J. Ledderose

Facts
HNO

- Leitlinienbasierend
- Evidenzgesicherte Fakten
- Mit ICD-10-Schlüssel
- Inklusive Online-Version
- Berücksichtigung des Gegenstands-katalogs für die ärztliche Prüfung

Herausgeber
Peter Hahn
Karl-Joseph Paquet

www.medzoom.de

Facts HNO ist die Antwort auf die Herausforderungen der modernen Medizin: Schneller Wissenszuwachs, effektives und vernetztes Lernen im klinischen Alltag bei höchsten fachlichen Anforderungen! Prägnant formuliert, umfassend dargestellt und systematisch strukturiert: Der optimale Einblick in die Hals-Nasen-Ohrenheilkunde. Gewinnen Sie den Überblick und behalten Sie den Durchblick!

Facts HNO – Täglicher Begleiter in der Kitteltasche, handliches Nachschlagewerk und kompakte Faktensammlung!

Pluspunkte

- Eine Zusammenfassung von Anatomie, Physiologie und der wichtigsten Leitsymptome ist den einzelnen Kapiteln voran gestellt
- Integration von Leitsymptomen, diagnostischen Methoden und leitliniengerechten Therapieoptionen
- Referenzbereiche und Interpretation aller gängigen Labor-werte
- Tabellen der therapeutischen und toxischen Konzentra-tionen im Blut und deren Eliminationshalbwertszeiten
- Berücksichtigung des aktuellen Gegenstandskatalogs der Approbationsordnung, der Leitlinien der Deutschen Gesellschaft für Hals-Nasen-Ohrenheilkunde, Kopf- und Halschirurgie
- Hervorragend zur Prüfungsvorbereitung geeignet
- Sämtliche Inhalte auch unter www.medzoom.de

Die Autoren
A. Lan Schumacher, G. J. Ledderose

Interessenten
Ärzte, Weiterbildungsassistenten, Medizinstudenten

Bibliografie
ca. 450 S., 27 farbige Abb., Softcover, 29,80 €, 2010

ISBN 978-3-940698-26-1

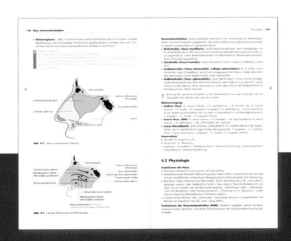

Bestellen Sie jetzt!

Quintessenz Verlags-GmbH
Komturstraße 18 | 12099 Berlin
Telefon: (030) 761 80 662
Fax: (030) 761 80 692
E-Mail: kvm@quintessenz.de

Weitere Infos & Produkte:
www.kvm-medizinverlag.de

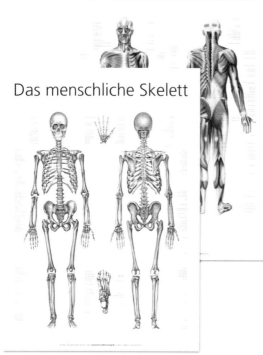
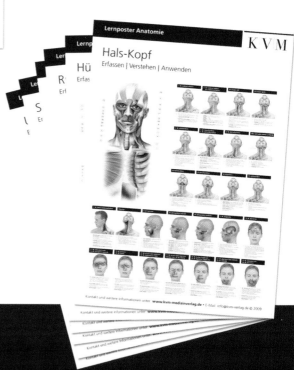